袁轶峰说男科

为全天下关爱男性的人而写，盼尽早读到

袁轶峰 著

CNS
PUBLISHING & MEDIA

K 湖南科学技术出版社

·长 沙·

前言

"食色，性也。"男性健康，是一个"性""命"攸关的大事。现代社会工作压力大，人际关系复杂，生活节奏快，环境污染，加之抽烟、酗酒、熬夜、久坐等不良生活习惯，给男性健康带来较大的负面影响，性功能障碍、前列腺炎、不育症、焦虑症、抑郁症、雄性脱发、早衰等疾病的发生率可谓是逐年增高。而每一位男性朋友都梦寐以求地想拥有健康的体魄、强大的内心、轩昂的风貌，甚至有些男性在渴望能够一生持久地保障身心健康的同时，希望即使在年过八旬的夕阳红里，仍然能够享受和谐、满意的性生活。

男性健康并不是只关乎男人本身的话题，它关乎每个家庭的成员包括父母、配偶乃至子孙后代。保证身心健康的良性循环，不仅能够让自己更好地做一个男人，更可以良性地维护自身与周围人群乃至社会的关系。本书是本人 4 年心血之作，逾百篇热点内容围绕男科医学疑难杂症，从早泄、包皮、前列腺、性功能、生育以及热点的性话题 6 大维度分门别类展开，内容涵盖指南、测试、运动与饮食、养生保健，等等。本人从事男科临床、教学、科研、科普工作 10 余年，可谓是阅男无数，深知广大男性患者常被各种电线杆"牛皮癣"等小广告所误，时常踩雷踩坑，着手写这本书，就是为了让男同胞们避开误区，少走弯路，早日获得正确的、中医西医有关男性健康的相关知识，保养好身体。

阅读本书可以让您学会如何科学地测一测你的性功能，有哪些运动锻炼的方法能够提高控制射精的能力从而达到延时的效果，伴侣不满意怎么办……具体还包括洞房夜指南、想当爸爸指南、孕期性生活指南、男性看病指南和前列腺疾病就诊指南等。不仅涵盖男科话题的门类广泛，而且内容细致入微，如男性挑选内裤指南，哪种姿势能够延长时间以及具体的操作办法等。能够让关注男科话题的你及时得到科学、专业的医学知识和辅导，避开知识误区、雷区，在津津有味地读书的同时，获得改善男性性健康与性生活的积极的助力。

所谓书中自有黄金屋，书中自有颜如玉，知识能够改变命运，为了让男人平稳起航，与爱人和谐作伴幸福一生，本书《袁轶峰说男科》从广度和深度上下功夫，帮助男性朋友方方面面考虑周全，让男人们更懂自己，让女人们更懂男人，最终远离男性疾病的困扰！

袁轶峰

于湖南中医药大学第一附属医院

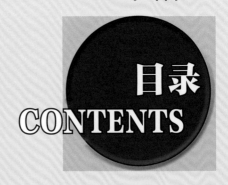

目录
CONTENTS

第一章 一次就好，让我彻底告别早泄

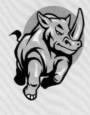

1

第二章　包皮那些事儿，你了解多少

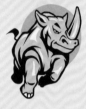

第三章　拯救"生命腺"，常见病警示

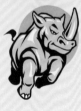

第四章　幸福的飞机如何正确起飞

3

4

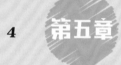 得了男性不育症怎么办

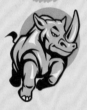

第六章 学会让子弹飞起来

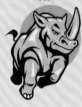

第一章

一次就好，
让我彻底告别早泄

在问诊时，约一半来访者遇到同一个问题——早泄。在就诊前，你想过为什么会早泄吗？本章通过梳理病因、疗方、有效的药品，为大家解答男科界"网红病"早泄的难题。首先，让我们来看看，你是属于哪一种？

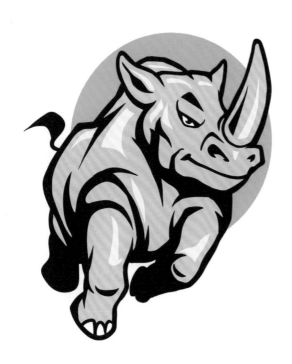

第一节 为什么早泄，早泄原因大揭秘

生活中由于各种各样的压力，许多男性甚至非常年轻的男性，患上令人烦恼的早泄，研究发现，约 52% 的男性朋友患有不同程度的早泄。早泄不仅对个人身体生理、心理有较大影响，还可影响夫妻关系。

想了解早泄，我们需先了解射精过程是如何发生的。

射精是男子在性活动周期最后，发生的生理反应，常与性高潮同时发生。射精是一种神经生理反射，反射通路的形成大致包括以下几步：首先外生殖器（主要指阴茎头），在性交过程中，将接受的持续和累积的刺激储存起来，初级感受器神经纤维形成阴茎背部神经，加入阴部神经，然后阴茎神经再经脊髓，将信息上传至下丘脑、大脑等高级射精中枢，经过信息处理，将射精指令通过脊髓往下传，终止于附睾、输精管和精囊的平滑肌内 α 肾上腺素受体，附属性腺分泌增加，由此前列腺内后尿道内的压力增高，加之神经兴奋紧张性增加，从而诱发射精的急迫感。

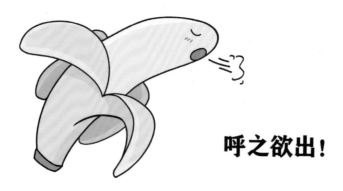

呼之欲出！

2

在就诊前，你想过为什么会早泄吗？以下介绍了一些会引起早泄的因素。

 过度性冲动

年轻人精力充沛，容易产生性冲动，使控制射精的神经中枢极度兴奋，导致情绪兴奋而发生早泄。

 对偶尔出现的早泄过度害怕

偶尔发生早泄并不奇怪，但很多人总往坏处想，害怕再次性交失败或因妻子的不谅解，导致精神压力加重以至于再次出现早泄。

 心理因素

紧张的人际关系、繁重的学业、繁忙的工作、不规律的生活习惯等不良刺激作用于人的感官，引起神经冲动、神经分泌等生物化学反应，从而导致复杂的心理反应。这些心理反应是引发年轻人早泄的重要因素。

 手淫过频

手淫是成熟男子的一种正常自慰行为。手淫本身对人体没有伤害，若过度贪图射精的快感，时间很短就射精，长此以往，就会使性反射时间缩短，引起习惯性早泄。其次，由于手淫时害怕被旁人发现，不得不快速完成，久而久之，要速战速决的心理因素被强化，形成了尽早射精的习惯。

 性交次数过少

性交次数过少或长时间性压抑者，阴茎长期不与阴道接触，敏感性明显提高，一旦有性交，易诱发早泄。

3

女方因素

夫妻配合不默契或感情不融洽，对配偶存在厌恶情绪，出现有意或无意的施虐意识，或是女方厌恶性交，忧心忡忡，迫切要求快速结束房事等皆可导致早泄，甚至出现连锁反应，影响勃起能力。

酗酒

长期饮酒一是可诱发前列腺炎，诱发早泄；其次，相关研究表明，酒精可以对人体中枢神经系统和性神经产生抑制作用，长期饮酒不仅不能激发情欲，反而会妨碍性冲动的传递，引发勃起功能障碍（Erectile Dysfunction，ED，俗称"阳痿"）、早泄。

包皮过长

龟头长期被包皮包裹，不与外界接触，敏感性提高，易诱发早泄。

包皮龟头炎

炎症反复发作，长期炎症因子的刺激可以导致阴茎敏感性提高，易诱发早泄。

前列腺炎

一般前列腺炎不会引起早泄，但如果前列腺炎非常严重，引起腺管阻塞，导致前列腺肿胀，压迫前列腺周围的性腺组织，可引发早泄。

糖尿病

长期高血糖可引发周围神经病变、周围血管病变，包括阴部神经及血管。

神经系统疾病

外伤、手术导致的神经损伤，如骨盆骨折、盆腔及后尿道损伤手术等，可导致神经损伤，均有引起早泄的可能。

脊髓系统疾病

脊髓系统疾病如多发性硬化症、脊髓损伤、脊髓肿瘤、癫痫发作或大脑皮质器质性病变如脑血管意外，可引起射精失控。

 内分泌疾病

内分泌疾病如肾上腺疾病、甲状腺功能亢进或甲状腺功能低下、垂体瘤等，引起内分泌紊乱，从而诱发早泄。

 合用药物

目前认为，有25%的早泄患者与临床用药有关。如抗高血压药、镇静药、止痛药等。

第二节 早泄不吃药能好吗，从边际递减效应说起

相信不少曾经前来找我咨询，或者治疗过射精过快问题的朋友，都会记得，我说过这样一个观点，那就是**两次性生活射精时间的间隔越久，就越容易过度兴奋，也就越敏感越容易早泄。**

所以我总是鼓励我们的患者，如果想要纠正早泄，就**要勇于尝试，要有规律的性生活以及要规律地排精**，但难免有些患者还是心有顾虑地问我："袁医生，你说的是不是真的？真有这回事？这个观点真的有科学理论支撑吗？"

今天，袁医生就告诉你，这个观点是真实可信的，而且确实有相应的科学理论支撑！不过，让我卖个关子，在说明理论之前，先讲一个小故事。

故事是这样的，有人做过一个实验，一个没有鞋穿的人意外得到一双鞋，让他给这双鞋子评分，不管它是否赶得上潮流，是否适合他，他都立刻给这双雪中送炭的鞋子高分。接下来惊喜不断，他有机会不断得到鞋子，但是他继续给后来的鞋子评分时，分数却越来越低。"下一双鞋"带给他的满足感逐渐递减。**为什么同样是得到了一双鞋，评价就不一样呢？**当得到第二双鞋时，他微笑说："好吧，谢谢！"得到第三双、第四双鞋时，还能礼貌地表示一下谢意，但心里已经开始发愁该往哪里放了；到第七双鞋时，恐怕他已经在心里祈祷不要再给他了。渐渐地，这个现象在许多场合被发现，多次不同的实验也证明**这个现象并非偶然**。后人由此总结引申出一个规律，也就是我们今天要谈论的**边际递减效应**。

边际递减效应最早是由经济学家所总结的，具体是指**在其他条件不变的情况下，如果一种投入要素连续地等量增加，增加到一定产值后，所提**

供产品的增量就会下降，即可变要素的边际产量会递减。当消费者消费某一物品的总数量越来越多时，其新增加的最后一单位物品的消费所获得的效用（即边际效用）通常会呈现越来越少的现象（递减），称为边际效用递减法则。

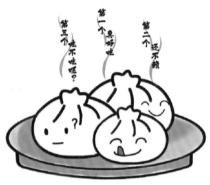

边际效应理论=快乐会减少？

7

　　经济理论复杂拗口，想来除了经济学专业的朋友没有多少圈外人能很好地看懂，所以我们换种通俗的、"说人话"的方式来解释一下。就拿吃馒头来说吧，当你饿的时候，刚开始吃两个馒头会觉得很过瘾，但是吃到第三个时，已经不是很饿了，于是心里不会像开始一样高兴，如果继续吃下去，到第四个时，你或许吃饱了，就不想吃了。边际递减效应说的就是这种情况，当其他因素不变时，不断增加同一物品的供给，每增加一个，它所带来的快乐会减少，就如刚才所说的吃馒头一样。

　　或许有人要问，这么专业的理论和早泄治疗有什么关系？接下来就让我们说回正题，谈一谈早泄治疗中的边际递减效应。

　　射精是男性接受一定的性刺激达到性高潮之后的生理表现，换句话说，这也是一种通过要素投入后获得的快乐。那么按照边际递减效应理论，当一个人进行了规律的、足够次数的性交后，性生活对于这个人的刺激程度和兴奋程度应当会随着次数的增加逐渐减少。

　　我们知道，**早泄的发生，有很大一部分因素就在于这些男性对于性刺激的敏感度过高。**对于性刺激的耐受阈值不够，导致一点点刺激就过度兴奋，从而控制不住一泻千里。有了这个认识，那么对一些症状不那么严重、不由其他疾病引起的早泄患者来说，保持规律的性生活，至少是规律的排精之后，能够在不服用药物的情况下改善早泄症状这一观点就不是那么难以接受了。

　　其实，早泄的治疗中还有一种**行为疗法，就是边际效应递减理论的延伸和发展。主要是通过有规律、有计划地给予适度的性刺激，**使早泄患者对性刺激的耐受阈值逐渐提高，从而达到不服药就改善早泄症状的目的。这种方法甚至对于舒缓患者心情，减缓不良情绪，增加患者自信都有一定的帮助，有相关疾病的朋友不妨尝试一下，或许会有意想不到的收获。

第三节　早泄不吃药能好吗，试试"性感集中训练法"

早泄——俗称"秒射"，又称"快男"；而官方的定义是，在性生活中，男性处于不想射精的状态，却已完成"射精过程"，由此导致伴侣一方或双方性满意度下降，引发自身的苦恼或人际交往障碍。

研究发现在亚太地区包括我国，早泄的发生率约为 31%，意味着每三个成年男性中，就可能有一个受到不同程度的早泄的困扰。我在临床上见到的情况太多太多……经常有人问我："袁医生，早泄能够治好吗？"**敲黑板！临床上绝大多数早泄患者是可以得到有效治疗的。**

当下早泄有很多治疗手段，可谓是五花八门，良莠不齐。请你注意，说的就是你，还没开始就已经结束的你！**目前口服药物仍是早泄的一线治疗方式（首选），但是，心理行为治疗联合药物治疗的疗效显著优于单纯的药物治疗。**下面，我就跟大家聊聊早泄的不吃药疗法（认知行为疗法）。

必须指出平常有两个"延时"雷区，广大男性同胞需要摒弃这样的操作法：

 分散注意力

夫妻性生活的时候，想想令人沮丧的事情，以抑制性欲望、减少性兴奋，可结果往往事与愿违——你还是阳痿了。

数量代替质量

性生活之前，先来一发。抑或是，尽早完成第一次射精后再次性交。可结果往往是，你的伴侣很不开心。而且，总有一天，你的身体也会老去，随着年纪增大，这种方法会越来越吃不消的。

袁医生推荐：性感集中训练法！

性感集中训练法

这种训练办法能够帮助你获得令人满意的性关系。性感集中训练需要夫妻配合，是一种心理行为疗法。马斯特斯－约翰逊（Masters-Johnson）"性感集中训练法"是在20世纪70年代，由美国性学专家、妇产科学家威廉·马斯特斯（William Masters）和夫人、心理学家弗吉尼亚·约翰逊（Virginia Johnson）共同创立，在国外具有相当大的影响力，是临床治疗时间过快的一种基本方法。研究表明，行为疗法这类技术，在短期内，临床改善率高达 45% ～ 65%。

具体治疗分为六个阶段：

性感集中训练法治疗分为六阶段

（1）**第一阶段**：为自身快乐而去抚摸配偶，但不能触摸生殖器。

夫妻利用大约一周的时间，每天练习一次，一次 40 ～ 60 分钟，避免一切干扰。由丈夫抚摸妻子 10 分钟或 15 分钟，然后交换，在抚摸的过程中要求赤身裸体。

（2）**第二阶段**：为自身和配偶的快乐而去触摸对方，不触及生殖器。

练习的基本要求与第一阶段一致，但目的不仅是为自己的快乐，更是为了对方的快乐而进行抚摸。

（3）**第三阶段**：包括生殖器在内的触摸。

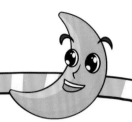

双方可以进行包括生殖器在内的抚摸，以及除性交以外，各种各样的性刺激。练习应当循序渐进，从低级性感部位开始，逐步向高级性感部位过渡，万一兴奋过度，发生射精也不要紧，休息一下再继续练习。

（4）第四阶段：相互同时触摸对方包括生殖器。

在这一阶段，夫妻应该将练习的重点，逐步转移到生殖器的抚摸与感受上，让男性精确地感受到射精的临界点，学会更好地控制射精。

（5）第五阶段：阴道容纳阴茎（采用女上位，男女双方用无骨盆前倾的动作，体会感觉）。

这一阶段的练习其实就是无抽动的性交，保持插入后停止不动的状态，这样做一方面可以减轻摩擦引起的射精紧迫感，另一方面，也可以让男性体验被阴道包容的感受。

（6）第六阶段：正式性交。

实战阶段，夫妻双方应当相互鼓励，不要将注意力集中在到底能够性交多长时间上，而应该将注意力集中在愉快的感受，以及夫妻情感的改善方面，选择采用男性认为比较容易控制射精感受的体位。

以上6个阶段的练习大致是每个阶段一周，如果哪一阶段出现问题，或者不能完成，那么就重复这个阶段的练习，直到能够完成任务为止，治疗的整个阶段需要6～8周。大家如果很感兴趣，可以参考男科、性学的相关专业书籍。

第四节 关于早泄，这几个知识误区会 害你中招

早泄是最常见的射精功能障碍，发病率占成年男子的三分之一以上。如此高的发病率给患者带来深重的痛苦，也给医生带来无数困扰。但在诊治过程中，由于患者数量较多，医生往往没有时间一一解答，导致部分患者会因为某些错误的宣传导致医从性变差，既降低了治疗效果又延长了治疗时间。

袁医生特地在此提及早泄的几个知识误区，望广大病友在学习之余，也能相互转达。

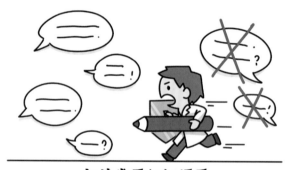

扫清常见知识误区

手淫不会导致早泄

袁医生坐诊，往往在说到这点，会经常被接诊的病友打岔，"医生，怎么您跟网上说的不一样？"是的，这确实跟网上"手淫会导致早泄"的说法大相径庭，本人认为之所以"手淫会导致早泄"的说法如此风靡，一方面是利用了男性病友这方面的知识缺乏，另一方面也离不开以营利为目的网页宣传。

不法分子正是利用了早泄患者内心的焦虑，别有用心地加以诱导，

让患者往自己平时的手淫习惯上面想，最终得出手淫会导致早泄的结论。然后再说戒除手淫是治疗早泄的必要条件。

但是，袁医生可以负责任地告诉你——手淫是不会导致早泄的！甚至在一定程度上还能治疗早泄！

手淫是一种正常的、很重要的性行为，例如婚前、与性伴侣两地分居等情况下，适当手淫（一周2～3次），既可以满足男性同胞们的生理需求，还可以提高阴茎敏感神经的阈值，从而使精时间延长。

从心理上来讲，手淫的时候大家基本上是可以自己控制时长的，久而久之，养成控制频率的习惯，完全可以延长射精的时间，从而可以达到治疗早泄的效果。规律的性生活是防治早泄最有效的方法之一。

什么是规律的性生活呢？说白了，就是要规律的排精。袁医生对青年人的建议是一周排2～3次，对中老年人则建议一周1～2次。

若是排多了好不好呢？答案是不好。过于频繁地排精后，性欲往往会下降，会出现精力不济、神疲乏力、昏昏欲睡、阴茎疲软或主动勃起不力、腰酸膝软等"脾肾气虚、脾肾阳虚"的现象。

排得少了有影响吗？也会有。中医有一种说法叫"精满则溢"，即便你不排精，精液的生成也不会停止，所以就会出现梦中遗精的状况。如果长时间不排，造成精液的淤堵，容易导致精液质量降低，造成少弱精症。

适当地排精一方面是生理的需要，另一方面也能降低阴茎头的敏感度。有报告指出，长时间未进行性生活，阴茎头的敏感度会相对地调低，更易出现早泄的症状。

早泄的诊断很关键。事实是，医学上并没有用具体几分钟来判断是否早泄，你和爱人的感受才是最真切的。将早泄定义为1分钟，还是定义为

13

10分钟，对你自己的感受都没有任何改变。如果硬要问几分钟才算正常，我只能说结合国际标准、亚洲人的具体情况以及我多年从医的经验，我认为健康男性在阴茎插入阴道3～6分钟时，发生射精，即为正常。如果50%以上的情况，是在3分钟以内射精，建议看医生。

早泄主要分为原发性和继发性两类：

原发性早泄，即从第一次性体验开始，就持续有早泄的状况发生，几乎每次性交、和每个性伴侣性交时，都会出现射精快的情况，球海绵体肌反射（bulbocavernosus reflex，BCR）的延迟时间较短。

继发性早泄是指在发生早泄之前，曾有一段时间的性功能是正常的，可能是逐渐出现或者突然出现，可能继发于泌尿外科疾病、甲状腺疾病或者心理疾病等，球海绵体肌反射的延迟时间较长。

此外，新近提出两种早泄的类型：

（1）变异性：不规律、非持续性地出现，在性生活正常波动范围内。

（2）主观性：主观描述有持续或非持续射精早于预期，但潜伏期在正常范围内，能够延长。

对于后两种早泄，一般不需要药物治疗，更多的是帮助患者树立信心，症状自然会慢慢消失。

 早泄和阳痿不是一回事吗

早泄主要是射精过快。阳痿则是阴茎勃起功能障碍（ED）——在有效时间内，阴茎不能正常勃起，或勃起硬度不足三级。

按阴茎勃起硬度分级：一级，阴茎只胀大但不硬，为重度ED；二级，硬度不足以插入阴道，为中度ED；三级，能插入阴道但不坚挺，为轻度ED；四级，阴茎勃起坚挺，为勃起功能正常。

因此，早泄跟阳痿根本就不是一回事，希望通过本文能帮助病友们加以区分。所以一些早泄患者需要知道的是，想通过服用伟哥等来解除早泄的表现显然是无效的。

下面列举的是早泄的两种判断标准：

（1）**以时间为标准：** 从阴茎插入阴道至射精的时间，一般认为短于3分钟即为早泄。

（2）**以抽动次数为标准：** 阴茎插入阴道中抽动次数少于10～30次即为早泄。

此外，衡量早泄的标准有很多，但**手淫时射精快，没有被列在任何一项判断早泄的标准之中。为何会存在以手淫射精快慢为早泄判断标准的知识误区？** 首先，因为手淫便利容易形成量的积累。作为重要的性行为方式，手淫可以自我调节性感受，而且不管是手对阴茎的刺激量还是频率，都可能比正常的性交强很多，带来的快感可能也会比正常性交强烈，与此同时，手淫消耗的精力和体力却不是很多。这些便利因素容易使人迷恋上手淫，次数也可能会从开始的偶尔一次变成后来的一天好多次。

其次，手淫人群以青少年居多，大家往往会选择宿舍或者自己认为比较私密一点的地方，但在这些地方大家又怕被撞见而不好意思，所以总是选择很快就解决问题。因为以上两点，久而久之，有可能会养成频繁的、草草了事的性生活习惯，后来也就成了大家所说的早泄。心理因素很重要，越紧张越早泄。

袁医生接诊的大多数早泄患者其实并不是原发性早泄，更多的是由于心理压力过大，太紧张导致的。中医有"望闻问切"四法，为什么"望"法排在前头？因为临床看病，患者推门进来，医生看到他的第一印象会影响到接下来的诊治思路。

看上去性格内向的或相对惧内的早泄患者，一般都是心理上的原因。

对于此类患者，袁医生建议多跟爱人沟通，充分地理解爱人的需求，有助于性生活时的配合。还有就是多尝试，不要因为一次性生活的失意就惴惴不安，正常人在身体疲劳或抱恙的时候，偶尔也会出现早泄，所以不需要太焦虑，否则会出现恶性循环，越焦虑越不行，越不行越焦虑。

最后，袁医生祝愿所有男性、女性朋友阖家幸福，"性"福安康。

第五节　早泄高危人群该如何自救

由于工作、生活压力的增大，生活环境改变等诸多因素的影响，早泄发病率逐年增高，其中又以婚后者居多。早泄对男性身心健康、繁衍后代、家庭幸福等方面都有不可忽视的危害，早期防治尤为重要。

传统医学及现代医学均大力提倡"治未病""未病先防"理论，即在疾病发生前，尽早预防。今天我们要分享的主题即早泄高危人群如何在早泄征兆期完成自救，如何做到早泄的"未病先防"。

🦋 早泄的相关内容

早泄属于射精障碍类疾病，其发病率为 20% ～ 30%。2008 年国际性医学会提出了基于循证医学的早泄定义：①射精几乎总是在插入阴道后 1 分钟内发生；②无法主动延长射精时间；③引起消极的负面情绪，如烦恼、痛苦、沮丧等。

发病主要与阴茎背神经兴奋性过高及心理因素相关，其次还包括炎症刺激、包皮过长、包茎、长期手淫以及神经系统疾病等。

🦋 早泄高危人群都有哪些

（1）包皮过长和包茎的男性： 由于长期在包皮的过度保护下，龟头的神经感觉变得尤为敏感，因此对于包皮过长和包茎的男性，一旦有性生活的话，就会出现早泄。

（2）生活、工作压力大的男性： 中年男性最常见，由于长时间精神过度疲劳，工作、生活压力大，或有内分泌紊乱的症状等诸多因素影响，在过性生活时，为了尽量满足妻子的需求，其心理焦虑较平时加剧，最终会降低大脑皮质中的射精阈值，一旦有性刺激，即可出现早泄。

（3）长期过度手淫的男性： 很多青年在未婚前都有过手淫的经历，偶尔适度的手淫不会造成伤害，但如果长期、频繁和过度手淫，就会造成性中枢长期处于高度兴奋的状态，导致性中枢抑制，这时性器官只要稍微受刺激，就会很快完成从勃起到射精的反射，导致早泄的发生。

 高危人群如何自我筛查

对于上述高危人群，我们可以从以下几方面初步判断。

（1）有稳定的性生活至少半年，此为前提条件。

（2）性生活时间逐步缩短，但可能尚未达到早泄诊断标准的 1 分钟以下。

18

（3）出现过男女双方不满意的情况。

（4）射精的控制能力下降。

（5）根据国际早泄诊断量表（PEDT）评分判断：8 分以下，基本不考虑早泄；8～10 分，可疑早泄；≥11 分，早泄可能性大。（见下表）

表 1-5-1　　　　早泄诊断量表（PEDT）（使用最广泛）

问题	0	1	2	3	4
性交时想推迟射精有多大困难？	没有困难	有点困难	中等困难	非常困难	完全无法延迟
射精发生在想射精之前的概率？	(几乎)没有	不经常	约五成	多数时候	几乎/总是
是否受到很小的性刺激就会射精？	(几乎)没有	不经常	约五成	多数时候	几乎/总是
是否对过早射精感到沮丧？	完全没有	有点	一般	很	非常
射精时间令伴侣不满意，你感到担心吗？	完全没有	有点	一般	很	非常

 有早泄征兆，如何自救

PEDT 只能作为一个辅助工具，是否早泄需要结合婚姻状况、性生活频率等因素综合判断。

当我们完成上述自我筛查及评分，可疑早泄者，千万别自行胡乱猜测，不能轻易将早泄的帽子扣在自己头上，甚至自行、任意网上购买相关药物治疗；早泄诊断及治疗必须咨询专业男科医生，我们可以选择在互联网医院咨询，亦可去当地公立医院男科或泌尿外科当面接受诊疗。

第六节　为何治疗早泄要靠抗抑郁药

有一位近日到门诊就诊的何先生问道："袁教授，我每次性生活，射精过快，妻子对此有很多抱怨。现在这个问题已经出现一年多了，试了一些方法，如局部涂药等，都不能延长射精的时间。网上有资料说治疗抑郁症的药物可以治疗早泄，真的管用吗？"相信很多男性朋友对何先生提的这个问题亦怀有好奇心。

今天跟大家聊聊抗抑郁药物为何在早泄治疗中，独树一帜？

 早泄的定义

20

早泄是男性常见的性功能障碍性疾病，属于射精障碍，其发病率为 20% ～ 30%。2008 年国际性医学会提出了基于循证医学的早泄定义：①射精几乎总是在插入阴道后 1 分钟内发生；②无法主动延长射精时间；③引起消极的负面情绪，如烦恼、痛苦、沮丧等。

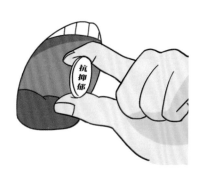

 早泄的病因病机

早泄的病因尚存在争议，目前普遍认为其发生是多因素联合作用的结果，其与心理因素、环境因素、内分泌因素以及神经生物学因素有关。其中很大程度上归因于心理性原因，主要以焦虑表现出来。

据报道，原发性早泄患者不只是心理原因所致，最重要的是患者阴茎背神经兴奋性过高，尤其是阴茎头的感觉神经兴奋性比正常人高。早泄还与炎症的刺激、包皮过长、包茎、长期手淫以及神经系统疾病有关。

总之，早泄的发生是多因素联合作用的结果。

 早泄治疗

因早泄病因尚不明确，治疗方法如心理干预、行为疗法、手术治疗的疗效不尽人意，且缺乏研究证据，使用受限。大量临床研究表明，在目前早泄治疗方法中，5-羟色胺选择性再摄取抑制剂（Selective Serotonin Reuptake Inhibitor，SSRI）（本质为抗抑郁药）已经基本达到临床治疗的目的，被广泛使用。

 SSRI 治疗早泄的机制

研究证实，人体内有一类叫作5-羟色胺的物质，它可以加速射精过程，因此人们设想将5-羟色胺的作用抑制掉，以延迟射精时间。SSRI在治疗抑郁症时，部分患者出现射精延迟、性高潮延迟等影响性功能的不良反应，其发生率为50%～64%。

因此，可以利用治疗抑郁症药物的副作用，达到抑制射精的目的，从而治疗早泄。大体上说，此类药物可延迟射精时间2～5分钟。目前治疗早泄的抗抑郁药中的代表药物有盐酸达泊西汀、帕罗西汀、舍曲林等，其中盐酸达泊西汀最为常用。

 舍曲林（左洛复）

可抑制中枢神经系统神经元对血液中复合胺的再吸收，其副作用之一是提高男女性兴奋和性高潮的阈值，抑制男女性欲，延迟男女性高潮的发生，因此理论上可利用副作用达到治疗早泄的目的。

其常见不良反应是疲乏、头晕、嗜睡、失眠、恶心、呕吐、口干、腹泻等神经系统和消化系统的症状，偶尔会出现阴茎勃起功能障碍，这些不良反应不需要特殊处理，于停药或减量后症状便可缓解。

21

注意事项

（1）闭角型青光眼、癫痫、严重的心脏病患者慎用。

（2）肝肾功能不全者慎用或减少用量。

（3）出现转向躁狂症发作倾向时应立即停药。

（4）用药期间不宜驾驶车辆、操作机械或高空作业。

盐酸达泊西汀

盐酸达泊西汀是一种新型的抗抑郁药（SSRI）类制剂，吸收快、代谢快，口服 30mg，60～80 分钟后血药浓度达到最高值，半衰期为 1.3～1.4 小时，一般在性交前的 1～3 小时服药。

盐酸达泊西汀是唯一用于治疗早泄的短效 SSRI，它起效快（达峰时间约 1.3 小时），半衰期短（24 小时清除率约 95%），研究发现其同时适用于原发性和继发性早泄。具有以下优势：①按需服用，起效很快；②改善射精控制力，延长阴道内射精时间（时间延长 2.5～3 倍），性交满意度明显提高。

最常见的不良反应包括恶心、头晕、头痛、嗜睡、腹泻、头痛、呕吐，一般程度较轻微，其严重程度与服用剂量成正相关。

 注意事项

（1）请不要在服用盐酸达泊西汀期间服用具有兴奋作用的精神管制药品。

（2）避免饮酒。

（3）用药期间不宜驾驶车辆、操作机械或高空作业。

（4）禁止用于中度和重度肝或肾脏损伤的患者。

抗抑郁药治疗剂量多少合适

抗抑郁药治疗早泄的药物剂量一般低于治疗焦虑症和抑郁症的药物剂量，一般采用半量或常规治疗剂量，从小剂量逐渐增加。

抗抑郁药治疗早泄需要多长时间

有些患者短暂服用药物后，早泄彻底治愈，无需继续用药。有些患者在停药后射精潜伏期又在很短时间内缩短，甚至恢复到原来的水平，这说明要达到长期延长射精的目的需要持续用药。

考虑到药物的副作用和耐受性等，最好能够在服用一两个月后，停用1～2周，这样可以保持疗效。总疗程3个月，最后一个月按规律递减服药。

在没有更令人满意的治疗早泄的方法问世之前，尽管抗抑郁药治疗早泄存在一定的问题，如药物副作用和起效缓慢等，但它仍然是**最简便和最有效的方法**。

抗抑郁药是处方药，必须在医生指导下使用。其次，因其具有头晕等副作用，开始服药时最好不要参与驾驶汽车或者高空作业等具有一定危险性的活动。

23

第七节 "网红药" 盐酸达泊西汀（爱廷玖）用法

"是药三分毒"，不管任何药物，都有利弊，用得恰当事半功倍，用得不好，副作用远大于治疗作用。

临床上，有一部分患有性功能障碍的男性患者，表现出急于求成的心理状态，对任何药物都要求立竿见影，无效则自行加药或者换药，这样的结果只能是自毁。

我们知道，盐酸达泊西汀是唯一国际公认治疗早泄的抗抑郁药物，爱廷玖是首个国产盐酸达泊西汀片，疗效虽好，却需要正确的服药方法，说了这么多，怎么吃才算正确呢？就让我们一起打开达泊西汀的正确服药模式吧！

 盐酸达泊西汀简介

盐酸达泊西汀是一种 5 - 羟色胺选择性再摄取抑制剂，广泛用于治疗抑郁症和相关的情感障碍，经多年临床研究发现其在抗抑郁同时，具有显著延迟射精的副作用，因此被用于治疗早泄，是目前第一个，也是唯一一个被我国国家药品监督管理局（NMPA）和美国食品药品监督管理局（Food and Drug Administration，FDA）批准用于治疗早泄的药物，具有疗效佳、副作用小的绝对优势。

 盐酸达泊西汀怎么服用

用量及频次

对于所有成年男性（18 ～ 64 岁）患者推荐的首次剂量 30mg，

一般在性交前 1 ～ 3 小时口服，若服用 30mg 后不满意效果且副作用尚在可接受范围内，可以增加到最大推荐剂量 60mg。

推荐的最大用药剂量使用频率为每 24 小时一次。建议不要超过这个剂量，若使用过程中出现明显不良反应，应该立即停药。

特殊人群：①本品不用于 18 岁以下人群；②轻度或中度肾脏损伤及轻度肝损伤患者服用本品时不需要进行剂量调整，但是应谨慎服用；③不推荐本品用于重度肾脏损伤、重度肝功能损伤患者。

用法

口服，餐前、餐后服用均可，药片应整片吞下。建议至少用一满杯水送服药物。应尽量避免晕厥或头晕等前驱症状所致的外伤。

疗程临床上，常规使用达泊西汀治疗后 4 周评价风险与收益，或者在使用 6 次按需治疗后进行利益—风险评估，决定是否继续使用。

以上均需在专业男科医生指导下来进行。

 注意事项

（1）盐酸达泊西汀仅用于早泄男性患者。

（2）不应将本品与"娱乐药"及具有兴奋作用的精神管制品同时服用，避免不良反应事件。

（3）避免饮酒。

（4）不得用于具有躁狂症 / 轻躁狂 / 癫痫或双相情感障碍病史的患者，同时，出现上述疾病症状时应停药。

（5）服用盐酸达泊西汀后出现眼部反应如瞳孔扩大、眼痛、眼内压升高或者有闭角型青光眼风险的患者应慎用。

25

盐酸达泊西汀疗效评价标准

阴道内射精潜伏期（intra-vaginal ejaculation latency time，IELT）是指从阴茎插入阴道开始直至阴道内射精的时间，若阴茎插入阴道前或插入阴道时就射精，则 IELT 为 0。

IELT 是早泄定义的三个重要维度（射精时间、不能控制或不能延迟射精、消极后果）之一。射精过快是早泄的核心症状之一。

其次我们还可依据 IELT 的长短进行早泄（PE）严重程度评估：轻度 PE（插入阴道后 30 秒到 1 分钟内就射精），中度 PE（插入阴道后 15 ～ 30 秒内就射精），严重 PE（插入前射精、插入时射精或插入阴道后 15 秒内射精）。

因此，IELT 是衡量射精快慢的较好的客观指标，也是评价早泄、评估早泄治疗有效性最敏感的参数。

一般认为，治疗 4 周后 IELT > 2 分钟，性生活得到有效改善，患者与配偶对性生活十分满意，提示疗效显著；治疗 4 周后 IELT > 2 分钟，患者或配偶对于性生活仍不满意，需继续治疗，提示有效；治疗 4 周后 IELT < 2 分钟，则提示无效。

第八节 盐酸达泊西汀治疗早泄可以延长多少时间

盐酸达泊西汀，相信许多患者朋友们都认识，许多早泄的患者都会用到它，但也有许多患者对这个药的药效和使用方法以及延长多长时间都不是很清楚，今天袁医生就在这里详细告知患者朋友们，盐酸达泊西汀是目前第一个也是唯一一个被美国食品药品监督管理局（FDA）批准用于治疗早泄的药物。

由于它是治疗早泄的药物，一般情况下，早泄患者都会用到它，所以在使用之前，首先需要评估是否有早泄。

什么人需要盐酸达泊西汀

问题很简单，当然是早泄患者，袁医生并不建议正常人去使用盐酸达泊西汀以延长时间，道理很简单，既然时间没问题，何必为了延长一点点时间而去服药呢！"是药三分毒"的道理大家都应该懂，至于说早泄患者也不必害怕，盐酸达泊西汀是一个很安全的药物，不会对你们的身体造成什么负担。

评估使用的前提就是是否早泄，早泄是指总是或几乎总是发生在插入阴道以前或插入阴道的 1 分钟以内射精，完全或几乎完全缺乏控制射精的能力，并造成自身不良后果，如苦恼、忧虑、挫折、回避性行为。

记住**早泄的三个典型特点：**①短暂的射精潜伏期；②缺乏控制射精的能力；③无法令性伴侣满意。

早泄的患者不需要讳疾忌医，因为它是完全可以治疗或控制的疾病，也不要病急乱投医，网络或许多莆田系医院正是利用这些，不仅给患者造成经济损失，还给患者灌输很多错误的知识，导致患者病情加重，

27

袁医生临床上就遇到过许多这一类患者。

 盐酸达泊西汀是如何起效的

射精过程主要受到大脑和脊髓调控，其中5-羟色胺（5-HT）是在射精调控中起重要作用的神经递质之一。5-HT广泛分布于射精神经中枢和外周射精相关器官中，以调节射精活动。

神经突触间隙内5-HT浓度的升高会导致射精的延迟。5-羟色胺选择性再摄取抑制剂（SSRI）能够抑制5-羟色胺转运体（5-HTT）再摄取突触间隙内的5-HT，使突触间隙内的5-HT浓度升高，从而延迟射精。

盐酸达泊西汀是世界上第一个有早泄治疗适应证的短效SSRI类药物。国外的多项临床试验证实盐酸达泊西汀能有效治疗早泄。

盐酸达泊西汀相比传统SSRI药物，添加了萘氧基结构，未包含卤素分子，口服后，快速降解、吸收，1.4～2.0小时，血药浓度便可达到峰值，具有起效快、清除快等特点，不仅疗效显著，而且不良反应少。与其他SSRI相比，服用盐酸达泊西汀治疗期间，并未出现明显的撤退综合征等。

其他SSRI：除盐酸达泊西汀外，其他SSRI治疗PE均无药品说明书标识，尽管众多临床试验和经验报道均有一定疗效，但在开具处方前，还是应该由医生详细与患者交代，充分告知，必要时落实在病历上。

射精延迟通常发生在开始口服SSRI治疗5～10天之后，但是完全起效往往需要2～3周的治疗，因受体脱敏需要时间，为保证疗效，建议长期持续使用。常用剂量为每天服用帕罗西汀10～40mg、舍曲林25～200mg、氟西汀10～60mg。

SSRI 治疗 PE 的不良反应较少见，一般较轻，可以耐受，常发生在治疗开始的第一周，并且在持续治疗 2 ～ 3 周后消失。不良反应包括乏力、疲倦、打哈欠、恶心、口干、腹泻或出汗等，SSRI 应长期服用。

长时间或较大剂量服用 SSRI，应注意 SSRI 撤药综合征的发生。SSRI 撤药综合征是指在突然停药或大剂量服用减量后第 3 ～ 4 天出现精神心理和自主神经症状。

因此，长时间或较大剂量服用 SSRI 治疗 PE 的患者，停药前应逐渐减量。

盐酸达泊西汀如何服用以及能够延时多久

盐酸达泊西汀剂量规格有 30mg 和 60mg 两种，服用盐酸达泊西汀后的不良反应较少见，主要包括恶心、嗜睡、腹泻、头痛、眩晕等，表现为剂量依赖性。一般起始从性交前 1 ～ 3 小时口服 30mg，用 500mL 水口服，减轻不良反应，若效果不明显且没有明显不良反应，可增加到 60mg。

盐酸达泊西汀主要就是 5－羟色胺重吸收抑制剂，可以延长射精潜伏时间。

性交前 1 ～ 3 小时，按需服用达泊西汀 30mg，阴道内射精潜伏期可延长 1.3 ～ 11 倍，可以治疗早泄，在人体起效时间能达到 4 ～ 6 小时，有人使用后可以达到十分钟甚至半个小时以上，也有人使用一段时间后效果才比较明显，个体之间存在差异。

绝大多数患者使用后性交时间都可以＞ 3 分钟，具体延长多长时间，与很多因素有关，与性技巧有关，与个人的精神因素也有关。

正如袁医生经常和患者说的那样，**"每个人都不一样，相同病症的患者使用效果可能有些偏差，但不需要和别人比较，和自己比较就好了，只要能改善症状，解决目前的问题不就好了，人都有高矮胖瘦之分，我们不要要求每个人都必须一样。"**

市面上常见的盐酸达泊西汀产品除了进口之外，还有首个国产盐酸达泊西汀片产品"爱廷玖"；其在服用之后 1.3 小时左右，体内的药物浓度是最高，服用后 19 小时药物代谢完毕，延时 2.5 ～ 3 倍。

盐酸达泊西汀虽说是安全的药物，但是患者朋友需要在医生的指导下使用，不要因为害羞而讳疾忌医，千万也别乱投医或者自己胡乱使用药物而加重病情。

30

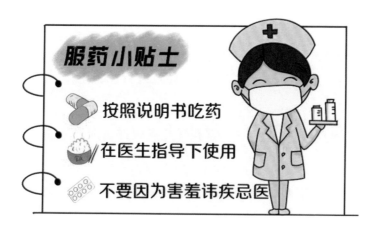

第九节 "伟哥"可以治疗早泄吗

提到"伟哥"，相信大家都有所耳闻，主要成分为 5 型磷酸二酯酶抑制剂（PDE5i），意思是"活力如澎湃的瀑布"，效如其名，这个蓝色的小药丸让无数男人重振雄风，是临床治疗阳痿的一线用药，有效率达到80%。

它最初是用来治疗心血管疾病的药物，却意外发现它主要作用在阴茎海绵体，使其松弛充血。

那"伟哥"是否可以治疗早泄呢？虽然阳痿和早泄都是常见的男性性功能障碍疾病，但是两者在发病原因、治疗方法上都是完全不同的，我们首先来了解一下什么是阳痿和早泄。

阳痿，即勃起功能障碍，是指在有性需求时，阴茎不能勃起或勃起不坚，或者虽然勃起且有一定程度的硬度，但不能保持足够的性交时间，因而妨碍性交或不能完成性交，男性那把"枪杆"无法坚挺立起。

引起阳痿的常见病因有血管性、神经性、解剖性、内分泌、药物诱导性、心理性等，总的来说分为器质性、心理性和混合性。

早泄属于射精功能障碍范畴，主要表现为男性在进行阴道内性交时，控制射精的能力差，在阴茎插入阴道之前或是阴茎插入阴道后不久，在希望射精前已经射精，造成自己或性伴侣的不满和苦恼。

引起早泄的原因包括：中枢神经系统 5 - HT 神经递质紊乱、阴茎头敏感、遗传变异、精神心理因素、内分泌疾病等，而中枢神经系统 5 - HT 神经递质对延迟射精起到关键作用。阳痿和早泄都会严重影响男性与性伴侣的关系，导致男性出现精神苦闷、自卑、焦虑和抑郁等不良情绪。

31

国内外多项研究发现，单独使用"伟哥"和联合其他药物治疗早泄，均有一定的效果，多项研究表明，"伟哥"可以提升患者的自信心、改善控制射精的感觉、整体性满意度和缩短射精后阴茎勃起的时间。

因此，"伟哥"可以通过改善早泄患者的心理状态从而达到改善早泄症状的目的。临床上很多患者会同时出现阳痿和早泄，对于伴有勃起功能障碍的早泄患者，在治疗早泄的同时，应该加入"伟哥"治疗。

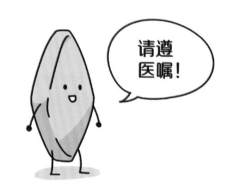

请遵医嘱！

但一般早泄的治疗并不推荐使用"伟哥"，"伟哥"只是可以暂时地激发性功能，并不是长久之计，如果长期利用"伟哥"来治疗早泄的话，反而会引发早泄，引起早泄的病因有很多种，盲目地服用药物不但没有作用，而且会拖延治疗的时间。

盲目服药反而耽误治疗

早泄给很多男人蒙上了阴影，门诊时很多人盲目相信一些药物可以治疗早泄，反而诱发异常勃起、阳痿、顽固性早泄等，痛苦不堪。

总的来说，"伟哥"可以治疗阳痿，对早泄有一定的控制效果，但"伟哥"一般不作为早泄的首选用药。早泄的药物治疗多选用 5-HT 选择性再摄取抑制剂（SSRI），包括按需服用 SSRI 和规律服用 SSRI 两大类。盐酸达泊西汀为按需服用 SSRI 的代表，也是唯一一个被 FDA 批准用于治疗早泄的药物。

盐酸达泊西汀可使 5-HT 浓度急剧增高，延迟射精。常用的、规律服用的 SSRI 药物为帕罗西汀、舍曲林、氟西汀等，规律服用 SSRI 通常用来治疗情绪失调，但是也能发挥延迟射精的作用。通常需要服药 1～2 周才能起效，其作用机制也是增加 5-HT 浓度，提高射精阈值，发挥延迟射精的功能。

除此之外，还有心理疗法、行为疗法以及手术疗法。对于早泄患者的治疗，要明确早泄的病因，多种方法联合治疗。

33

第十节 早泄患者怎样正确使用复方利多卡因乳膏延时

　　袁医生在临床上经常会给许多早泄情况严重的患者，加用一支复方利多卡因乳膏，许多患者询问袁医生为什么会给他们开此药，继而问询使用的方法，今天就在这里科普一下复方利多卡因乳膏与早泄。

早泄与复方利多卡因乳膏

　　目前治疗早泄（PE）的内科药物，有 5- 羟色胺选择性再摄取抑制剂（SSRI）长期治疗，以及局部麻醉药物按需治疗两种方案，能有效治疗PE。SSRI 因可延迟射精而被用于 PE 治疗，常用的 SSRI 制剂包括盐酸达泊西汀、氟西汀、氟伏沙明、帕罗西汀和舍曲林，所有这些药物的药理学作用机制相似。

　　局部麻醉药物阴茎局部使用治疗 PE 始于 1943 年，是 PE 最早的药物疗法，局部麻醉药可降低阴茎敏感性，延长 IELT，而且不会对射精造成影响。常用的局部麻醉药物有复方利多卡因乳膏、SS 乳膏等。临床上常常口服 SSRI、外用局部麻醉药两者联合使用，疗效很好。

　　射精活动是一个很复杂的神经反射过程，受大脑射精中枢的控制和协调。来自龟头部所感受的接触性冲动，通过传入神经、阴茎背神经、阴部神经、骶神经，传入到脊髓射精中枢（骶 2、骶 4），再通过传出神经支配射精器官而诱发射精，同时射精活动的发生需要在诸多会阴部肌肉，尿道括约肌以及前列腺等部位的协同作用下，才能完成精液的射出。

　　其中交感神经的兴奋性起着主导作用。男性冠状沟、龟头、包皮系带等末梢神经丰富，感觉敏感，其敏感度越高，射精潜伏期越短。使用局部麻醉药物，透过黏膜而阻滞位于黏膜下的神经末梢。如此通过降低龟头感觉受体或感觉神经末梢的兴奋性，从而达到延缓射精的目的。

复方利多卡因乳膏的正确使用方法

初级感觉器主要是阴茎头黏膜层内的 Krause-Finger 小体；次级感受器位于阴茎体部和阴囊，对次级感受器的刺激可增加 Krause-Finger 小体的感觉信息。

局部麻醉药涂抹于阴茎头，可透过阴茎头黏膜用于 Krause-Finger 小体，暂时、部分、可逆地阻滞神经冲动的产生和传导。局部麻醉药涂抹于阴茎体，能作用于次级感受器，减弱 Krause-Finger 小体的感觉信息。

使用方法为性交前 30～40 分钟均匀涂抹于阴茎头和阴茎体部，包皮过长者应该注意把包皮充分上翻后再涂抹。性交前使用避孕套或用温水洗掉多余药物，避免药物在性交时进入阴道，导致女方阴道麻木而性快感缺失。

它的有效时间皮肤表面为 1.5～3 小时，黏膜表面为 1～1.5 小时。所以一般 3 小时内都是有效果的，因人而异。

有多项研究表明，局部麻醉药药物治疗 PE 有效率达 80%，但仍缺乏大样本多中心随机双盲对照研究。通过阴茎神经电生理检查，约 60% 的原发性 PE 患者表现为阴茎感觉高兴奋性，这类患者阴茎局部使用局部麻醉药物，有效率可以达到 90% 以上。

局部麻醉药物治疗的不足：**剂量过大时可能引起阴茎头麻木，性快感下降，伴有勃起功能障碍患者，可能会加重勃起困难；**性交前要计算时间涂药，中断性兴奋环境，不利于前戏发挥，患者体验不佳。

为了取得更好的疗效，临床上联合口服舍曲林或达泊西汀，帮助患者纠正自信心，摆脱困扰。但局部麻醉药仍禁用于对任何产品成分过敏的患者或伴侣。

同时患者对药物涂抹厚度的主观判断不同，剂量过大时可能引起阴茎头麻木，患者就会出现勃起困难的情况，因此应该在医生指导下，根据患者用药后性生活的改善情况，对治疗方案进行调整，其中剂量的把控是很重要的。

第一次均匀涂抹薄薄的一层在阴茎头和阴茎体部，根据这一次性生活的感受来调整，如果太过敏感，下次性生活涂抹稍加量，如果感觉麻木，影响勃起，下次就减量，因人、情况而异，且到时间后嘱患者洗净药膏，终止患者阴茎局部皮肤黏膜对药物的吸收。

36

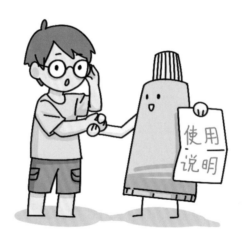

早泄患者在没有性生活的情况下，手淫的办法也是可以替代使用的，通过规律的射精和延长时间的射精，建立患者的自信心及降低阴茎敏感性，从而起到治疗效果。

利多卡因是否是最佳局部麻醉药呢？答案是肯定的。利多卡因是一种很常用的酰胺类局部麻醉药，安全范围很大，作用效果明显，几秒起效，基本没有副作用和不良反应，麻醉效果不错。

为什么延时套套会用苯佐卡因? 苯佐卡因是一种脂溶性表面麻醉药，与其他几种局部麻醉药如利多卡因、丁卡因等相比，其作用强度较小，因而在作用于黏膜时不会因麻醉作用而使人感到不适，主要用于表面麻醉，强度比较小，只要不对苯佐卡因过敏，使用是非常安全的，为了使用者的安全考虑，延时套套用苯佐卡因。

推荐早泄患者性生活前使用复方利多卡因乳膏，在医生的指导下放心使用，它是安全有效的，不需要太过担心，因为焦虑、紧张等情绪也会对早泄有影响。

第十一节　早泄持久膏到底有没有用

这两天回家过年，出于习惯，会不自觉观察周遭的人以及药店、医院或墙上的小广告。墙上的小广告还真是挺有意思，不专业、不科学，却抓住患者想治好病的内心动机，直接明了地传达给经过的人，例如包治结巴、祖传膏药包治腰腿痛、包治各种性病、包治肾病，而出现频率最高的竟是"包治早泄，还您'性'福人生"。

正值春节，所谓小别胜新婚，有人欢喜有人愁，相信很多早泄的男性朋友开始苦恼了，伴侣不满意自己也不开心。而所谓的早泄持久膏是什么，能否延时持久？

38

早泄持久膏也就是复方利多卡因乳膏，是一种外部涂抹的局部麻醉药，主要成分是利多卡因和丙胺卡因。而我们熟知的印度神油以及市面上的延时喷雾、延时乳膏多含有局部麻醉药成分。那为什么会用局部麻醉药治疗早泄呢？

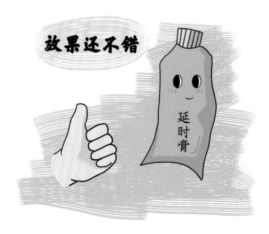

龟头敏感与早泄

早泄多伴随阴茎龟头敏感阈值升高，性生活中过于敏感，容易早射。部分文献表明，原发性早泄的患者有较高的阴茎头敏感度和面积更广的生殖器大脑皮质代表区域。阴茎背神经是龟头敏感度传导的通路。

通俗地讲，龟头痛、温、触的感受要通过阴茎背神经传给大脑增加性快感。阴茎背神经数量平均值为（3.6±1.2）支，中位数为3.0支；临床上原发性早泄的患者阴茎背神经数量为（7.0±1.9）支，中位数为6.0支，有的甚至达到13支。

局部使用复方利多卡因乳膏，可以阻滞位于黏膜下的神经末梢，使表皮产生麻醉现象，降低龟头敏感性，从而起到延时的作用。很多患者使用后反馈说效果还不错。

39

复方利多卡因乳膏的使用方法

（1）与女方确定房事的时间，提前在房事前15～20分钟使用。

（2）用复方利多卡因乳膏挤出1～1.5cm（为啥写如此详细呢？因为之前有一个患者没有向他仔细交代，患者将乳膏当口服药吃了），均匀涂抹在阴茎龟头上，包括冠状沟一圈。

（3）用手轻轻按摩龟头，让药物发挥轻度的麻醉作用，降低龟头、冠状沟的过度兴奋。

（4）房事前再清洗龟头，把药膏洗掉，以防药膏影响女方性感受。

（5）男女双方先进行性前嬉戏，轻柔的爱抚，促进勃起，不急于进入，让男方的性兴奋"降降温"，不过于兴奋，配合动停结合、后进位、侧卧位等性技巧，通常能不同程度地控制早泄的发生。

（6）如果等不及提前清洗龟头，则可在阴茎插入前戴上避孕套，再开始性生活。

（7）临床上对于原发性早泄的患者，建议无论有没有性生活，每天睡前都涂抹少量的复方利多卡因乳膏于龟头及冠状沟。当有了满意的性生活后，可以逐渐减少乳膏的用量，让阴茎逐渐对性刺激脱敏，以至于最后不用软膏，也能有相当长的性生活时间。

所有的药物有利则有弊，那使用复方利多卡因乳膏会有哪些副作用呢？该如何避免产生副作用的情况呢？

（1）局部麻醉药过量使用可能会导致勃起缓慢，阻滞阴茎头的神经，让它不敏感，从而降低性生活的快感和乐趣。每个人耐受程度不同，使用剂量也不一样，因此，初次使用量不能太大，要根据性生活中的感受调整药量、选择继续或者更改治疗方案。

（2）如果没有清洗龟头且未戴避孕套，导致残留药物直接接触阴道而起到麻醉作用，影响女方性感受。房事前要及时清洗龟头或戴避孕套。

（3）本品在应用部位可产生局部反应，以苍白、红斑（发红）和水肿较多见，这些反应多短暂而且轻微。

（4）使用初期也可能会产生烧灼感或瘙痒感，但比较少见。

（5）对酰胺类局部麻醉药的过敏反应（最严重的反应为过敏性休克）很罕见。此类患者禁用。

第十二节　早泄手术到底能不能做

我们认为，质量非常高的性生活就是你想什么时候射，就什么时候射，男女双方都在这个过程中获得满足感。这个过程如果一旦控制不好，就会导致早泄，导致性生活不和谐。

大多数男人都有早泄发生

其实，不仅在中国，在整个亚太地区，早泄都是危及男性性健康的极大问题。大数据显示，在中国，每三个成年男人中就有一个受到不同程度的早泄困扰。

虽然早泄极大地影响了两性关系，但是很多人并没有意识到早泄问题的严重性和危害性，只有不足 7% 的人前去医院就诊，而 77% 的人都选择不去医院，这无疑会增加病情的严重程度。

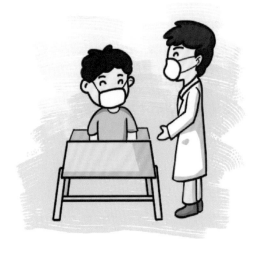

🐚 早泄最好的办法是手术吗

那么到底怎么治疗呢？对早泄有了解的人，都知道是因为龟头神经太敏感了，认为只要把神经切断了就没事了，大部分成年男性涌入了不正规的医院，去做各种治疗早泄的手术，名字也是五花八门，我就不一一举例了。

我要告诉大家的是，正规治疗早泄的手术只有一种——选择性阴茎背神经阻断术，即便如此，正规的男科医生对这个手术同样不会首推，因为这个手术仍然存在一些问题。

而且要满足以下手术适应证才能做：**①性生活阴茎勃起达到 IV 级硬度；②阴茎敏感度高，原发性早泄；③性生活质量严重影响夫妻感情；④自愿放弃非手术治疗。不满足其中任何一项，我们都不会建议患者做这个手术。**

早泄手术有哪些问题

选择性阴茎背神经阻断术，不仅其有效性缺乏大样本的循证医学证据，而且**容易导致阴茎水肿、感觉减退、疼痛，存在一定的风险。**

要提醒一句的是，神经切断后是难以再生的，切断神经容易，而想要使切断的神经完全恢复功能几乎是不可能的。

到底怎么治疗最好

早泄患者必须认识到，阴茎敏感不是引起早泄的主要原因，早泄的主要原因是控制射精的能力差。同时，阴茎的感觉对于男性的性功能非常重要，是主要的性快感来源，也是维持阴茎勃起的重要动力，因此，不要轻易做选择性阴茎背神经阻断术。

早泄就是一种射精的行为习惯，与肺炎、骨折等器质性疾病有根本性的区别，行为习惯需要行为训练来纠正，因此我经常嘱咐患者，你一定要规律性生活，否则就不要吃我的药，因为性交行为训练是治疗早泄必不可少的方法。

但是有些人需要和时间赛跑，可能没等通过单纯的性交行为训练来治疗早泄，没办法完成足够的训练次数，另一半就已经离开了。

因此药物治疗也是很重要的，根据我在临床"摸爬滚打"这么多年的经验，我认为中西医结合治疗最有效果。有效率有 90% 左右，通过我的治疗，很大部分人从 1 分钟变成了 5 分钟，甚至到 10 分钟以上。

如果还是没用，我们最后的办法就是选择手术，而且是显微镜下阴茎背神经阻断术，**因为在显微镜下可以清楚地看到所有的神经，这样就可以达到需要多少留多少的目的。**

43

 总结

我建议患者可以用药 3 个月，如果还是没有效果，又符合手术指征，个人意愿强烈的，可以选择做显微镜下阴茎背神经阻断术。

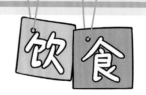

第十三节 阳痿早泄是吃出来的病吗

我国的饮食文化源远流长，人们对于吃往往有一种特殊的执念，一提到什么蒸羊羔、蒸熊掌、蒸鹿尾儿、烧花鸭、烧雏鸡、烧子鹅、卤猪、卤鸭、酱鸡、腊肉、松花小肚儿、晾肉、香肠、什锦苏盘等，总是忍不住地流口水。

我国历来就有的食补概念让许多人总有这么一种观念：能吃进嘴里就是好的。尤其在经济高速发展、个人经济水平远超过去的今天，什么都能吃、什么都敢吃似乎正在成为一种潮流。

但是仔细想想，这么吃真的好吗？真的就一点问题没有吗？我想恐怕也不见得，至少那些平常胡吃海喝的朋友们在吃着降压药、打着胰岛素的时候心里多少会有一些悔意。

曾经有患者问过我这么一个问题："袁医生，我平常吃得也不差，怎么还会阳痿早泄呢？"我看了一眼他化验单上那"爆表"的血糖和血脂数据，无奈地告诉他：**"你这哪里是吃得太差得的病，这明明是吃得太好得的'富贵病'！"**

44

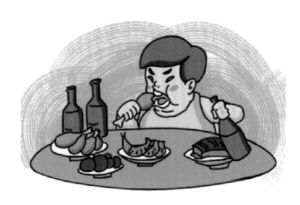

是的，**阳痿、早泄也可能是吃出来的病。**事实上，**阳痿和早泄有时候并不是单纯的原发性疾病，而是一些疾病的并发症状，所以当出现阳痿、早泄症状的时候不要老是盯着下面和你的"肾"，从而忘记你的身体可能正在受到其他疾病的伤害。**

嗜食肥甘厚味引发导致的可不仅仅是几个单纯的疾病名称，更是对全身的改变。

接下来我们就一起来详细了解一下，胡吃海喝到底会导致哪些问题出现从而影响性能力呢。

首先是心脑血管疾病，长期的高脂饮食导致脂质在血管中沉积，导致斑块形成及全身动脉粥样硬化。我们知道，阴茎勃起和血管的通畅与否有关系，说得通俗易懂一点就是在其余身体状况相同的情况下，**血管越通畅，勃起就会越迅速越充分，反之，如果血管不通畅，勃起功能可能会受到影响。阴茎勃起功能的改变可能是全身动脉粥样硬化的表现，**男科医生给患者诊断阴茎勃起障碍的时候通常会需要评价患者的心脑血管状态就是因为这个。

而且，既往的一些研究也已经证明，**改善血管状态的药物往往对男性勃起功能障碍有一定疗效。**

其次，高脂血症对于男性勃起功能的影响也是相同的道理。血液中脂质含量过高不仅会影响血管的通畅，还会导致血液的黏度过高。相信不少朋友都见过别人往气球里充水，气球涨大的速度和水的流动速度无疑是挂钩的。

如果"水"的黏度升高，那么它的流动速度必然会减慢，因此"气球"的涨大程度和涨大速度也都会受到影响。由此勃起不坚、勃起缓

45

慢的问题便出现了。

就算不提血脂和血液黏度，"大码"男人的阴茎看起来往往特别短小，这是因为过厚的皮下脂肪层遮掩了部分阴茎，使原本足够用、至少是达到及格线的长度变得容易惹来一些"见多识广"的妹子嘲笑。

而这种视觉上的短小以及短小带来的嘲笑往往就增加了肥胖人群性方面的不自信。**这种不自信对于性能力是毁灭性的，许多肥胖患者的阳痿及早泄都由此而来。**

再就是糖尿病了。糖尿病可以引发微小血管和神经的病变。在医学生们的《内科学》教科书上，阴茎勃起功能障碍被明确地写入糖尿病可能的并发症中。有数据表明，在糖尿病患者中阳痿的患病率在 50% 左右，也就是说将近一半的糖尿病男性患者的性功能都在受到高血糖的威胁。

此外血糖还会影响神经的敏感程度，而一个男人私处的敏感程度很大意义上便决定了他的持久程度，一个神经敏感的男人往往也是一个早泄的男人。

不仅如此，不节制的饮食还会导致各种内分泌疾病的发生。而男性的勃起与射精时间离不开体内各种内分泌腺体的分泌。与男性勃起功能障碍以及射精过快有关的内分泌疾病包括垂体功能减退、性腺功能减退、高催乳素血症、肾上腺疾病、甲状腺疾病等。而这些，或多或少都与不节制的饮食有关系。

所以，医生经常让患者管住嘴、迈开腿、少吃饭、多做爱，这并不是在故意制造麻烦刁难患者，而是在切实为了患者，为了疗效在考虑，是具有实际治疗意义的。

第十四节　阳痿又早泄，我该怎么治

阳痿（ED）、早泄（PE）在男性疾病中占据约 70%，其中包含 ED 和 PE 共病患者。据统计，亚太地区约 49% 中重度 ED 存在 PE，中国约 33.7% 的 ED 患者同时患有 PE。又有研究显示，ED 严重程度与 PE 风险呈正相关，同时 PE 也可明显增加 ED 患病风险。

对于大多数有经验的男科医生来讲，单纯的阳痿和早泄即使病情复杂，其治疗只是需要较长时间，但是总体愈后的效果是可观的，麻烦的是若为共病患者，其治疗难度大大增加，因为 ED 需要提高性兴奋性，而 PE 需要降低性兴奋性，折中是我们的目标。

47

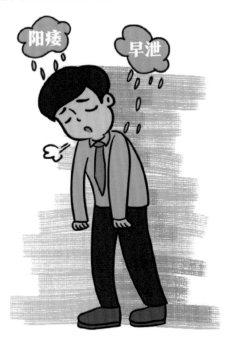

本章节为大家简单谈谈对于 ED-PE 共病患者，我们该如何选择个体化治疗方案。

ED 及 PE 发病机制对比

目前认为 PE 发生受心理因素、环境因素、内分泌因素、躯体疾病、神经电生理紊乱、中枢 5- 羟色胺神经递质紊乱等多重因素影响，其中与神经功能及调节密切有关。

而 ED 发病与血管功能障碍相关，其中以高血压、高血糖、高血脂等引起的阴茎动脉血管内皮损伤、血管舒张障碍，动脉硬化、管腔狭窄，进而导致阴茎血流灌注减少为主。

ED-PE 共病患者的发生机制和特点

（1）ED 继发 PE 的机制和特点

轻度 ED 会影响对射精的控制力；操作性焦虑、伴侣关系恶化导致心理障碍进而引起 PE；ED 患者为了维持阴茎的持久硬度，会增加刺激的强度和频率，从而诱发射精过快；伴有 ED 的 PE 症状比较严重，对生活质量的影响也更明显。

（2）PE 继发 ED 的机制和特点

PE 患者的焦虑、抑郁等心理因素与 ED 风险有关；PE 患者为控制射精而有意降低性兴奋，诱发 ED；PE 患者的 ED 风险是非 PE 人群的 4 倍左右；老龄、性关系不稳定的 PE 患者，患 ED 的风险更高。

ED 及 PE 治疗原则对比

表 1-14-1　　　　　　　　　ED 与 PE 的治疗

	PE	ED
治疗目的	提高射精阈值，延长射精潜伏期；提高性满意度，改善 PE 相关的人际关系	增加勃起硬度，延长勃起维持时间
主要药物	盐酸达泊西汀首选，长效SSRI（帕罗西汀、舍曲林）	PDE5i（西地那非、他达拉非……）
作用部位	中枢（脑干旁巨细胞核）脊髓中与射精相关的神经元	主要为海绵体血管，其他部位血管
药理机制	5-羟色胺选择性再摄取抑制剂，提高5-羟色胺神经递质的浓度	提高胞内cGMP浓度，松弛平滑肌，扩张血管。

ED-PE 共病者治疗

49

1. 治疗原则： PE-ED 兼治。

治疗病因，明确 ED 及 PE 的因果关系。

注重患者及伴侣的心理疏导和治疗。

重视女性在早泄的发病、治疗中的作用。

重视相关医学知识的教育和普及。

2. 治疗措施： 主要包括病因治疗，心理治疗，行为治疗，**药物治疗（首选）**，中医药等。

（1）原发性 PE 合并 ED 患者，是临床中较为常见的一种类型，应同时治疗 PE 和 ED，以更早过上满意的性生活；单纯治疗 ED 不会带来 PE 的好转，而同时治疗 PE 可能是病因治疗的一部分。

（2）对于 ED 继发 PE 者，在 ED 有效地得到治疗后，这类患者的早泄症状可能得以改善或者治愈，对明确由 ED 导致的 PE，建议先治疗

ED 或者二者同时治疗。

3. 代表药物：PE（原发或继发）——盐酸达泊西汀片按需用药（唯一获批的 PE 治疗用药）；ED——他达拉非片（如爱廷威）（PDE5i）。

🦋 **总结**

PDE5i 治疗 ED 主要通过外周血管途径，盐酸达泊西汀治疗 PE 主要通过中枢及脊髓射精相关神经元。

对原发性 PE 合并 ED 的患者，应同时治疗 PE 和 ED。

对明确由 ED 导致的 PE 患者，可先治疗 ED 或联合治疗。

对明确由 PE 导致的 ED 或分不清孰先孰后的共病患者，应同时治疗 PE 和 ED；盐酸达泊西汀治疗 ED 合并 PE，疗效好，安全性可控。

50

第十五节　阳痿会导致早泄吗

很多男性认为：阳痿和早泄是一回事，得了阳痿，必然会早泄，又或者早泄的人，肯定也是阳痿患者。实际上，阳痿和早泄并不是一回事，确切地说阳痿是勃起功能障碍，而早泄则是射精功能障碍。

怎样才能正确理解"阳痿"和"早泄"呢？

什么是阳痿

阳痿称男性勃起功能障碍，指男性阴茎不能有效勃起或者维持勃起的状态，无法获得满意的性生活。

阴茎勃起机制

阴茎勃起是由神经、内分泌、血管和阴茎海绵体组织精密调节并协调完成的一种复杂生理过程，几乎涉及全身的各个系统，其中精神和心理因素在勃起过程中发挥了重要作用。随着年龄的增长及其他内外因素的变化，人体微血管病变不断加重，心脏病、糖尿病、神经系统疾病的发病率亦不断增高，而上述疾病的先兆往往表现为勃起功能减退。

51

阳痿的常见原因

常见原因包括：①心脑血管疾病、冠心病、高血压等；②内分泌疾病、糖尿病、甲状腺疾病或性腺发育不良等；③肥胖、高脂血症；④不良的生活习惯，吸烟、喝酒、成瘾性物质的使用；⑤手术并发症、前列腺疾病；⑥情绪焦虑紧张。

什么是早泄

早泄是指射精发生在阴茎进入阴道之前，或进入阴道中时间较短，在女性尚未达到性高潮时因提早射精而出现的性交不和谐障碍，在成年男性中发病率较高。

 早泄的诊断标准

欧洲泌尿外科学会在 2015 年的《早泄诊治指南》中，认为早泄应该包括以下几点：

（1）从初次性交开始，射精往往或总是在进入阴道 1 分钟左右发生（原发性早泄），或者射精潜伏时间有显著缩短，通常少于 3 分钟（继发性早泄）。

（2）总是或几乎总是不能延迟射精。

52

（3）消极的身心影响，如苦恼、忧虑、沮丧或躲避性生活等。

 早泄发生的机制

我们来温习一下早泄的发生机制，前文提到，目前普遍认为早泄的发生是多因素联合作用的结果，其与心理因素、环境因素、内分泌因素以及神经生物学因素有关。其中很大程度上归因于心理性原因，主要以焦虑表现出来。

据报道，原发性早泄患者不只是心理原因所致，最重要的是患者阴茎背神经兴奋性，尤其是阴茎头的感觉神经兴奋性比正常人高。早泄还与炎症的刺激、包皮过长、包茎、过度手淫以及神经系统疾病有关。总之，早泄的发生是多因素联合作用的结果。

阳痿会不会导致早泄

通过以上讲解想必大家对阳痿和早泄这两个病都有一定的认识了，那么看起来毫不相关的两种疾病，到底有没有关系呢？答案是有的。

那么阳痿会导致早泄吗？

阳痿也许不是导致早泄的直接原因，但是临床上阳痿往往合并早泄。

1. 中医角度看阳痿与早泄：两者都属于肾系疾病，房事劳累过度、久病体虚、嗜食肥甘厚腻、湿热下注、情志内伤均可导致阳痿、早泄同时发生或者相继发生。

2. 阳痿与早泄的病因：阳痿和早泄都与精神情志因素有密切关系，而阳痿本身也会导致患者情绪焦虑抑郁，可能导致早泄。

3. 阳痿与早泄的关系：阳痿和早泄之间存在恶性循环的关系。ED男子容易出现继发性 PE，这是由于需要强刺激来获得或维持勃起，或是伴随操作焦虑。当一个男子若想达到勃起，则要提高他的性兴奋度（可能导致早泄）；而当一个男子试图控制他的射精时，就会减弱他的性兴奋度（可能导致阳痿）。

4. 阳痿与早泄治疗：无论是西医还是中医，临床发现单纯治疗阳痿的药也会改善患者的早泄症状，于中医而言同一病因所导致的不同疾病用同样的治疗方法就可以取得双倍的效果，研究发现治疗阳痿的一线药物——他达拉非片（如爱廷威）也可以延长患者的射精时间，但是其治疗早泄的机制尚不明确，且为超适应证使用。

患阳痿早泄该怎么办

阳痿和早泄要对因、对症治疗，中西医结合治疗阳痿、早泄的效果显著。

治疗阳痿，国际指南和中国男科指南等均推荐的一线治疗为药物治疗，最常用的治疗药物为 5 型磷酸二酯酶抑制剂（PDE5i），可以按需治疗和规律治疗，按需治疗是在事前服用药物，规律治疗则是指每天按时服

53

用一定剂量的 PDE5i，PDE5i 既可以治疗阳痿，同时还可以治早泄。

临床较为常用的为他达拉非，他达拉非规律治疗不仅可以改善性生活的时间，也能提升男士夜间勃起情况，能够有效提升男人自信心。除此之外，心理上的自我暗示也是非常重要的，阳痿患者要逐渐摆脱心理上的担忧和敏感，树立自己的信心，明白即使失败也无所谓，当然，这离不开另一半的鼓励。

因早泄病因尚不明确，治疗方法如心理干预、行为疗法、手术治疗，疗效不尽人意，且缺乏研究证据，使用受限。大量临床研究表明，在目前早泄的治疗方法中，5 - 羟色胺选择性再摄取抑制剂（SSRI）（本质为抗抑郁药，包括舍曲林和盐酸达泊西汀）已经基本达到临床治疗的目的，被广泛使用。

对于阳痿伴有早泄的患者，要综合治疗，此类患者往往伴有精神的焦虑紧张以及自卑感，除了药物治疗外，还需要伴侣的配合和医生的心理疏导。

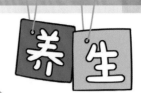

第十六节 为什么说阳痿要补、早泄要泻

门诊经常有患者询问袁医生，我是不是阳痿早泄，我是不是肾有点虚，我需不需要吃点中药补补肾？今天袁医生就讲讲阳痿和早泄的那些事儿，什么时候要补，什么时候要泻？

 中医对阳痿和早泄的认识

中医认为阳痿发生的两个主要的相关脏器是肾和肝。肝藏血，肾藏精，精血相互滋生，故称精血同源，又称肝肾同源。阳痿最常见的病因是肾虚、肝郁、血瘀以及湿热，其中肾虚肝郁、心肾不交是阳痿发生的基本病机。本病强调本虚标实的病变证机特点，尤重正气虚损、肝郁、血瘀等致病观点，为后世医家以此为据论治提供了深刻的理论依据。

55

关于早泄，属于中医学"溢精""鸡精"的范畴。历代医家把易于勃起、一交即泄、梦遗自遗多责之于肾，肾虚不固是早泄的主要病机，肾主藏精，肝主疏泄，二者共同主导精关开阖。心主藏神，脾能固摄，二者对精液的施泄也有一定调节作用。临床上本病多见肾气亏虚、精液不固，或阴虚火旺、扰动精室。

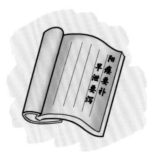

🕊 阳痿早泄的中医治疗

阳痿的发病，古代多责之于肾，认为多属虚属寒，温肾壮阳药物滥用，导致男性患者病情更加严重。中药汤剂大多经多年临床应用，各医家往往有依据自己经验的有效方，根据患者具体病情辨证论治，灵活化裁，效如桴鼓。

中药治疗阳痿以辨证论治为主。阴虚火旺型，治宜滋补肝肾、养阴活血，方用二地鳖甲煎；命门火衰型，治宜温补肾阳，方用还少丹；肝郁气滞型，治宜疏肝解郁，方用柴胡疏肝散；湿热下注型，治宜清利湿热，方用龙胆泻肝汤；血脉瘀滞型，治宜活血化瘀，方用活血散瘀汤等。

中医药治疗早泄历史悠久，其思路和方法迥异于现代医学，具有鲜明特色和独特优势，依据整体观念以辨证论治、脏腑论治为特点，根据患者主要症状及伴随症状以及舌脉表现，调节脏腑功能，改善早泄的三大典型症状，疗效确切、副作用小，可更好地提高早泄患者性生活满意度。

早泄的发生与心、肝、肾关系密切，病因多为肝失疏泄，肾失封藏，心脾两虚，阴虚火旺，湿热侵袭，所以中医治疗也从心肝肾三脏三方面治疗。

其中肝经湿热者予以龙胆泻肝汤加减，肝气郁结者予以柴胡疏肝散加减，痰湿阻络者予以黄连温胆汤加减，瘀血阻络者予以血府逐瘀汤加减，肾气不固者予以济生肾气汤合五子衍宗汤加减，阴虚热扰者予以知柏地黄汤加减，心脾两虚者予以归脾汤加减。

🕊 临床心得

袁医生认为，临床上单纯虚证早泄较少见，以实证早泄或者虚实夹杂者居多。在未分清虚实之前，若随意投固肾涩精之方，则犯了"虚虚实实"

之戒，导致病情复杂难愈。

随着生活习惯的改变，饮食失衡，喜食肥甘厚味、辛辣炙煿之品而湿热内生，蕴结下焦，邪气亢盛，迫精而泄，频繁手淫，遗泄过度，耗伤阴精，相火亢盛者，扰动心神，故不能摄精而泄，情绪波动大，肝气郁结，气机升降失常，故发为早泄。

袁医生治疗早泄始终以清热泻火为基本原则，常以龙胆泻肝汤或知柏地黄汤加减。龙胆泻肝汤治以清热利湿，泻火解毒，所以临床上常常询问患者肠胃及大便情况，交代患者服药后可能大便稀，一天多次的情况，正是下焦湿热之邪从里而出的表现。

知柏地黄汤也是袁医生常用的方剂，对于虚实夹杂的阴虚火旺的早泄患者，不可妄投补益之品，会使燥热更甚，病情加重，知柏地黄汤主治阴虚火盛、下焦湿热等证，夜间发热，盗汗失眠，舌绛无苔，脉沉细数伴早泄的患者，知柏地黄汤往往有奇效。

所以说早泄常泻，但不可一概而论，临床上也有虚证早泄患者，如果没有实邪，切不可一味地用清泄之品，关键在于辨证清楚，论治准确。

袁医生认为阳痿病位在肝肾，强调本虚标实的病机特点，肝郁肾虚血瘀是基本病机。阳痿发病多责之于肾虚，虽然可用温热补肾之品，但临床上青壮年患者以心理性 ED 占大多数，中医将此种心理活动现象归为情志范畴，而心理活动的调节取决于肝气的疏泄功能，不良的情志因素，随着时间延长，可不同程度引起机体功能紊乱，包括神经递质、内分泌激素及阴茎血流的改变，这些物质对勃起功能有重要的影响作用，可直接或间接引起性功能障碍。

很多患者或因某一次性生活未能成功，所欲不遂心生自卑，或因夫妻

57

矛盾，感情不和而情志不舒，或无法承受社会、工作方面的压力和刺激而多愁善感、心理失衡，以致肝气郁结。郁结日久，气机疏泄不及时，可致血瘀，气血不荣阴茎，故出现阳痿。

此证型之阳痿，治疗一定需要分清本虚标实，阳痿患者在扶正的同时可查看是否有其他兼证，情志、血瘀等。

从寒热阴阳的角度来讲，如果阳痿和早泄没有明显的寒热征象，阳痿可以理解因阳虚致痿，痿而不能用，属于虚证，早泄属于阴虚火旺，相火亢奋，扰动心神，故不能摄精而泄或湿热下注，邪气亢盛，迫精而泄，属于因虚致实或实证，所以阳痿要补，早泄要泻火，中医治疗阳痿早泄的关键在于辨证清楚，论治准确，不能一概而论。所以治疗阳痿和早泄要找医生辨证施药，不能凭自我感觉要补要泻。

第十七节　治疗早泄药物会导致阳痿吗

都说做医生难，做男科医生更难。要知道男科疾病的患者比妇科疾病的患者更敏感，更脆弱。临床上总会面临各种各样的问题，一个问题问很多遍那更是常有的事，要是涉及性功能方面，患者的求知欲尤其地旺盛，现从临床中挑出一些大众重点关注的问题回答。

早泄这个问题男同胞那是相当的敏感，一个男人一生中难免会有力不从心的情况。**那么，到底怎样才算是早泄呢？**

目前，国际上对于早泄的通用定义还没有明确到几分钟。但可以明确的是，人在性行为上的表现差异是很大的。

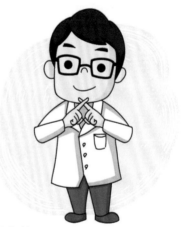

59

这不仅仅表现在性交的地点、情境选择等方面，还表现在性交动作本身上，各人的姿势、发出的声音、动作的快慢和幅度等大相径庭。在性交时的射精快慢上也一样，人与人之间的差异比较大。

有的人性交时间一直比较长才会射精，而有些人则不是这样。再者，大家对性生活时间的要求也不一样，有些人觉得5分钟已经很长，有些人则觉得10分钟还不够。如果再考虑上配偶对性交时间的期望值的话，那么定义早泄就更是难上加难了。鉴于这样的情况，再结合我国基本"国情"一定要给早泄下一个定义的话，"3分钟"，3分钟就是一个分水岭。不足3分钟就是早泄。

什么药可以治疗早泄呢

目前为止，盐酸达泊西汀是第一个也是唯一一个被美国食品药品监督管理局（FDA）和我国国家药品监督管理局（NMPA）批准用于治疗早泄的药物。口服治疗，半衰期短，快速吸收，1.5 小时到达峰值。国产盐酸达泊西汀的另一个名字叫爱廷玖，属于 5- 羟色胺选择性再摄取抑制剂，5-HT 是中枢神经系统重要的神经递质，5-HT1B 和 5-HT2C 受体兴奋可使射精潜伏期延长，延缓射精。盐酸达泊西汀（爱廷玖）正是通过这种作用机制，提高射精阈值，最后发挥其延迟射精的功能。

治疗早泄的药物会导致阳痿吗

不会。一部分早泄的患者会合并阳痿。有一部分患者本来就有早泄，在不明确病情的情况下私自服药，服用的药品很多还是三无产品。久而之，随着病情的进展，心理压力的增加，夫妻感情的恶化等一系列问题一同发生的还有阴茎勃起功能障碍，就是大众所说的阳痿。患者难免会认为，治疗早泄的药物会影响阴茎勃起功能障碍。

勃起功能障碍指的是阴茎无法达到和维持足够的勃起以完成满意的性生活，由于阴茎只有软组织成分，为了在勃起时获得足以插入阴道的硬度，阴茎必须起到一个坚硬的血液容器的作用，当阴茎的血流灌注不足时，就会出现阳痿的尴尬情况，就像漏了气的阀子，是不能走多远的。

治疗早泄药物——盐酸达泊西汀

盐酸达泊西汀是治疗早泄的临床一线药物，也是唯一一个被 FDA 批准用于治疗早泄的药物。口服后，盐酸达泊西汀被迅速吸收，在 1 ～ 2 小时后达到最大血浆浓度。

体外研究表明，盐酸达泊西汀可被肝脏和肾脏中的多个酶系统清除，经过肝肾代谢后以轭合物的形式由尿液清除。其作用机制也是以降低神经递质活性，激活更多的受体，提高射精阈值为主，从而起到延迟射精的功能。

前面已经提到过阳痿也就是阴茎勃起功能障碍最根本的原因是阴茎血流灌注不足。盐酸达泊西汀在人体内的代谢过程中并不存在影响阴茎海绵体血流的灌注的因素，又怎么会影响勃起功能呢？

排除器质性和功能性因素外，心理因素和人际因素对早泄的影响也是不容忽视的。男人的性能力本来就受主观影响，加上早泄病程中挫败的性经历，女方给予的或多或少的压力，以及自身对早泄这一男科疾病认知的不足，更加增添了治疗早泄的难度。

临床随见随闻

61

有意思的是，有不少男性患者来就诊的原因是道听途说。今天这个朋友说有 30 分钟，明天那位友人夸下海口说自己能长达 2 个小时。有的患者还以自己的妻子没有高潮而深深地苦恼。

袁医生想提出的是，就目前中国男性的平均水平，同房是远远没有一个小时的。至于有一两个小时的可认为他们是天赋异禀，没必要攀比。性爱是两个人互相配合互动的过程，不要太过于关注时长而失去了本来的意义。

至于女性高潮，只有小部分女性一生中能获得高潮，没有的话，配偶也不必苛责自己，毕竟女性高潮这一块因人而异。

最后希望全体男性早日摆脱早泄烦恼，重振雄风。

第十八节　腰椎间盘突出会导致阳痿早泄吗

跟以往不同的是，现在社会主要劳动力工作方式有了改变，以往不论阶级大多数人都是面朝黄土背朝天，现在伏案工作较普遍，加班也是家常便饭。身体素质没有经过体力劳动的淬炼自然比不上老一辈。颈椎、腰椎间盘突出，近视眼，高血压，高血脂等都是多发疾病。那么，腰椎间盘突出会不会影响肾功能？会不会导致阳痿早泄？

给大家分享一个有意思的病例，一对未婚男女，感情很好，女方陪着男方过来看病。男同志相当腼腆，问诊的时候吞吞吐吐，女同志一看就是比较麻利的。

62

原来这对情侣是未婚夫妻，因为丈夫腰痛，有半年未行房事，之前行房的时候还有阳痿早泄的毛病，即使这样，女方也没有嫌弃，积极陪着未婚夫求医问药。完善相关检查后，腰痛的毛病原来是腰椎间盘突出引起的，由于药不对症，才会吃了半年补肾的药也没好。

那么，阳痿早泄是不是也跟腰椎间盘突出有关系呢？

 早泄跟腰椎间盘突出症的关系

射精是一种神经反射，性刺激信号经外周感觉神经传入脊髓和大脑皮质的高级中枢，刺激逐渐积累，一旦达到或超过射精阈值，在大脑皮质的作用下，释放动作信号，就会发生射精生理。

参与射精反射的任何一个环节发生异常，都可能造成射精阈值降低，诱发早泄。马尾神经是由躯体神经、内脏神经、运动神经、感觉神经4种神经纤维组成的混合神经，是射精反射弧的重要组成部分。

马尾神经受损势必引起神经反射异常，表现在射精反射上，可导致射精的阈值降低，引起早泄。中央型腰椎间盘突出症患者椎间盘向正后突出压迫硬膜囊，可造成马尾神经的物理压迫，也可能会影响脑脊液循环，引起马尾神经充血、水肿，引起感觉传导异常。

之前门诊的那个小伙子，腰痛了半年，又有腰椎间盘突出的影像学表现，我们在邀请骨科会诊后，结合其舌苔脉象，随证加减，并嘱其腰椎牵引，倒退走练习，以使其增强腰肌功能，恢复正常的腰椎解剖结构，从而取得了较好的临床疗效。

所以，虽无法证实早泄与腰椎间盘突出症两者间存在必然联系，但根据其理论上的可能性制订的治疗方案是行之有效的。

阳痿跟腰椎间盘突出症的关系

勃起生理：老读者们都知道，勃起的过程其实就是充血的过程。勃起的启动需要完善的血运系统，健全的神经反射，正常的内分泌功能和正常的解剖结构，其中神经支配占据重要地位。来自阴茎感受器神经末梢的刺激和后天建立的条件反射刺激（联想、视、嗅、听等）都能引起大脑皮质兴奋，通过传出纤维诱导阴茎勃起反射。

由此可以看出，感受器传入神经障碍或者勃起传出神经受损都可以引起阴茎勃起反射异常。同射精反射一样，马尾神经也是勃起反射的重要组成部分，马尾神经中相应的纤维受损则会出现相应的症状。而腰椎病变则可能影响马尾神经，进而影响勃起。这就是腰椎病变引起阳痿的可能机制。

所以阳痿合并腰椎间盘突出的患者除了治疗阳痿外，也可以通过生活干预如针对其腰椎病变，采取牵引、倒走、睡硬板床等措施，逐渐解除腰椎病变对马尾神经的压迫。

腰椎间盘突出还会引发哪些男科疾病

遗精：中央型腰椎间盘突出可挤压骶神经，致马尾神经受损；同时，在影响脑脊液循环的同时，引起马尾神经充血、水肿及血供障碍，导致阴茎勃起障碍和射精异常。

尿频：排尿是复杂的神经反射活动，肾脏产生的尿液，经输尿管汇入膀胱，尿量逐渐增多，当膀胱内压增大到一定程度后，"尿意"经脊髓上传至大脑，中枢神经发出指令，膀胱括约肌松弛，尿液排出体外。

上述通路的任一环节出现问题，都可能引起排尿异常，比如脊柱外伤或者大脑损伤造成的神经源性膀胱，患者出现尿频、尿等待、尿失禁。

总结

64

一些文献指出，第二到第四腰椎间盘突出及马尾神经根受损确实会对阳痿早泄产生影响，临床上一些腰痛兼阳痿早泄的患者常误以为自己的病症是由"肾虚"引起的，很容易忽略腰椎问题。所以定期体检，在长期伏案工作的同时注意腰椎的保养也很重要，积极锻炼，科学预防阳痿早泄。

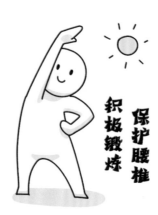

第十九节　早泄谁说了算？主观性早泄了解下

不管是事业还是家事，男人最怕被别人说"不行"，特别是在做床上运动时，早泄是世上所有男人唯恐避之不及的话题，但也是他们最关心、最在意的事情。但很多男人不知道，有时候是否早泄是你说了算！

我认为我"太快"之早泄

很多男性并不符合早泄的诊断标准，但又自觉射精功能有问题而感到痛苦，还有两种类似早泄的情形：

（1）自然变异型早泄

自然变异型早泄指不规律地过早射精，往往是主观感觉射精控制能力减弱。这个类型不属于性功能障碍或心理问题，只是性表现的正常变化。

（2）主观性早泄

主观性早泄具有以下一个或多个特征：①主观感觉持续性或非持续性出现较短的阴道内射精潜伏期（IELT）；②偏执地认为射精潜伏期短或延迟射精能力差；③实际 IELT 在正常范围或高于正常；④射精控制力（在即将射精的瞬间控制射精的能力）缺乏或降低；⑤这种偏执感不能归因于其他精神障碍。

以往一直认为，早泄是最常见的男性性功能障碍，患病率高达 30%。但在明确了早泄的定义后，发现只有 1%～3% 的人真正符合早泄诊断标准，大部分人还是属于两种类似于早泄的情况。

这种"快"不是病

早泄无疑是悬在头上的一把刀，但是大多数男性是自己吓自己，比如以下这 5 种情况虽经常发生却并不是病态的：

65

（1）偶尔失控，不足为怪

多数"早泄"患者，往往不是真正意义上的早泄，只是偶尔的射精过快。这种偶尔失控者，不必太在意，要给自己充裕的时间来调整，别过早给自己定性。

（2）久别重逢，不"快"才怪

虽说"久别胜新婚"，但久别重逢后的激情膨胀和精液饱满，也是让男人快速败阵的元凶。

不过，在经过适当调整和后续规律性生活后，射精过快和难以控制的局面会彻底改观。所以，不能给他们贴上"早泄"的标签。

同理，那些性生活频度比较少的男性，也难以有较长的性交时间，往往一触即发。

另外，长期禁欲后的解欲者，也可能出现功能性的偶发性射精过快。这都不能轻易认定为早泄。

（3）不在状态，也会"快"

许多不利条件下的性活动，男性往往表现不佳，发生早泄很自然。譬如说，过度劳累、身体过度虚弱、房事过度、工作负担和精神压力过重、繁重的体力劳动后、处于疾病刚刚恢复后不久的虚弱状态等，都容易诱发早泄及其他性功能障碍。

另外，性生活的时机与环境不佳，也会让男人败"性"。

（4）新婚"早泄"，情有可原

新婚小夫妻，刚刚拥有"合法"的性生活，难以控制自己的激情，沉湎于性生活所带来的甘美，这是合情合理的。

不过，这也会随之带来一些问题，例如对射精缺乏控制感，导致新婚后的一段时间内难以控制自己的射精过程。

 主观性早泄怎么办

很多男性，尝试了性生活后，有类似早泄的症状，就自认为得了早泄。因此，建议男性朋友要了解相关的知识，别把类似于早泄的情况（假早泄）与真正的早泄混淆。一旦发现自己"性"方面出现了问题，也千万不能胡乱就医或是自己买些药物服用，一定要经过专科医生确诊后，对症下"药"。

针对主观性早泄，主要治疗方法是心理、行为治疗。心理或行为干预的目标是帮助患者和性伴侣改善射精控制能力。

心理干预的办法具体包括：

（1）学会控制和／或延迟射精。

（2）增强对性生活的自信。

（3）减少对性生活的焦虑。

（4）改变刻板的性生活程序。

（5）消除亲昵行为的有关障碍。

（6）解决维持早泄的人际问题。

（7）适应存在干扰因素环境中性生活的体验和想法。

（8）增进与性伴侣的沟通和交流。

行为治疗主要包括西曼斯（Semans）的动－停法和马斯特斯－约翰逊（Masters-Johnson）的挤捏法。

（1）动－停法

伴侣帮助刺激阴茎，患者感到有射精冲动时即示意停止，待冲动消失后重新开始。

67

（2）挤捏法

在射精前，伴侣用手挤压龟头。以上方法通常都需完成 3 个循环后才能达到高潮。

（3）性交前自慰

推荐年轻男性使用。机制为用手淫法射精后阴茎敏感度下降，不应期后射精潜伏期延长。

第二十节　滑精和早泄，你分得清吗

最近，有个高二的学生在微信上向我咨询，提出了这样一个问题，"袁医生，我最近总是会出现精液自己流出来的状况，尤其在看了一些性生活的小视频和图片之后更容易出现这种情况，我这是不是早泄了啊？"

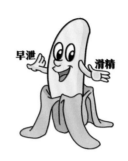

这位学生提出这个问题的原因是基于在百度上搜索到的一个认识：早泄就是不受控制地射精。那么，这个认识是对的吗？这个学生身上的问题到底是早泄还是别的什么？我们又该怎么去做出判断呢？不妨接着往下看。

我们先来看看早泄的定义，**早泄是很常见的射精功能障碍，以性交之后短时间内排精，甚至性交前即泄精，不能进行正常性生活为主要表现**，具体的时间长度目前学界并没有一个统一的标准，一般来说更多的以患者自身的感受。如果非要给这个时间定一个"及格线"，**对于亚洲绝大多数的成年男性来说，3 分钟是一条最常用的分界线。**

早泄可以分为原发性早泄、继发性早泄和境遇性早泄几种类型：①原发性早泄指从第一次性体验开始，就持续有早泄的发生，几乎每次性交，而且和每个性伴侣性交都会出现射精快的情况；②继发性早泄是指发生早泄之前，曾有一段时间的性功能是正常的，可能是逐渐出现或者突然出现，这种情况常常可能继发于泌尿外科疾病、甲状腺疾病或者心理疾病等；③境遇性早泄的患者的射精时间有长有短，过早射精时而出现。这种早泄不一定都是病理过程。

通过早泄的概念我们不难看出，**早泄虽然有不同的类别，但是总的要求有一点不变，那就是需要通过性生活来判断，即只有在性生活过程中出现的过早射精才能被称为早泄**。明白了这点，我们就知道那个高二的学生所谓的"早泄"是站不住脚的。

那么问题来了，那位学生到底是哪里出了问题呢。事实上，对于他的问题，中医有一个专门而又形象的名词来形容，那就是滑精。

滑精又称"滑泄"。严格意义上来说，滑精是遗精的一种，是过于频繁的遗精发展到了较严重的病态阶段。过于频繁的遗精是以不因性生活而精液遗泄为主证的一种疾病。中医对本病的记载首现于《黄帝内经》，称作"精时自下"，经过历代发展，对遗精的认识不断丰富。**其中梦中遗精者称为"梦遗"；而无梦遗精、甚至清醒时精液流出者就称为"滑精"**。

70

我们知道，遗精是正常的生理现象。一般来说，没有排精行为的性成熟男性一个月有 2～3 次遗精都是正常的。但如果每周 2 次以上遗精，甚至出现频繁的滑精现象那无疑就是一种病态了。长时间的滑精对身体有害，可能会引起头晕脑涨、腰酸腿软、心慌气短、精神萎靡、体倦乏力等症状。

中医一般认为滑精总由肾气不能固摄而引起。中医对于滑精的认识和导致肾气不固的原因一直在发展、进步、完善，隋朝的巢元方在《诸病源候论·虚劳失精候》指出："肾气虚损，不能藏精，故精漏失。"认为精液滑泄是由肾虚精关不固所致。元代的朱丹溪，除了继承前人肾虚导致精关不固之说外，还认为滑精与湿热下注，湿热之邪扰动精室有关。并提出"精滑专主湿热，黄柏、知母降火，牡蛎粉、蛤粉燥湿"的看法和用药。

现代中医认为滑精的病机多为心肾不交、劳伤心脾、湿热下注和肾虚不固。发作常常与情志失调、饮食不节、劳心太过、房劳过度等因素有关。

不过，也许不少男性朋友都有这样的生活经验，在受到性刺激的时候，尿道口往往会有一些黏液分泌出来，这是不是滑精呢？**其实不是，男性在受到性刺激后尿道口出现的黏液是前列腺液而非精液。这是一种正常的生理现象，而不是病态的滑精。**

现在，早泄和滑精的区别，你看懂了吗？

第二十一节 攻克早泄是一场持久战

很多人得了早泄，问了医生以后发现治疗很麻烦，不积极治疗，一直拖着，夫妻性生活也是得过且过，还有一部分人积极采取治疗，但是给医生提了要求，吃你两个月的药，你一定要给我治好，而且不能复发。每次遇到这种患者，我是真的无奈。

首先早泄不是一个不治之症，但是早泄的原因非常复杂，阴茎头敏感度高、射精中枢兴奋性增高、中枢性 5-羟色胺受体的易感性、焦虑、不良性经历、甲状腺功能失调、前列腺炎、遗传倾向等，都可以导致早泄。

中医学认为早泄乃五脏功能失常所致，肾失所固，肝失疏泄，心失所主，脾失统摄，肺失宣降，皆可导致早泄。这些都是简单的因素，临床上就很复杂了，通常不是一种病因导致早泄，有可能是以上三四种因素综合在一起导致的。这样的话治疗起来更加麻烦。

72

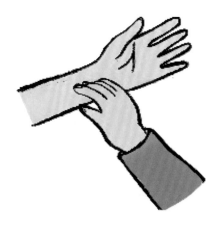

因此我经常把早泄定义为慢性病，病程长且病情迁延不愈，缺乏确切的传染性生物病因证据，病因复杂。

早泄既然如此麻烦，如此强大，我们就要做好打持久战的准备，治疗方法有很多种，我会根据患者的病史，给患者制订相应的治疗方案。我认为中西医结合的方法治疗早泄是最好的方式，临床有效率有80%。

西医治疗主要有口服药物，如达泊西汀、舍曲林、帕罗西汀；或者外用局部麻醉药物治疗。

中医治疗的证型非常多，开方就更加复杂了，湿热下注证用龙胆泻肝汤、阴虚火旺证用知柏地黄汤、肾气不固证用金匮肾气丸、心脾两虚证用妙香散、肝郁化火证用丹栀逍遥散、脾肾两虚证用加味水陆二仙丹。

早泄治疗一定要规律服药，慢慢减药直至完全撤药，药物起效需要一定的时间，切不可操之过急。

治疗早泄是一个持久的过程，药物治疗很重要，心理治疗也同样重要。很多患者早泄，都是因为心理焦虑，缺乏自信导致的，因此，治疗早泄需要患者正确认识性生活，学会控制和延迟射精，增强对性生活的自信，消除对性生活的紧张和焦虑情绪，增进与性伴侣的沟通和交流。男人的性能力与自信心成正比，并且相互促进。

还有很多患者偶尔一次性生活，所谓小别胜新婚，忍不住来一发，情绪这么激动的情况下，怎么可能不早泄，我开再多的药也于事无补。因此治疗早泄，规律性生活也很重要。

在我看来，治疗早泄不是一蹴而就的事情，需要长期坚持，在药物治疗上只需要3个月，但是目前早泄的一线治疗是口服药物治疗，疗程一般为2～3个月，除了药物治疗以外，同时还需要配合心理

73

自我调整、夫妻同治、规律性生活等方面的治疗并长期坚持下去。

药物是治疗早泄的重要的因素，但不是决定的因素，决定的因素是平常的坚持，我们要明白，治疗早泄是一个持久的过程。

第二章

包皮那些事儿，
你了解多少

　　为何当夏天到来时，医院男科诊室里，便每天"咯叽、咯叽"？包皮过长、包茎有何区别？包茎嵌顿是否需要紧急就医？本章为您一一揭开答案。

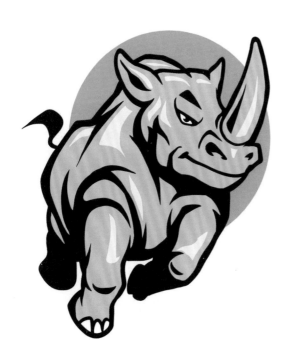

第一节 包皮过长与包茎，你了解多少

每到寒暑假，也是袁医生最忙的时候，一天十几个，甚至二十几个的包皮手术都是家常便饭。其中，儿童占比最高，他们都是为一个病而来——包皮过长、包茎。

对于包皮过长、包茎，想必大部分人听说过，或者见过，那到底什么是包皮过长，什么是包茎呢？有何区别？有哪些危害？该如何治疗呢？

袁医生在这里详细给大家开讲啦，你准备好了吗？

 包皮过长和包茎的定义

包皮过长，指阴茎在非勃起的状态下，包皮覆盖整个阴茎头和尿道口，但包皮仍能上翻，使阴茎头外露；在阴茎勃起时，需要用手上推包皮，才能完全露出阴茎头，也被认为是包皮过长。

76

包茎，指包皮口狭窄，或包皮与阴茎头粘连，导致包皮不能上翻至阴茎头外露。

嵌顿包茎，指的是包皮过长与包茎的并发症，当包皮上翻至阴茎头后方，如未及时复位，包皮环将阻塞静脉及淋巴回流，导致包皮及阴茎头水肿，使包皮不能复位。

包皮环水肿后，包皮狭窄，越来越紧，加重包皮及阴茎头水肿，形成恶性循环。

 包茎的原因

引起包茎的原因，有**先天性和后天性**的分别。

先天性包茎比较常见，见于每个正常男性新生儿及婴幼儿，是一种生理现象。一般来说，3 岁以后 90% 的包茎可逐渐自愈；至 17 岁时，有包茎者不足 1%。因此，先天性包茎又被称为"生理性包茎"。

后天性包茎，多继发于阴茎头包皮发炎、包皮及阴茎头损伤，包皮口有瘢痕挛缩，无弹性和扩张能力，包皮不能向上退缩，可伴有尿道外口狭窄，一般难以自愈。

严重且反复发生阴茎头包皮发炎的小儿，包皮口严重狭窄时，或引发排尿困难，甚至影响阴茎的生长发育。

包皮过长、包茎的不良影响

（1）反复的包皮龟头炎

包皮过长，会导致龟头长时间受到尿液或者是包皮垢的侵袭。容易引发包皮龟头炎，致使包皮或者是龟头发痒。

（2）影响性功能

77

阴茎头、冠状沟及包皮系带的神经末梢丰富，同时还含有特化的神经小体，是阴茎感受性刺激的主要区域。

理论上认为，在包皮过长、包茎时，阴茎头、冠状沟及包皮系带等性敏感区域，由于不能裸露或较少裸露、较少受刺激，因而会对性刺激更敏感，引发早泄。

但是，对于包皮过长或包茎是否更容易引发早泄，尚存在争议。

（3）引发阴茎癌

目前认为，包皮过长和包茎是阴茎癌的重要致病因素，可能与包皮垢积聚于包皮腔内，长期对阴茎头产生慢性的刺激有关。

（4）增加性传播疾病的发病率

研究表明，包皮环切后，尖锐湿疣、艾滋病、梅毒、生殖器疱疹等性传播疾病发病率大大降低，提示包皮过长或包茎是性传播疾病的危险因素。

 治疗方法

　　婴幼儿期的先天性包茎，如无并发症，可不必治疗。若出现排尿困难、反复发生阴茎包皮炎症，经保守治疗无效，或者存在包皮口狭窄环，或是出现包皮口瘢痕化、反复尿路感染的小儿，应尽早行包皮环切术。

　　对于嵌顿包茎，需进行紧急的包皮环切术。

　　对于包皮过长者，若不影响生活，且不愿行手术治疗的朋友，建议在日常的生活中，一定要注意清洗龟头和包皮，可以将包皮翻过来清洗，以预防发生包皮炎。

　　对后天性包茎有纤维狭窄环，需进行包皮环切术。对于包皮过长是否需要手术治疗，需根据患者症状及个人意愿决定。

78

　　研究表明，包皮环切术可有效降低病毒传染性疾病如 HIV、HSV - Ⅱ、HPV 等在异性间的感染机会，包皮环切术后阴茎头的菌群状态发生变化，也会减少女性配偶感染妇科性疾病的发病率。

　　目前进行包皮环切术的主要方式，包括背侧包皮环切术、双切口包皮环切术、一次性环切器包皮环切术，以及激光包皮环切术。其中，包皮环切器凭借简便、快捷、安全等优点，越来越被更多临床工作者运用。

第二节　小儿包皮上翻卡住了肿很大，怎么办

　　家里有小朋友的都知道，在给小朋友洗澡的时候，有一个地方不能落下，那就是小鸡鸡；有些小朋友，可以翻开来冲洗干净，而有的小朋友不可以翻开来，不仅不能冲洗干净，而且包皮上有皮脂腺，每天都在分泌皮脂等代谢物，再加上排泄尿液时的残留物，令龟头卫生环境堪忧。

　　还有些小朋友调皮，或者是在意外情况下翻弄自己的包皮，却没有想到，卡住了，这时候包皮还肿起来了，怎么办呢？

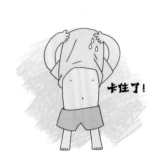

　　这种症状，在医学上称之为包皮嵌顿。是一种常见的男科急症。主要表现为阴茎头剧烈疼痛，随着时间的延长，逐渐出现阴茎头水肿，严重的阴茎头部还会呈暗紫色，看上去非常吓人。

79

　　水肿的包皮翻在冠状沟上，包皮上方可见狭窄包皮环。简单来说，就是包皮口径太小，卡住了阴茎头和部分包皮，随着阴茎头和包皮的水肿，这种狭窄的情况越来越严重，就愈发导致阴茎头和包皮水肿；严重的可致包皮和龟头缺血坏死，最后的结局只有一个，那就是切除。

　　所以各位爸爸妈妈要注意，如果小朋友出现以上情况，最好的办法就是及时就医，不要因为一时疏忽和拖延，毁了孩子的一生。

为什么会发生包皮嵌顿呢

　　首先我们要了解什么是包皮。包皮是包裹在阴茎及龟头外面的皮肤。包皮在母亲妊娠 3～5 个月时开始生长，阴茎背侧包皮长得较快，随后腹侧的包皮才慢慢追上，并把整个龟头包住。

此时包皮的内侧表皮与龟头的皮肤，是粘在一起的，这种状态往往在出生后仍会保持。包皮过长，一般是指包皮将整个阴茎及龟头包住，龟头不能自然外露，但在清洗时，通常可以将包皮翻转褪下，露出龟头。

包茎与包皮过长不同。包茎是指包皮前方开口太紧，包皮不能翻转褪下，露出龟头。包茎或包皮开口狭窄，易引起包皮嵌顿。包皮开口有一处包皮环，是整段包皮最紧的部位。

包皮开口狭窄，既可能是先天性的，也可能是因长期发炎，引起包皮开口粘连而后天形成的。当包皮尚无法自然翻开的时候，如果勉强将它翻开，未能及时推回原位，就可能会发生包皮嵌顿。

而小儿由于生长发育的自然过程，包皮一般较小，再加上先天的好奇心，玩弄翻转包皮，很容易发生包皮嵌顿。

发生了包皮嵌顿怎么办？可以不去医院吗？会自己恢复吗

这种急症是一定要去医院的！且要尽快就医治疗，每拖延一分钟，就有一部分龟头组织在面临坏死的风险，如不及时就医，嵌顿的包皮不能及时复位，时间过长会导致阴茎头干性坏疽，这时候便只剩下切除阴茎头保命这一个选项了。

如不切除，坏死的阴茎头部产生的毒素会通过血液循环到达全身各处，严重者发生脓毒症，多脏器功能衰竭，虽然此事发生的概率极小，但各位家长也不要掉以轻心。

在不久前就发生了类似的例子，虽与本病不尽相同，但也有相似之处。一位父亲因儿子的睾丸疼痛，带孩子到医院寻求治疗，得到了明确的诊断，为睾丸蒂扭转，经治疗后孩子的疼痛有所缓解；尽管医生劝父亲继续治疗，但男孩父亲认为医生小题大做，拒绝治疗。

等到男孩再次入院时，已错过最佳的救治时机，不得已只能切除男孩的睾丸。男孩的父亲在医院的长廊上痛哭失声、悔恨不已。

为了防止悲剧再次发生，希望大家有问题及时就医，钱没了可以再赚，健康没了，可不能再要回来。

目前临床上治疗小儿"包皮嵌顿"的方法多种多样，有"牵引顺行下撸法""针刺挤液法"，但大多数包皮嵌顿均可通过传统手法（非专业人士不要轻易尝试）复位，方法如下：

（1）患儿取仰卧位或站立位，轻轻清洗局部皮肤，消毒。

（2）在阴茎龟头及包皮处涂少许液状石蜡，或红霉素眼膏使局部滑润，术者用手指捏住龟头，或用手握住阴茎头部适当挤压持续数分钟，使水肿的龟头肿胀减轻。

81

（3）将双手示指、中指分别置于包皮紧缩环以上，阴茎的腹侧和背侧，将双手拇指指尖置于龟头顶端，向下推拉逐渐用力，使上翻的包皮复位。

（4）如果手法复位失败或者包皮嵌顿时间过长，应尽快行包皮背侧切开术；若嵌顿包皮已经破溃，如果情况允许，可急诊进行包皮环切术，尽快切除坏死组织，防止反复感染。

🐦 如何尽量避免这种情况发生

包皮过长需要经常上翻包皮，清洗阴茎头和冠状沟，保持局部清洁。如包皮垢蓄积或反复发生炎症，会对阴茎造成反复炎性刺激，导致包皮水肿。发生包皮嵌顿时，应尽早就医，先采取手法复位。如果手法复位失败，应行包皮背侧切开术，切断狭窄环。

第三节 激光上环打钉子，包皮手术真多，该选哪种

包茎、包皮过长是泌尿男科最常见的病变，能够导致患者阴茎发育不良、早泄、包皮龟头炎、阴茎癌等疾病。19世纪中叶，英国医生就已经发现，在男性人群中进行包皮环切术，能够降低许多疾病传播的风险。

随着医学的发展，到了20世纪，包皮环切术已经被人们运用于临床。相关学者的研究数据表明：包皮手术不仅能降低男性自身患病的概率，同时也能降低配偶罹患阴道炎、子宫感染的概率。同时，包皮手术甚至可以降低部分癌症的发病概率，如阴茎癌。

世界卫生组织（World Health Organization, WHO）概括，包皮

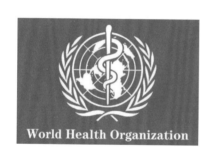

环切术有以下好处：①降低泌尿系统的疾病感染率；②有利于保持阴茎卫生；③在一定程度上降低龟头局部感染的概率；④降低患性病、艾滋病的概率；⑤降低患阴茎癌的风险；⑥降低配偶宫颈肿瘤发病的概率。

目前应用于临床的包皮切割术种类较多，到底选择哪一种，才是适合自己的呢？下面我将对临床较为常见的几种包皮切割术进行介绍。

传统包皮环切术

传统包皮环切术，俗称手工切割包皮，依靠传统的刀剪针线钳；传统包皮环切术极考验主刀医生的功力，包皮留多少，用多细的线，针间距多少等，都影响着手术的效果。与其他切割术相比，**术中出血量较多，手术耗时长；但术后恢复较好**。目前临床已较为少见。

激光包皮环切术

激光包皮环切术是近年来较为流行的一种手术方法，操作简单，术中出血较少。用激光切除多余包皮，术后可配合粘合胶，可不缝合，也可用丝线结扎，依次缝合包皮内外板。术后需保持敷料清洁干燥，并用弹力网固定。

激光包皮环切术，由于激光起到边切割边止血的作用，所以**术中出血很少**；手术视野清晰，便于处理血管、缝合等操作；在手术的同时可以凝结、封闭淋巴管减少淋巴液进入组织，从而**降低水肿**。

但这种手术方式也不是全然没有缺点，激光包皮环切术可能会导致**切口愈合延迟**。有学者认为：可能是由于二氧化碳（CO_2）。

激光在包皮环切手术时，形成的薄层致密胶原蛋白凝集物，覆盖在切口表面，降低急性反应，延迟炎性细胞、成纤维母细胞迁移及胶原蛋白形成。与传统切割术相比，**CO_2 激光术后，再生上皮及胶原蛋白构造相对较慢**，然而在第六周无明显差异，这也就是为什么我们**建议术后 6 周再发生性行为**的原因。

商环包皮环切术

商环包皮环切术是我们较常用到的一种，也就是我们俗称的"上环"。

与激光包皮环切术相比，**商环包皮环切术后出血更少**，因为商环包皮环切术是用内外环卡压包皮，无血管的切断、断端暴露，更无需结扎或者电凝处理血管。

由于商环包皮环切术不需要用缝线缝合包皮的内外板，利用商环内外环以卡压包皮组织，使远端坏死脱落，边脱落边愈合，**只留下线性愈合痕迹，切缘整齐、美观**。但术后渗出可能会增加感染机会，干结后可能影响

83

排尿，甚至造成尿潴留。该切割术的**愈合时间较长，在缓解术后疼痛、水肿等方式优势不明显。**

 ### 一次性包皮环切缝合器包皮环切术

一次性包皮环切缝合器（disposable circumcision suture device, DCSD）包皮环切术，是一种较新的包皮环切术式，借鉴肠道吻合器原理，通过激发器切割包皮，缝合钉缝合切口，将切割与缝合一次性完成，无需特殊缝合止血，具有操作简单、易规范化等优点。

与传统切割术相比，一次性包皮环切缝合器具**有手术时间短，术中出血量少的优点，**且术后阴茎外形美观。DCSD 避免了商环对阴茎的"紧箍"作用，明显降低了术后夜间勃起、晨勃导致的疼痛。

但一次性包皮环切缝合器的应用也有其局限性，**包皮阴茎头严重粘连者、钟座置入困难者不适用**该环切器。

 ### 无痛包皮环切术

综合以上 4 种切割术，经过对它们优缺点的考虑，现已经推出"无痛包皮环切术"新理念。术前常规使用皮肤麻醉药，必要时使用阴茎根部阻滞药，双倍保险，确保患者**痛苦最小化。**

采用新式包皮套扎环，**手术时间仅需几分钟，术中基本不出血，包皮边缘整齐美观。**术后无需吃药，仅需外用喷剂保持伤口干燥，10 天左右与医生预约拆环，即可结束全过程。而且**费用亲民，价格合理，**有需要者可联系袁医生，我们期待您的到来。

 ### 总结

包皮切割术的种类繁多，各有所长，应在医生的专业指导下根据自身条件选择，不要盲目从众。毕竟适合自己的，才是最好的。

第四节　暑假为何是包皮手术黄金期

七八月份，又到了医院男性科室比较忙的时候，做包皮手术的小朋友络绎不绝，经过男科住院部，就可以看到刚割完包皮、步履蹒跚的小朋友。七八月份正值暑假，很多家长选择此时给孩子割包皮。

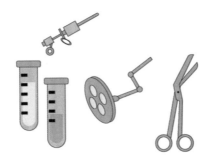

为何大家偏偏都选在暑假割包皮

（1）**天气炎热，夏装轻薄**：夏天气温较高，穿的衣服少，小朋友在家可以穿个大大的 T 恤，轻便凉快，可以减少伤口的摩擦。冬天寒冷，衣裤较多，过多的衣裤对术后伤口造成压力，并且会经常摩擦伤口，出现伤口出血、疼痛。

（2）**时间充足，方便护理**：暑期在家里，方便伤口消毒换药，毕竟割包皮算是一种隐私，也不希望太多人知道。另外暑期时间充足，有足够的时间让术后伤口愈合，不影响正常的学业。

（3）**身心放松，有利健康**：平时青少年学习任务多、压力大、时间紧，割包皮虽然在门诊就可以完成，随做随走，但是过于紧张的情绪和快节奏的生活，还是不利于伤口的愈合。而暑假时间宽裕、身心自在、压力小，良好的心情有利术后康复。

哪些孩子需要割包皮

（1）包茎：包皮口狭小不能上翻露出龟头。

（2）包皮过长，反复出现包皮龟头炎。

（3）包皮狭窄环，包皮可上翻露出龟头但较困难。

符合以上任意一项，且年龄在 6～8 岁及以上，建议包皮手术在青春期前完成。

 术前需要做哪些准备

（1）注意局部清洗，避免局部皮肤感染和泌尿道感染。

（2）到医院做手术之前，给小朋友做好心理建设，很多小朋友因为不了解，会恐惧害怕，还可以给小朋友准备一些玩具、巧克力、糖果等。

86 **选择哪种手术方式**

1. 传统包皮环切术

优点：价格较低；可在门诊手术；适用范围广。

缺点：美观度较差；出血多，包皮系带的留取长度，相对不好控制；手术时间较长（20～30 分钟）。

2. 商环包皮环切术

优点：外形美观；手术时间短（5～10 分钟）；可在门诊手术。

缺点：愈合时间较长（2 周到 1 个月），有时环套不能自动脱落，需要到医院取环；术后较痛，易出现水肿；价格中等。

3. 一次性包皮环切缝合器包皮环切术

优点：外形美观；手术时间短（5～10 分钟）；术后容易护理。

缺点：价格稍贵；术后较易发生血肿。

术后如何护理

（1）注意适当休息，不剧烈跑动，防止切口出血和包皮水肿。

（2）注意切口是否出血，如果发现一直出血，及时到医院就诊。

（3）保持伤口干燥。

（4）饮食清淡，多吃水果、蔬菜。

第五节　做包皮手术有没有最佳年龄

　　夏季将至，不少朋友开始就包皮手术的问题，来向袁医生进行咨询。其中有一个经常被提及，也是许多人关心的问题，那就是"到底在什么年龄能做包皮手术，有没有最佳的年龄？"在解答这个问题前，袁医生先来讲个在门诊遇到的特殊案例。

　　有一位 87 岁的老人家，来到门诊找我看病，他告诉我说，最近一段时间常常解不出来小便，并且反复有包皮和龟头等部位红肿和疼痛的症状。

88

　　我仔细查看老人家的阴茎，发现这是由于包皮龟头炎所导致的，并且由于本身包皮口就不大，还导致了尿路梗阻。总而言之，这是包皮过长导致的，在控制炎症后，我们为老人家进行了包皮手术，顺利解决了患者遇到的问题。

　　一般而言，包皮过长和包茎我们都推荐患者手术治疗，这是为什么呢？首先，**包皮手术避免了包皮炎症、嵌顿等急性状况的发生。**

　　临床中我们发现，**包皮过长、包茎的患者往往无法对包皮进行日常清洗，或是无视问题，很容易导致包皮垢堆积，进而导致细菌滋生，引发包皮龟头炎。**若包皮口狭窄，则还会有**排尿不畅**的问题。

　　若强行上翻包皮，可能发生包皮嵌顿，局部水肿甚至坏死。而只要行了规范的包皮环切术，这些问题都能得到预防和改善。再者，**包皮手术减少了尿路感染发生的概率。**

　　现代相关研究表明，**未翻转的包皮与阴茎头之间形成的温暖潮湿的空间是尿路感染相关病原体的"储藏室"**，当进行过包皮手术后，"储藏室"

不复存在，自然能减少尿路感染的概率。

此外，包皮手术还能降低性传染疾病的感染率。"储藏室"是多种微生物生长繁殖的温床，在做过包皮手术后，易于保持生殖器的卫生，大大减少多种性传播病原体通过男性生殖道感染的可能。

同时，有相关研究表明，**阴茎癌的发生可能与包皮垢滞留有关，所以包皮手术还能减少阴茎癌的发生。**

包皮手术的好处这么多，是不是所有人都能做？我们再来了解一下包皮手术的手术指征。**对于明确有包茎或包皮过长，且没有相关禁忌证的患者朋友，都是推荐进行包皮手术的。**

对于反复发生包皮龟头炎的患者朋友，包皮手术应在急性感染控制后进行。对于既往有嵌顿包茎史的患者，在经整复术后炎症水肿消退，感染已控制的情况下应尽快行包皮环切术。

89

对于患有包皮良性肿瘤及如尖锐湿疣等皮肤性病的朋友，可以在包皮手术时将病变部位一并切除。

当然，包皮手术也并不是没有禁忌证的，例如隐匿性阴茎的患者往往就不适合进行包皮手术；还有前文提到的急性包皮龟头炎感染的患者在炎症控制前都是不适合进行包皮手术的。

而对于凝血功能异常或者血糖高于正常值的患者朋友，最好是在相关指标控制稳定后再考虑手术的事。

说回最开始的问题，包皮手术到底有没有所谓的年龄限制呢？一般来说，对于有反复性的包皮龟头炎，甚至尿路感染的患者，在没有手术禁忌证的时候，不论几岁都需尽快手术。既往发生过包皮嵌顿的也应该尽早手术。

综合国内外最新的观点来看，**袁医生认为包皮手术是没有时间限制的，在没有明确禁忌证的情况下，任何年龄段都可以做包皮手术。**

当然，**由于 8 ～ 10 岁的小儿包皮较薄易于恢复、重塑性强，且开始懂事不易在手术时哭闹，术后护理起来也比较轻松，在没有紧急情况的时候我们通常推荐小朋友到了 8 ～ 10 岁再来做包皮手术，这之后则是上不封顶了。**

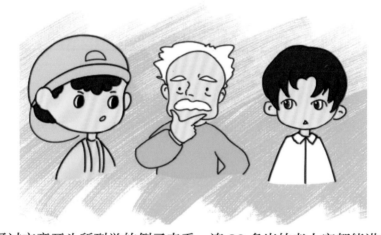

通过文章开头所列举的例子来看，连 80 多岁的老人家都能进行包皮手术，那么许多青年朋友担心的 "我这么大了还能做包皮手术吗" 之类的问题，答案当然是肯定的了。

第六节 切包皮到底有多痛

关于做包皮手术，很多人关注的第一个问题就是痛不痛？孩子受不受得了？让我们来探一探，切包皮到底痛不痛？到底有多痛？

包皮过长和包茎的概念

包皮过长是指男子成年后，阴茎皮肤包裹龟头，使龟头不能完全外露。其中又可分为真性包皮过长和假性包皮过长。真性包皮过长是指阴茎勃起后龟头也不能完全外露；假性包皮过长是指平时龟头不能完全外露，但在阴茎勃起后龟头则可以完全外露。包茎是指包皮完全包裹龟头，龟头任何时候都不能外露。

包皮手术的手术方式

91

包皮手术的手术方式有很多种，综合起来，现在比较普遍使用的主要是 3 种手术方式。分别是传统包皮环切术、包皮环套扎术和一次性包皮吻合器包皮切割术。各有其优缺点：

（1）传统包皮环切术是用手术切除包皮，再用丝线缝合，其优点是伤口愈合快，缺点之一是对手术医生要求比较高，只有非常有经验的医生做的，包皮才能非常整齐美观，再者就是手术时间比较长，一般需要 20～30 分钟才能完成，此外，术中出血也比较多。

（2）商环包皮环切术是采用内外环卡压，使包皮组织缺血脱落，然后慢慢愈合。其优点是手术时间短，一般是 5～10 分钟即可完成，并且手术出血较少，术后伤口愈合整齐美观。缺点是术后需要拆环，且切口愈合相对比较慢。

（3）一次性包皮环切缝合器包皮环切术是采用一次性包皮缝合器进行

手术，优点是手术时间短，也是 5 ～ 10 分钟即可完成，并且手术出血较少，术后伤口愈合整齐美观。缺点是价格相对较贵。

所以，总的来说，我们现在比较推荐的还是一次性包皮环切缝合器包皮环切术。

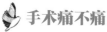 **手术痛不痛**

（1）手术时痛不痛

我们现在手术都是首选不打针，术前会用常规局部麻醉药喷涂阴茎和龟头，10 分钟后手术，必要时配合阴茎根部阻滞麻醉，双倍保险。喷涂的表面麻醉药在确保手术无痛的同时，也确保在往阴茎根部注射麻醉药时的无痛。而且我们使用新式的包皮套扎环，手术时间仅需几分钟，术中基本不出血，包皮边缘整齐美观，可以保证手术全程孩子们基本感觉不到任何疼痛。

（2）打完麻醉药后什么时候醒

打完麻醉药的 30 分钟后才会醒，那个时候已经做完手术，不会触碰伤口，这时可以回家躺着休息了，如果在家感到疼痛，自行使用止痛喷雾剂即可。重点说明一下，麻醉药对阴茎和阴茎的神经不会造成任何有害影响，也不会影响日后的性功能。

（3）术后晨勃痛不痛

小孩子基本上没有这样的烦恼，对于开始发育的年轻人来说，晨勃还是会有点痛的，观察发现，术后 1 周以后患者就不会有疼痛感了，而且我们会给青春期后的患者发几颗安定片，帮助其睡眠，避免做梦，叮嘱患者晚上少喝水，睡觉前尽量把尿排空。尽量避免晨勃带来的疼痛。

其实避免晨勃疼痛最好的办法就是：孩子 8 ～ 10 岁时就把包皮手术

做了，这个时候的孩子能听医生的话，而且没有晨勃，就能避免晨勃疼痛，也不会影响发育。

（4）术后小便痛不痛

很少有包皮术后患者反映小便时会疼痛，这是因为做完包皮手术后，尿道口更好地暴露出来，反而尿得更通畅，无论小孩子还是成年人，包茎的患者做完包皮手术后都会有意想不到的快乐——尿得更舒服。

（5）术后水肿痛不痛

术后肯定会水肿，这个毫无疑问，疼痛也是不可避免的，小孩做商环包皮环切术的话，水肿现象会比较严重，如果疼痛得厉害，使用止痛喷雾剂止痛即可；对于成年人使用缝合器，术后都会用弹力绷带加压包扎，水肿痛得不会很厉害。

（6）包茎术后渗出痛不痛

包茎术后患者，由于龟头和包皮长期粘连，行包皮手术时将两者撕开后会出现糜烂面，愈合过程必须经历渗出的过程，再结痂脱落。在这个过程中就会有大量的渗出。

对于包茎术后的患者，渗出时肯定会疼痛。对于这种疼痛，我们会给患者一瓶肤创宁和一瓶利多卡因喷雾剂外用，起到止痛、促进伤口愈合的作用。

 总结

袁医生所在的男科，做包皮手术无需住院，做完手术就可以下床走路，正常活动基本不受影响。父母们只需要为孩子准备一条干净宽松的裤子即可。并且患者术后不需要打消炎针，在家使用止痛喷雾剂即可，注意保持伤口清洁干燥。我们还会尽量考虑患者疼痛的问题，将减少疼痛做到极致。

93

第七节 包皮是不是过短，过短又该如何处理

烈日酷暑中又是一年暑假到来。每年暑假期间都是大朋友和小朋友们割包皮的旺季，这段时间的泌尿男科医生往往格外繁忙，不仅白天上班时要忙着手术，下班后还得回复各种与包皮手术相关的咨询。

在一群"包皮过长怎么办"的咨询中，有个问题格外引人注目，问题是这样的："袁医生，有没有包皮过短？包皮过短该怎么办？我和网上的图片对比，发现我的包皮包不住龟头，这是不是包皮过短，我该怎么办？"

详细地询问过这位朋友的症状表现，看过照片后，我哭笑不得地告诉他一件事："并不是每个人的包皮都会过长，你这是正常的。"

这无疑是一个乌龙事件，但是并不妨碍我们探讨一下其中存在的问题，就是除开这类乌龙事件，到底有没有包皮过短？包皮过短又该如何处理？

事实上，**在自然条件下，除了极少数先天阴茎和包皮畸形的患者朋友之外，其他男同胞几乎不会出现包皮过短的现象**，只有"太长"和"刚好够用"两个可能的选项。但是这并不意味着，一定不会出现包皮过短的情况。

在绝大多数情况下，**包皮过短几乎都是由于外伤、烧伤或手术等外在原因造成的。**

而在导致包皮过短的各项外在原因中，目前较为多见的情况为包皮环切手术或隐匿性阴茎手术时，由于术者的经验不足或操作不当，导致包皮环切手术中切除过多包皮，或隐匿性阴茎手术时切除包皮不当，导致包皮过短，这种情况在不正规的男科医院尤为多见。

包皮过短可能有什么样的症状呢？遭受外在损伤，导致患者的阴茎包皮过短或皮肤缺失，虽然疲软状态下察觉不出异常，但是在阴茎勃起后由于包皮皮肤牵拉过紧，会导致阴茎勃起受限，性生活时疼痛难受，无法完成性交等。

知道了包皮过短的出现原因和症状表现，我们再来谈谈包皮过短的治疗问题。

轻度的包皮过短在包皮环切术后的早期较为多见，这种由于包皮环切术导致的包皮过短往往在术后的 3 ～ 6 个月会逐渐恢复，这是由于阴茎的皮肤具有一定弹性和延展伸缩性，部分包皮过短的患者可能随着局部瘢痕软化和阴茎勃起牵拉，包皮过短可逐渐缓解并得到代偿，症状也会随之自行减轻或消失。

95

因此，在包皮环切术后出现包皮过短，患者可以先进行密切观察，而不是着急着立刻进行第二次手术。

过于严重的包皮过短，或者当手术 6 个月之后，包皮过短仍然没有明显缓解，甚至影响生活的，就应该实行手术来整形修补。手术的主要目的是补充阴茎的皮肤组织，以缓解阴茎勃起时的症状，从而达到不影响性生活正常进行的目的。

常用的手术方式有局部皮瓣 Z 形减张，一期或分期的阴囊皮瓣转移法，游离皮片移植等，可供临床医生选择。

就如前文所述，临床常见的包皮过短多是由于医源性因素导致，因此，**在选择手术医院的时候，患者需要擦亮双眼，选择正规有资质的公立医院进行治疗，不要因为听信小广告或者贪图小便宜，而选择一些不规范的医疗机构，以免遭受不必要的损失。**

此外，当遇到意外的包皮和阴茎损伤时，也应及时就医，避免由于治疗、护理不当等因素使伤口愈合不良，出现包皮过短等症状表现。

第八节 治早泄，医生却让割包皮，我是不是被坑了

小李最近很困惑，找了个女朋友，性生活却不如意。每次啪啪啪，一两分钟就完事儿，有时简直"秒射"！女朋友非常不满意。

无奈之下，小李只能来求医问药，"医生，我早泄，怎么办啊？"脱下裤子、简单检查之后，医生说："把包皮割了吧……"当下，小李严重怀疑，他是不是走进了不正规的医院。

我说我要治早泄，医生却让我割包皮，我是不是被坑了？这是广大病友最常问我的一个问题。

 把包皮切掉真的可以治疗早泄吗

下面，就让袁医生我给大家分析一下：

97

如果单纯从理论上判断，由于存在包皮过长和包茎的情况，阴茎头、冠状沟及包皮系带等性敏感区域不能裸露或较少裸露，因而平时较少受到刺激，一旦突然受到性刺激将会反应剧烈，像脱缰的野马，飞奔而去，一泻千里。

同时，国内的有关学者进行了初步的讨论，认为包皮手术后，患者的射精潜伏期明显延长，从而认为包皮过长或包茎是导致早泄的原因之一。

然而，国外的类似研究却表明包皮手术后患者的各项指标与术前并无明显差异。也有相关研究发现，随访一年后，单纯包皮环切组与未包皮环切组之间的差异无统计学意义，认为单纯包皮环切对早泄没有明显的治疗效果。

因此，包皮手术对早泄是否有治疗作用，男科学界还有争议，大家不能轻易地听信街头广告和网络的一面之词。

　　但目前可以肯定的是，包皮手术可以降低性传播疾病的发病率，减少配偶感染妇科炎症的概率。因此，从两性生殖健康的角度来说，对于早泄同时合并有包皮过长（包茎）的患者，袁医生还是认为，行包皮手术对疾病的康复具有积极的意义。

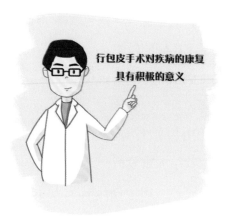

第三章

拯救"生命腺"，
常见病警示

如果说，男性的尿道是"穿山隧道"，那么前列腺就是这座"山"，每一天都穿行而过，这处枢纽像生命一样重要。

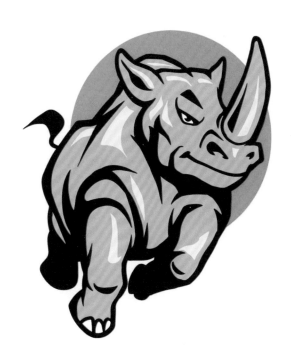

第一节 前列腺增大不需要治疗吗

一些青年朋友接到单位安排去体检，做 B 超时发现，前列腺增大，顿时变得很紧张。前列腺有毛病了，这可怎么办啊？辗转多人问到我，我常常呵呵一笑，说道："你这前列腺增大，不需要治疗。"是不是大跌眼镜？

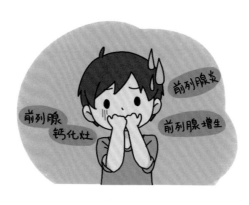

今天，我来跟大家聊聊前列腺——男性"生命腺"的问题。

前列腺增大等于前列腺增生吗

很多朋友都知道前列腺增生（俗称前列腺良性肥大）这个病，它常常发生于 50 岁以上的中老年男性，而青壮年一般得的是前列腺炎。

前列腺增生，顾名思义，就是前列腺细胞增多的一种良性疾病；前列腺炎是指因前列腺内的炎症反应而导致前列腺区域疼痛不适、排尿异常、尿道口滴白等一系列症状的临床综合征。

前列腺增生、前列腺炎都有可能出现前列腺增大。前列腺增大只是影像学描述，前列腺增生、前列腺炎是临床诊断。所以，**前列腺增大不等于前列腺增生！**

前列腺到底多大算前列腺增大

临床上我们常常使用经直肠超声检查来测定前列腺的体积大小。前列腺体 = 0.52× 宽径 × 长径 × 厚径。正常前列腺的宽径、长径、厚径分别为 40mm、30mm、20mm 左右。

研究显示，组织学前列腺增生的发病率随年龄的增长而逐渐增加，41 ～ 50 岁年龄组为 20%，51 ～ 60 岁年龄组为 40%，61 ～ 70 岁年龄组为 70%，80 ～ 90 岁年龄组为 85%，90 岁年龄组为 100%。由此可见，前列腺增生、前列腺体积增大和年龄的增长呈正相关的关系，这是不可避免的变化过程。

临床上按前列腺体积大小将前列腺增生分为 3 度。

I 度：前列腺大小为正常的 1.5 ～ 2.0 倍，约**鸡蛋大小**。

II 度：前列腺大小为正常的 2.0 ～ 3.0 倍，约**鸭蛋大小**。

III 度：前列腺大小为正常的 3.0 ～ 4.0 倍，约**鹅蛋大小**。

前列腺增大与临床症状的关系

因为前列腺增大只是一个影像学描述，所以 B 超发现前列腺增大与临床症状的有无、轻重有一定的相关性，但不一定呈正相关的关系。

换句话说，不是前列腺越大，临床症状就越严重，因为男性的尿道是像"穿山隧道"一样在前列腺这座"山"中间穿行而过的，所以前列腺增大是否引起临床症状取决于前列腺对尿道的压迫情况，发病的关键在于前列腺增大的部位和程度，而不是前列腺体积的绝对大小。所以我们在临床上常常看到体检 B 超显示前列腺增大的患者没有任何临床表现。

前列腺增大需不需要治疗

如果仅仅是 B 超发现前列腺增大，没有任何临床症状，这种情况不需要治疗。有轻中度尿路症状的前列腺增生患者，只要生活质量尚未受到明显影响，可以观察等待，也就是不采取任何治疗。（研究显示，接受观察等待的患者在随访至 1 年时 85% 保持病情稳定，5 年时 65% 无临床进展。）

很多前列腺炎患者，B 超不仅显示前列腺增大，还有前列腺回声不均、前列腺结石，甚至前列腺内钙化灶形成，只要没有任何临床症状，都不需要医学干预。

综上，前列腺体积增大不是前列腺需要治疗的唯一标准，应该综合了解患者的排尿情况及临床症状，判断前列腺是否需要治疗，是的话再采取合适的治疗措施。

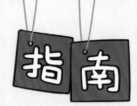

第二节　前列腺增生症患者就诊指南

前列腺增生症好发于 50 岁以上的中老年男性，并且症状往往随着年龄的增长而加重，严重影响中老年患者的生活质量。

在这里有一点必须要区别开的是：年轻男性的前列腺增大并不是前列腺增生，多由于前列腺炎导致，与前列腺增生是有本质区别的。

前列腺增生症的症状往往随着年龄的增长而加重！你是不是想问：这个病治不好了吗？还是先了解一下这个病吧！

前列腺增生症有什么症状

（1）**尿频**：初时，夜尿次数增加，且逐渐加重，随之出现在白天也尿频的症状。

（2）**排尿困难**：排尿时需要等待，小便不畅，排尿时间延长，射程变短，尿线分叉，尿线变细，尿不尽感；更有甚者，尿线断续而下，分次排尿；更严重者，小便涓流而下，尿不成线，小腹膨隆；最终可发展为慢性尿潴留。

（3）**尿失禁**：当膀胱残余尿液达到一定数量时，尿液可自行溢出，被称为充溢性尿失禁。夜间更易自行溢出，而出现遗尿（年老了也会尿床的原因）。

（4）**尿潴留**：前列腺增生患者如果遇到受寒、性交、饮酒、疲劳、上呼吸道感染等诱因，会引起腺体及膀胱颈充血水肿，形成急性梗阻而导致尿潴留。划重点：拥有规律的性生活、注意保暖以及少喝酒有利身体健康。

（5）**血尿**：腺体增生后，覆盖前列腺的黏膜毛细血管扩张，当膀胱

103

收缩时，腺体表面血管牵拉破裂可致出血，合并膀胱结石时可引起终末血尿。

（6）腹压增加引起的症状： 痔疮、脱肛、便血、疝气有可能与前列腺增生有关。

（7）全身症状——有些严重的表现： 下尿路梗阻伴双侧肾积水患者，可出现消化不良、恶心、腹胀等胃肠道症状。当上尿路继发感染时，可见畏寒发热、腰酸痛等症。

晚期因尿路梗阻造成肾功能损害，甚至尿毒症。症状表现为食欲不振、恶心、呕吐、贫血、血压升高、嗜睡、意识迟钝及氮质血症。因此老年男性出现不明原因的肾功能不全时，应该及时做检查排除前列腺增生。

🌾 尿频、尿急、尿不尽，是不是前列腺增生症？需要查看检查结果

（1）B超检查： 金标准——观察前列腺的大小、形态及结构，有无异常回声、突入膀胱的程度，以及残余尿量。经直肠B超检查时还可以测定前列腺体积。经腹B超检查可以了解膀胱壁的改变以及有无结石、憩室或占位性病变，同时可以观察双肾、输尿管有无病变。

（2）肾功能： 由于膀胱逼尿肌失代偿可能影响肾功能，因此必须查肾功能，一般测定血清肌酐和尿素氮。部分前列腺增生患者合并慢性尿潴留，常伴有肾功能损害。

（3）前列腺特异性抗原（PSA）： 主要用于前列腺癌的筛查。但PSA升高也不要过于紧张（心理上轻视，战术上重视），前列腺增生症、前列腺炎都可能使血清PSA升高。

（4）尿常规： 可了解有无血尿、蛋白尿、脓尿及尿糖等。合并尿路

感染时可有白细胞或脓细胞，应常规做尿培养，有细菌时应做药物性敏感试验。

残余尿测定、静脉尿路造影检查、尿动力学检查、膀胱镜检查等也是我们常用的辅助检查！

 如何判断病情的轻重

国际前列腺症状评分表（IPSS）是判断症状严重程度的最佳手段。根据评分将症状分为轻、中、重度；0～7分为轻度；8～19分为中度；20～35分为重度。

国际前列腺症状评分表（IPSS）							
在过去一个月，你是否有以下症状	没有	少于5次	少于半数	大约半数	多于半数	几乎每次	症状评分
1. 是否经常有尿不尽感	0	1	2	3	4	5	
2. 两次排尿间是否经常短于2小时	0	1	2	3	4	5	
3. 是否有间断性排尿	0	1	2	3	4	5	
4. 是否有憋尿性困难症	0	1	2	3	4	5	
5. 是否经常有尿线变细现象	0	1	2	3	4	5	
6. 是否经常需要用力及使劲才能开始排尿	0	1	2	3	4	5	
7. 从入睡到早起一般需要起来排尿几次	0	1	2	3	4	5	
症状计分的总评分=							

 如何预防调护

（1）适度锻炼身体，增强抵抗力，避免感受风寒等外感疾病。

（2）畅情志，避免因心理因素导致病情加重。

（3）忌食辛辣刺激之品，戒烟酒。

（4）勿长时间憋尿，保持大便通畅。

（5）避免长时间压迫会阴部，如久坐。

前列腺增生的患者应如何治疗？

1. 西药治疗： ① α-受体阻滞剂，如坦索罗辛、特拉唑嗪，适用于有下尿路症状的患者。② 5α-还原酶抑制剂，如非那雄胺、伊立雄安、保列治等，适用于前列腺体积增大伴下尿路症状。③ α-受体阻滞剂联合5α-还原酶抑制剂，更适用于前列腺体积增大、有下尿路症状，临床进展危险较大的患者。

2. 中药治疗： 前列腺增生在中医属精癃范畴，治疗上以扶元补虚治其本，化瘀通窍治其标。需要根据不同的病因，审因论治。临床的主要证型主要有湿热蕴结证、气滞血瘀证、脾肾气虚证、肾阴不足证、肾虚瘀阻证，根据不同的证型治以清热利湿、行气散瘀、补脾益气、滋阴补肾、温补肾阳、化瘀通窍。

3. 中成药治疗： 如前癃通、尿癃通等药物。

4. 外科手术治疗： 对于中重度的良性前列腺增生（BPH）患者，下尿路症状已经明显影响到生活质量，尤其是药物治疗效果不佳或者拒绝药物治疗，可考虑外科手术治疗。包括：常规手术治疗、激光治疗、微创治疗。

5. 外治疗法：

（1）**针灸治疗：** 实证选用膀胱俞、阴陵泉，用泻法；虚证选用肾俞、关元俞，用补法；急性尿潴留，针刺气海、中极、关元、三阴交，采用强刺激法。

（2）**直肠给药：** 治以清热利湿、活血散瘀、软坚散结为主，采用中药保留灌肠。

（3）**敷贴：** 主要采用前列腺贴。

第三节 怎么判断自己是否患前列腺炎

袁医生门诊的时候经常有患者抢着说："我得了前列腺炎，你给我治治吧！身体各方面都不行了。"前列腺炎是广大男性同胞所关注的点，经常给各种疾病"背锅"，在这里统一给各位患者朋友解答，怎么知道自己是否得了前列腺炎？有了前列腺炎后又该怎么办？

什么是前列腺

前列腺是男性生殖系统的附属腺，为不成对的实质性腺体，位于膀胱与尿生殖膈之间，包绕尿道根部，其形状和大小均似稍扁的栗子。上端宽大，下端尖细，腺体的后面较平坦，贴近直肠，可经直肠指诊触及。纵径3cm，横径4cm，前后径2cm，重约20g。它的大小、功能很大程度上依赖于雄激素。

107

什么是前列腺炎

前列腺炎是由于前列腺受到微生物等病原体感染或某些非感染因素刺激而发生的炎症反应，以及由此造成的患者**前列腺区域不适或疼痛、排尿异常、尿道异常分泌物**等临床表现，是一种常见且让人十分困惑的疾病。

通常我们将前列腺炎分为以下4类：

Ⅰ型：急性细菌性前列腺炎。

Ⅱ型：慢性细菌性前列腺炎。

Ⅲ型：慢性非细菌性前列腺炎／慢性骨盆疼痛综合征(CP/CPPS)。

Ⅲ型前列腺炎又可进一步分为ⅢA型和ⅢB型。ⅢA型为炎症性慢性骨盆疼痛综合征，又称无菌性前列腺炎，在患者的精液、挤压

前列腺分泌物 (EPS) 或前列腺按摩后尿液标本中存在有诊断意义的白细胞；IIIB 型为非炎症性慢性骨盆疼痛综合征，在精液、EPS 或前列腺按摩后尿液中不存在有诊断意义的白细胞。

IV 型：无症状的炎症性前列腺炎（AIP）。

急性前列腺炎起病急、症状重，通常多数患者可出现全身感染中毒症状，包括**高热、寒战及肌肉、关节疼痛和全身不适，并可出现恶心、呕吐和厌食**等全身症状；局部症状主要表现为**排尿不适与下腹部、盆腔、会阴及尿道疼痛**等严重的尿路刺激症状，甚至可有明显的**尿频、尿急、尿痛**等症状，有时伴有**终末期血尿、排尿困难、尿潴留、前列腺脓肿**等。这种是一定要及时就医的，临床上急性前列腺炎一般比较少见。

II 型及 III 型前列腺炎均属于**慢性前列腺炎**范畴，临床表现相近，慢性前列腺炎的临床表现多样化，**排尿异常和局部疼痛不适**是主要和常见的症状。

排尿异常主要表现为时轻时重或反复发作的尿道灼热或疼痛、排尿不适、尿频、尿急、尿痛、尿等待、尿不尽、尿滴沥及排便、排尿后出现"滴白"现象，多喝水，尿量多时症状可减轻。**前列腺周围区域的疼痛症状**是主要症状，并显著地降低了患者的生活质量。还一些患者会有肛周坠胀等症状。

多数患者可表现为性心理异常，同时伴**有性欲降低、性功能减退，以致性兴奋或性活动明显减少；有些患者可发生不同程度的痛性勃起和射精、频繁遗精、勃起功能障碍、早泄，偶尔出现血精现象。**

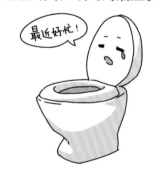

此外，多数患者存在明显的精神心理负担且出现人格特性的改变，可能会伴随有失眠、多梦、头晕、记忆力减退、注意力不集中、精力减退、疲乏无力、男性特性减弱、心境低落、精神抑郁、焦虑、情绪波动等症状。

怎么样知道自己得了前列腺炎

前列腺区域不适或疼痛、排尿异常、尿道异常分泌物等临床表现是前列腺炎的最直接证据。急性前列腺炎由于临床症状明显，因此患者一般都能够及时去医院就诊解决，而慢性前列腺炎由于病情反复，迁延不愈，又严重影响患者生活质量，所以需要患者自我了解和日常防护。

排尿异常：**时轻时重或反复发作的尿道灼热或疼痛、排尿不适、尿频、尿急、尿痛、尿等待、尿不尽、尿滴沥及排便、排尿后出现"滴白"现象，是在临床上经常遇到的，还有就是前列腺周围区域的疼痛症状。**

长期出现这两个症状，无其他特殊不适的一般就是慢性前列腺炎患者，也是前列腺炎最常见的。

得了前列腺炎怎么办

前列腺炎并不可怕，如果有以上症状不适可以及时就诊，通过医生的规范治疗早日康复。

1. 完善检查

（1）前列腺液常规。

（2）前列腺 B 超：正常前列腺液中白细胞的含量在高倍显微镜的每个高倍视野应低于 10 个，如果高于 10 个，可以诊断为前列腺炎。此外，前列腺液中卵磷脂小体减少也是前列腺炎的表现之一。

2. 治疗

（1）抗菌治疗：前列腺液培养发现致病病原体是选择抗菌药物治

109

疗的依据。非细菌性前列腺炎患者若有细菌感染征象，经一般疗法治疗无效，亦可适当采用抗菌药物治疗。

（2）消炎、止痛药：非甾体抗炎药可改善症状，一般使用消炎痛内服或栓剂，中药使用消炎、清热、解毒、软坚药物亦可收到一定的效果。

（3）物理疗法：前列腺按摩可排空前列腺腺管内浓缩的分泌物以及引流腺体梗阻区域的感染灶，因此对顽固病例可在使用抗生素的同时每3～7天做一次前列腺按摩。

（4）α受体拮抗药：前列腺痛、细菌性或非细菌性前列腺炎患者的前列腺、膀胱颈及尿道平滑肌张力都增加，排尿时后尿道内压增高致尿液反流入前列腺管，是引起前列腺痛、前列腺结石及细菌性前列腺炎的重要原因，应用α受体拮抗药能有效地改善前列腺痛及排尿症状，对防止感染复发有重要意义。

（5）中医中药治疗：慢性前列腺炎多属于湿、热、瘀夹杂，久病不愈可致阴虚，常常使用清热利湿通瘀的方药，可酌情滋阴之药，通过患者的症状及具体舌脉象辨证论治，中医中药治疗前列腺炎也就能够取得很好的疗效。

🎀 总结

由于前列腺炎缠绵难愈，治疗周期较长，往往会给患者带来很大的心理压力，对患者的治疗效果存在很大的影响，因此进行有效的心理治疗，让患者能够从心底正确认识前列腺炎，也会提高患者的治疗效果。

平时应该做到：①注意卫生；②避免久坐；③限烟戒酒；④忌食辛辣；⑤规律排精；⑥生活起居有规律；⑦发现症状及时就诊，建议大家去正规医院诊治。

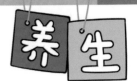

第四节　做好十件事，前列腺炎可以自愈

前列腺炎是广大男性痛心疾首的话题，以前列腺周围区域疼痛或者不适、排尿异常等症状为特征，前列腺炎让广大男性难受，也让泌尿男科医生很困扰。

现代人久坐、酗酒、运动量减少、长时间憋尿、频繁手淫、尿路感染等，稍有不慎就会发展为前列腺炎。据 2015 年国内报道的前列腺炎发病率为 6% ～ 32.9%，高于国外的文献报道。

敏感的人群，知道自己有了前列腺炎后，茶饭不思，感觉自己被恶鬼缠身一样，四处寻医问药都没办法根治。

前列腺炎很难治，中西医结合治疗会更好，除了积极配合医生的治疗以外，日常的护理也非常的重要，俗话说，**前列腺炎，三分治七分养。**

那么平时前列腺炎怎么保养呢？需要做哪些呢？

（1）**多排尿：**无论男女，都是不变的道理，同时也是肾脏保健的好方法。

（2）**多喝水：**多喝水就会多排尿，浓度高的尿液会对前列腺产生较多的刺激，多喝水可以稀释尿液的浓度。

（3）**多放松：**生活压力可能会增加前列腺肿大的机会。临床显示，当生活压力减缓，通常前列腺炎的症状多会缓解。

（4）**有规律的性生活：**让前列腺排空的最佳方法莫过于规律的性生活。临床显示，每周 3 次或更多次的规律的性生活可以缓解前列腺疾病。

（5）**洗温水澡：**洗温水澡可以缓解肌肉与前列腺的紧张，因此可以

111

减缓症状。

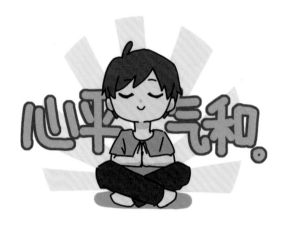

112

（6）**戒烟戒酒：**前列腺炎的患者，抽烟喝酒对你的前列腺恢复是没有任何积极作用的，里面的有害物质反而会对前列腺的恢复有负面影响，建议尽早戒掉。

（7）**不熬夜：**平时最好不要过度劳累，很多人都会工作到凌晨三四点，影响机体供能，身体衰弱不利于前列腺的恢复。

（8）**营养要均衡：**前列腺炎的患者建议多吃点富含维生素和微量元素的食物，在日常生活中，可以多吃一点儿蔬菜水果，最好不要每天大鱼大肉，猪肉、鱼肉的营养很丰富，但稍微不注意多吃了就会营养过剩，导致脂肪堆积。

（9）**多运动：**在日常生活中尽量多运动，不要每天躺在沙发上，也不能长时间骑自行车，可以慢跑，深蹲，这对前列腺的恢复有非常好的效果。

（10）**饮食清淡：**切记不可食用辛辣、油腻的食物，刺激性食物都会使前列腺充血过度。平时在日常生活中多吃坚果，因为坚果里面所富含的营养对治疗前列腺炎有莫大的好处。前列腺炎患者在平时还可以多吃点富含蛋白质的食物。早上起来喝一杯豆浆，或者吃一个鸡蛋，都是对前列腺有好处的，而且生活中很容易获得，经济实惠。

做到以上的十点，将有助于减轻前列腺炎的症状和防止复发。寻求前列腺炎的治疗时，要注意自身的精神症状，前列腺炎很难治，但是不是不能治疗，只是用时很长，在长时间保养和治疗期间，需要自己减轻心理压力，消除因身心障碍引起的恶性循环，如此坚持下来，症状会得到明显的改善。

113

第五节 一分钟教你看懂前列腺液检查

前列腺炎是困扰大部分男性朋友的疾病，而前列腺液检查是诊断前列腺炎必不可少的步骤。今天说一说前列腺液检查，以及怎样看懂检查结果。

前列腺液常规检查

前列腺液检查主要用于前列腺炎、结石、肿瘤和前列腺增生的辅助诊断，也可以用于性病检查。通常用前列腺按摩法收集标本。正常人前列腺按摩后，收集到的前列腺液（常混有精囊液）约 2mL，呈淡乳白色、半透明、弱酸性 pH 值为 6.3～6.5 液体。前列腺炎时，前列腺液减少，

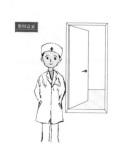

黄色混浊或呈脓性；前列腺癌、结核、结石时，前列腺液常呈不同程度的红色血性。

（1）**卵磷脂小体：**正常前列腺液可见大小不一、圆形或卵圆形、满视野分布、有折光性的卵磷脂小体，略小于红细胞。前列腺炎时，卵磷脂小体常减少、分布不均或成堆积状。炎症严重时因巨噬细胞大量吞噬脂类，卵磷脂小体可消失。

（2）**细胞：**正常前列腺液内，平均每高倍视野红细胞 < 5 个，白细胞 < 10 个，上皮细胞少见。前列腺炎时，白细胞增多且可成堆出现，甚至出现大量脓细胞；上皮细胞亦大量出现，还可见到前列腺颗粒细胞（体积较大、吞噬卵磷脂小体的细胞）。

红细胞增多常见于精囊炎、前列腺化脓性炎症、前列腺癌等病变，但应排除前列腺按摩过重导致的出血。

前列腺癌时，如见到体积较大、成堆出现、分化不一且畸形的可疑细胞，应该进一步检查，明确前列腺癌的诊断。

（3）淀粉样小体：为类圆形、微黄或褐色小体，约为白细胞的10倍。中心常含钙盐沉淀物。在老年人身上较多出现，**无临床意义**。淀粉样小体如与胆固醇结合即可形成前列腺结石。

（4）精子：按摩前列腺时，精囊受压而排出精子，**无临床意义**。

（5）滴虫：正常阴性，在滴虫性前列腺炎时可检查到。

（6）微生物学检验：可直接涂片或进行细菌培养。前列腺炎时，可找到细菌。临床以葡萄球菌最多见，其次是链球菌、大肠埃希菌和淋病奈瑟菌。前列腺结核时可找到结核分枝杆菌，但如已确诊为生殖系统结核，则不宜再进行按摩，以免引起扩散。涂片检查细菌阳性率一般 < 50%，且不易确定细菌种属，细菌培养和药敏实验能提高病原菌的检出率。

115

（7）前列腺液培养：前列腺液培养是诊断细菌性前列腺炎的最可靠的方法，是指通过直接或者间接法采集前列腺液后对其做细菌培养，并且通过敏感试验选择有效抗生素，用以提高临床治疗效果。

一般有细菌、支原体、衣原体、淋病奈瑟菌、真菌等培养，哪个指标属于阳性，就说明前列腺液有哪个，理解起来比较简单。

这个可以用于诊断急性细菌性前列腺炎，前列腺囊肿，慢性细菌性前列腺炎，非细菌性前列腺炎，淋病合并症前列腺炎，等等。

特别提醒的是：做前列腺液检查前，应该禁欲2天，检查出来的结果才有可信度。

第六节 前列腺炎能根治吗

35 岁的肖某，患慢性前列腺炎 5 年余，因不喜闻中药味，一直口服西药治疗，不仅症状未见好转，还患上了失眠、性功能下降、焦虑症等一系列并发症，为此，肖某来到我门诊。我给他拟定了中西医结合治疗方案。

临床上，很多像肖某一样受前列腺炎困扰的患者，无不谈"前列腺炎"色变，为什么大家这么惧怕呢？难不成它比癌症更具杀伤力？袁医生告诉你，慢性前列腺炎虽不比癌症凶险，不至于短期内要人性命，但它可能数年、数十年伴随你，对你的工作、生活造成极大的困扰。

有人就问，得了前列腺炎可以治吗？袁医生再次告诉你，之所以说它可能伴随你数年、数十年，就是因为目前治疗效果并不理想。为何慢性前列腺炎如此难治，请看下文。

 前列腺炎的临床表现

慢性前列腺炎症状较多，主要表现为腰骶部、会阴部、下腹部、睾丸、阴茎等部位的疼痛，伴有排尿刺激或梗阻症状，或晨起、尿末或大便时自尿道溢出白色分泌物；甚或出现性功能障碍、早泄、遗精及焦虑抑郁、头晕耳鸣、失眠等精神症状。

慢性前列腺炎的发病特点

前列腺炎多见于中青年，约 50% 的男性会受其困扰，具有发病缓慢、病因病理复杂、临床表现多样、体征不典型、病理迁延、反复发作、经久难愈等特点。

影响治疗的拦路虎

慢性前列腺炎的治疗是临床上一项十分棘手的工作，其原因除了该病的病因复杂，尚未完全清楚之外，还与以下几个因素有关。

解剖因素

前列腺的位置较深，其分泌物需经前列腺管排入尿道后再排出体外。前列腺组织可以分成中央区和外周区，中央区的前列腺管与射精管平行进入尿道，分泌物容易排出；外周区的前列腺管与尿道呈直角或斜行进入尿道，分泌物不易顺畅排出，相反，病原微生物反而容易逆行进入腺体。

前列腺内局灶性炎症不但不易诊断，而且病灶周围常有瘢痕包绕并且缺少血管，也导致了药物治疗的效果欠佳。

前列腺内的炎症病灶不一定与尿道相通，引流不畅也会导致炎症不易消退。

117

生理病理因素

前列腺有一层比较坚韧的脂质包膜，大多数药物难以顺利地穿透这层包膜进入前列腺体内发挥作用。

青年男性兴奋性强，较频繁的性冲动可引起前列腺反复充血；未婚男青年缺乏规律的性生活，前列腺液难以规律排出以致淤滞、发炎。

不良生活方式

长期不注意生活方式，如久坐、熬夜、频繁手淫、喝酒、长期吃辛辣刺激食物等因素，都会导致前列腺炎难以治愈。讲到这，很多朋友难免心生疑问：前列腺炎难治疗，是不是意味着没有希望断根呢？袁医生告诉你，前列腺炎虽难治疗，但若早诊断、早期合理治疗，积极改善生活方式，也是有希望治愈的。

常用治疗方法

尽管慢性前列腺炎治疗方法众多，但其病机复杂，尚无统一、规范的治疗方案，目前多以经验性治疗为主的中西医综合治疗。

西医治疗： 主要是针对病原体，根据药敏试验合理选择抗生素抗感染；其次还包括解痉、镇痛、改善局部血液循环、抗焦虑等对症治疗，以及前列腺按摩、前列腺热疗等局部治疗方法。

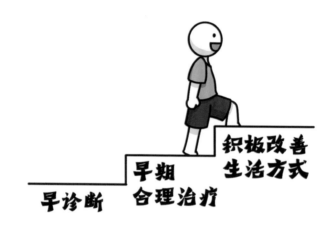

中医辨证施治

中医在慢性前列腺炎治疗上具有较大优势。根据其有小腹胀痛不适，从小便滴出乳白色的混浊液体，其病位在精室，将其归属于"精浊"范畴。其病机以肾虚为本，湿热、肝郁为标，瘀滞为变，治疗上强调标本兼治，分清主次，或清利，或调补肝肾，或疏肝通络，或祛瘀排浊，或综合治疗。

除了中药汤剂外，还有中药坐浴、灌肠、针灸、直肠给药、艾灸、穴位敷贴等中医特色治疗。

经近 3 个月的综合治疗，此次肖某复诊时前列腺炎的相关症状基本治愈了，失眠、焦虑症状也得到明显改善。以肖某为例，西医治疗虽简单，但容易复发，而联合中医治疗，前列腺炎的症状能得到改善，甚至基本治愈，其疗效是值得肯定的。

治疗周期：因慢性前列腺炎是慢性病，且病理机制复杂，因此，即使初期治疗有效，为巩固疗效，也需综合治疗至少 3 个月。

温馨提示：治疗期间不宜过多饮酒及过食辛辣之品，少饮浓茶、咖啡；多饮水不憋尿；保持外生殖器及会阴的清洁卫生；进行合理、规律的性生活。

第七节 前列腺炎会导致阳痿早泄吗

谈论起阳痿和早泄，大多数人可能有过那么一点了解，但是对于引起阳痿和早泄的原因大概就不是那么理解了。

这周的门诊，一个前列腺炎同时伴有阳痿和早泄的患者老杨对我提出了这样一个问题："袁医生，我的阳痿和早泄，和我的前列腺炎有关系吗？是不是就是我的前列腺炎导致的？"对于这个问题，袁医生所给出的答案只能是三个字："不一定。"

在给出解释之前我们先来了解以下几个概念。

首先来看看**前列腺炎，顾名思义，是由于前列腺受到微生物等病原体感染或某些非感染因素刺激而发生的炎症反应**，以及由此造成患者前列腺区域不适或疼痛、排尿异常、尿道异常分泌物等临床表现。这是一种常见而且令人十分困扰的疾病。

通常而言，我们把前列腺炎分为 4 型：I 型，急性细菌性前列腺炎；II 型，慢性细菌性前列腺炎；III 型，慢性非细菌性前列腺炎；IV 型，无症状的炎症性前列腺炎。

通过这个分型的名字我们就可以知道，前列腺炎不一定都是有症状的，有不少都是通过实验室检查发现的。

再就是早泄。**早泄是很常见的射精功能障碍，以性交之后短时间内排精，甚至性交前即泄精，不能进行正常性生活为主要表现**，具体的时间长度目前学界并没有一个统一的标准，对于亚洲绝大多数的成年男性来说，**3 分钟是一条最常用的分界线。**

然后是阳痿，也就是阴茎勃起功能障碍，通常有以下几种情况：

一是阴茎勃起缓慢或者难以勃起；二是虽然能够勃起但是因勃起的硬度不够，造成阴茎难以或者完全不能插入阴道；三是虽然能勃起插入阴道但是不能维持足够的勃起硬度，导致插入后就发生疲软，不能完成射精。

了解了这些基本的定义，我们再来说为什么袁医生在前列腺炎会不会导致早泄和阴茎勃起功能障碍的发生这个问题上，用"不一定"来回答。

通过前文的定义我们首先能明确这样一个问题，前列腺炎、早泄和阴茎勃起功能障碍，它们各有其定义，并不是一个病不同时期的表现，不存在相互转变的过程。也就是说，单纯的前列腺炎并不会导致早泄和阴茎勃起功能障碍的发生。

但是既然这样，为什么袁医生还会用"不一定"来回答呢？近年来大量有关慢性前列腺炎伴发性功能障碍的流行病学调查被报道。**国内研究表明，62%的慢性前列腺炎男性患有性功能障碍，其中阴茎勃起功能障碍和早泄患病率分别为29%和40%。**这又是为什么呢？

事实上，虽然单纯的前列腺炎不会导致早泄和阴茎勃起功能障碍的发生，但是**长期、严重、久治不愈的前列腺炎确实可能影响性功能，**这是长期的前列腺炎给患者带来心理、生理上的改变导致的。

先说说慢性前列腺炎对早泄的影响吧。现代研究认为，慢性前列腺炎对早泄的影响可能与以下几个方面有关：一是前列腺炎的慢性感染影响了射精机制，致使患者更容易"性"奋，导致射精提前而引起早泄；二是疾病长期存在会引起大脑皮质功能的紊乱，引起早泄；三是前列腺炎可以使多种激素分泌失调，如促甲状腺素释放激素、促肾上腺皮质激素、松弛素、泌乳素等，影响患者的发挥；四是患者因会阴部不适、睾丸疼痛或阴茎不适等症状引起焦虑、抑郁情绪，导致心理障碍，对自身的性能力感到怀疑

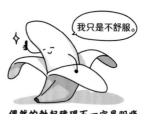

而发生早泄。

再说说慢性前列腺炎对阳痿的影响。**患者往往因为会阴及阴茎不适出现偶然的勃起障碍后认为自己患了阳痿，思想负担加重，**表现出心理上相关的变化，如焦虑、抑郁等。**体内激素因素及思想因素对性功能造成抑制，逐渐形成功能性勃起障碍。**

我只是不舒服。

偶然的勃起障碍不一定是阳痿

此外，国内外研究发现，前列腺炎在病情进展的同时，会缓慢改变阴茎附近血管神经的生理状态，久而久之导致了阳痿的发生。所以说，前列腺炎对性功能的影响不是作为独立的病理因素存在的，而是长期多因素综合作用导致的结果。

慢性前列腺炎通过使患者产生心理变化，如焦虑、抑郁、紧张、自卑等表现，引起一系列生理心理改变，对性行为及性功能产生影响，如勃起功能减退、早泄等，而当患者性功能下降甚至性功能障碍时，患者的精神、心理压力进一步加重，严重影响患者的生活质量，使病程延长，病情反复发作、迁延不愈。

第八节　前列腺炎到底要不要用抗生素

在门诊坐诊的时候，常常有患者拿着他的前列腺液常规检查结果提这样一个问题："医生，我得了前列腺炎，要不要开点抗生素吃？"抗生素这个名词可谓是深入人心。

有的人认为抗生素是神药，药到病除；有的人则畏之如虎，认为抗生素的应用会损伤机体，导致人虚弱多病，还会导致耐药性产生。那么前列腺炎到底要不要应用抗生素呢？接下来，我们就一起来了解一下。

前列腺炎的分类

前列腺炎是一种常见而且令人十分困扰的疾病，为了有针对性的治疗和对症下药，我们先来温习一下前文介绍过的前列腺炎的四种类型：I型，急性细菌性前列腺炎；II型，慢性细菌性前列腺炎；III型，慢性非细菌性前列腺炎；IV型，无症状的炎症性前列腺炎。

其中，III型前列腺炎又可进一步分为IIIA型和IIIB型。IIIA型为炎症性慢性骨盆疼痛综合征，又称无菌性前列腺炎，这时前列腺液常规中往往有白细胞存在；IIIB型为非炎症性慢性骨盆疼痛综合征，在前列腺按摩后尿液的标本中往往不存在有诊断意义的白细胞。

前列腺炎到底要不要用抗生素

通过前面的分类，我们可以大致了解到，并非所有的前列腺炎都是细菌感染，故而并非所有的前列腺炎都需要抗生素治疗。事实上，抗生素并不是治疗所有类型前列腺炎的标配。那么，到底什么样的前列腺炎才需要应用抗生素呢？

首先，对于I型即急性细菌性前列腺炎的患者来说，基本的治疗原则当然是选择敏感的广谱抗生素，并在必要时给予对症支持治疗。

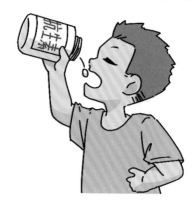

　　其次，对于Ⅱ型慢性细菌性前列腺炎的患者而言，治疗推荐以口服抗生素为主，推荐的治疗疗程为4～6周。在选用敏感的抗生素治疗中应当对治疗的效果进行阶段评估，对于疗效不满意的，应当及时改变用药方案，选用其他的敏感抗生素。与此同时，还应配合使用其他药物与辅助疗法以改善相关症状与疼痛。

　　第三，对于ⅢA型炎症性慢性骨盆疼痛综合征的患者来说，通常也推荐口服2～4周的抗生素后再做评估，同时配合使用其他药物与辅助疗法以改善相关症状与疼痛。

　　看到这或许有人会有不解，明明前文提到这是"无菌性前列腺炎"，为何还要使用抗生素治疗，是医生业务水平不够或者心黑乱开药吗？其实不是的。基于以往的经验考虑，这类患者虽然常规细菌检查未分离出病原体，但可能仍然与某些特殊病原体如厌氧菌、L型变形菌、纳米细菌或沙眼衣原体、支原体等感染有关。

　　我们可以合理推测某些常规培养阴性的病原体也导致了该型炎症的发生。因此，对于ⅢA型的患者仍旧推荐口服2～4周抗生素以期增强疗效。

而对于 IIIB 型非炎症性慢性骨盆疼痛综合征的患者来说，抗生素就不适用了。因为并没有病原体存在，使用抗生素只是徒做无用功。

对于这类患者，常常使用其他药物如镇痛药、抗炎药、肌肉松弛药、α 受体阻滞剂等药物对症治疗，同时配合物理疗法如盆底按摩、触痛点释放等以改善相关症状与疼痛。必要时可以手术治疗。

第四，对于 IV 型无症状的炎症性前列腺炎，只有在合并其他疾病或者考虑泌尿道检查或内镜操作时，才考虑采取相应的治疗措施。换言之，**IV 型无症状的炎症性前列腺炎一般情况下是不需要治疗的。**

当然，在积极寻求治疗的时候，也不要忽视了自己的精神状态。前列腺炎并不是什么不治之症，只是治疗周期较长罢了，摆正心态，消除身心障碍引起的恶性循环，对前列腺炎的治疗也是有好处的。

125

第九节　老是要起夜，小心前列腺增生

今年 60 岁的黄老先生，近半年夜起次数明显增多，有时甚至每晚起来 5～6 趟，严重影响黄老先生的睡眠质量，来就诊时，黄老先生愁容满面地说道："袁教授啊，我以前身体很好，没想到被夜尿多这个问题困扰我大半年了，你得帮我搞清楚是个什么情况。"

听了这番话，我自觉责任重大，而以自己经验判断，像黄老先生这样的 60 岁左右的老年男性，既往没有基础疾病，因夜尿增多来就诊的患者，大部分患有不同程度的前列腺增生，但是不能排除糖尿病、肾功能下降等其他疾病，还需系统地完善检查。

那夜尿增多与前列腺增生到底有什么纠葛？想了解更多精彩内容，继续往下看吧！

什么是前列腺增生

前列腺增生又称前列腺良性肥大，多见于中老年男性，50 岁以上的男性有一半会出现前列腺增生的症状；到了 60～80 岁发病率大于 60%；80 岁以上比例高达 80%。典型症状为尿频、尿急、尿失禁、夜尿增多及排尿困难。

前列腺增生与尿频

正常饮食情况下，成人夜间排尿 0～1 次，如果夜尿 2～3 次甚至 5～6 次，就属于夜尿频的范畴。

前列腺增生出现尿频是肥大的前列腺可压迫膀胱颈部，甚至引起梗阻，在每次排尿时不能把膀胱内的尿液完全排空，而造成膀胱内的残余尿量增多，导致膀胱有效容量减少，则排尿时间间隔相应缩短，于是出现了尿频。

　　而夜尿次数增多是前列腺增生最早出现的症状，主要是前列腺在夜间充血刺激所致，夜尿次数的多少常常与前列腺增生程度平行。夜尿增多，谨防前列腺增生！

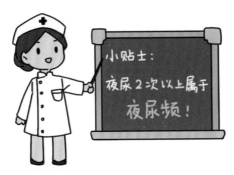

小贴士：
夜尿2次以上属于
夜尿频！

前列腺增生需要治疗吗

127

　　答案是肯定的，生活中，不少人认为前列腺增生是因为年纪大了，是生理老化的现象，未予以重视，以至于得到规范治疗的情况非常少。

　　事实上，良性的前列腺增生是一种进展性疾病，只有坚持用药物进行控制，才能缩小前列腺体积。肥大的前列腺，会挤压尿道，导致尿频尿急、尿流细弱、尿不尽等一系列泌尿问题，给患者的生活带来诸多不便。如果症状恶化才到医院就诊，往往失去药物治疗的最佳时期。即使是正在接受药物治疗的前列腺增生患者，若症状减轻而擅自停药，最终可能只能进行手术治疗。

前列腺增生如何治疗

　　西医治疗：目前主要以口服药物治疗为主，运用较广泛的为α受体阻滞药如坦索罗辛、特拉唑嗪等，以及5α-还原酶抑制剂如非那雄胺。其次还包括M受体阻滞药、植物制剂。对于排尿困难严重者，常需要手术治疗以解除下尿路梗阻。

中医治疗：中医学理论认为，正常人的小便，有赖于三焦气化功能的正常，而三焦气化功能又有赖于肺脾肾三脏，也与气滞、湿热、血瘀等因素相关。

中医称本病为"精癃"，根据六腑以通为用的原则，注重于通，即通利小便。通利之法，当分虚实，实证治宜清热利湿、行气散瘀、利气机而通利水道；虚证治宜补脾肾，助气化，使气化得行，则小便自下。除了中药治疗，会阴部热敷、针灸等亦有较好疗效。

🐚 生活小贴士

对于前列腺增生的男性朋友，除了药物治疗，养成良好的生活习惯也很关键。

首先，要更加注意日常饮食和生活习惯，一天饮用水量限制在1 500～2 000mL，少吃辛辣刺激性食物、酒以及咖啡，避免影响膀胱功能的药物。其次，千万不要憋尿，尿液长时间在膀胱内滞留，给细菌生长繁殖提供机会，容易引起急性尿潴留。

第十节　尿频尿急不一定是前列腺疾病

冬季来临，许多病友来袁医生的门诊"袁医生，最近有点尿急、尿频啊！"常见的引起尿频尿急的原因想必大家都不陌生，最常见的就是下尿路的感染，如尿道炎、膀胱炎；其次就是尿道结石或是男性患者常见的前列腺炎、前列腺增生；但还有大家不熟悉的疾病就是膀胱过度活动症，我们不妨来了解一下这个疾病。

膀胱过度活动症的定义

膀胱过度活动症（OAB）是指一种以尿急为特征的症候群，常伴有尿频和夜尿症状，可伴或不伴急迫性尿失禁，但没有尿路感染或其他明确的病理改变。

129

膀胱过度活动症的影响因素

（1）肥胖：肥胖可增加膀胱及周围肌肉承受的压力，导致膀胱功能障碍。

（2）精神因素：长期处于压力、紧张焦虑的情况下可能会导致神经功能紊乱，从而诱发本病。

（3）年龄：老年男性容易出现前列腺增生等泌尿系统疾病，出现排尿困难，膀胱功能紊乱，从而诱发本病；老年女性体内雌激素下降，会导致膀胱异常收缩。

（4）性别：2008 年全球 10.7% 的人口受到 OAB 的影响，目前全球的患病率为 11.8%，女性患病率为 12.8%，男性患病率为 10.8%，女性比男性更易患上此病。

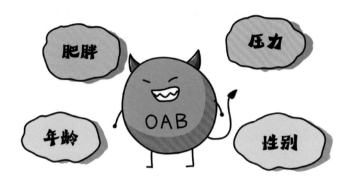

膀胱过度活动症的诊断标准

（1）**典型症状**：有尿频、尿急、夜尿、急迫性尿失禁或压力性尿失禁症状，膀胱过度活动症以尿急为核心，伴有尿频和夜尿。这些症状可能出现在去洗手间的路上、早晨醒来时、外出回家开门时、感觉到寒冷时、由卧位站起、看见自来水、想到要去洗手间、因其他原因（除小便）在洗手间时，这些症状的严重程度会对生活质量产生影响。

（2）**体格检查**：主要是进行神经系统、男性或者女性生殖系统检查，如盆腔检查、直肠检查、腹部检查等。

（3）**实验室检查**：尿常规检查，尿常规排除泌尿道感染；血生化检查排除糖尿病及肾脏疾病。

（4）**其他检查**：比如泌尿系统超声检查、尿流动力学参数检查。泌尿系统超声检查可以测残余尿量，排除肾、输尿管和膀胱疾病。

鉴别诊断

看到这里是不是还是很困惑，这个疾病到底和前列腺病有什么区别呢？膀胱过度活动症是一种以尿急症状为特征的，常伴有尿急或者是尿失禁，**没有病原菌感染**；前列腺炎是常见的尿路系统感染性疾病，常有小腹痛、尿痛、尿频等不适症状。

膀胱过度活动症和前列腺炎病变部位不同，前列腺炎是男性患有的，而膀胱过度活动症是男女皆可患病的，且女性患病率比男性高；两者都可能会导致尿道刺激症，但是前列腺炎还会导致其他的疾病，如性功能的障碍、盆腔的疼痛等，而膀胱过度活动症的主要表现是去影响排尿的相关问题。

持续的前列腺增生可能会导致膀胱过度活动症，前列腺增生会导致泌尿系统梗阻，膀胱内尿液无法顺利通过前列腺进入尿道，排出体外，从而导致膀胱逼尿肌反复活动，长此以往，会导致膀胱逼尿肌疲乏，引起膀胱过度活动症的发作。

前列腺增生早期患者均可能患有膀胱过度活动症，因此会伴有尿频、尿急的症状，这也是前列腺增生最早期的症状。

131

 治疗

1. 行为疗法

行为疗法是首选的治疗方法，患者通过自身生活方式的改变和训练从而改善排尿习惯。

（1）**生活方式的改变**：减肥，戒烟，控制液体摄入量，减少咖啡、酒精的摄入；减少咖啡因的摄入可以改善尿频、尿急。

（2）**膀胱训练**：按照自己设定的时间和规律定时排尿，可以增强患者自身的排尿控制能力，避免精神因素的影响，降低膀胱的敏感性。

（3）**盆底肌肉训练**：增加盆底肌肉的收缩强度和持久性可以抑制逼尿肌收缩，同时能够上提膀胱尿道连接部，使患者有更好的控尿能力。

2. 药物治疗

目前临床上最为常用的是抗胆碱药物、α肾上腺素受体阻滞剂和近几年出现的 β₃ 肾上腺素受体激动药。除了上述药物外，OAB 患者还有其他药物可选择，包括抗抑郁药、镇静药、钙通道阻滞药、钾通道激动药、PDE 抑制剂、前列腺素合成抑制剂、速激肽、痛敏肽、雌激素和辣椒素等。

抗抑郁药除了具有抑制 5-羟色胺和去甲肾上腺素的再摄取外，还具有全身抗胆碱能作用。**药物治疗是 OAB 的二线治疗方案，具有并发症。**

3. 中医治疗

中医学资料中没有"膀胱过度活动症"的记载，但是结合该病的症状表现，中医学将膀胱过度活动症纳入"小便频数""小便不禁""淋症"等范畴。

中医学认为膀胱过度活动症的发生病理病因为：机体受到外邪入侵，下焦蕴藏湿热，在患者情志不畅、气血运行受阻、气机阻滞等因素影响下，"湿""热""淤"共同作用，膀胱气化功能受到影响，久而久之，进一步引发肝脏、脾肾出现亏虚，导致病情加重。

中医多以肝、脾、肾相关脏腑入手，治疗上以疏肝理气、补脾益肾为主要原则。中医学在膀胱过度活动症治疗期间，除了常规的中药治疗，还可以采取中医穴位治疗方法，典型的治疗方法包括针灸治疗、耳穴治疗、中药贴敷治疗、穴位红外线治疗。

4. 手术治疗

手术为有创操作，只有在其他治疗方法都失败，且患者有持续的、严重的下尿路症状时才考虑选择。

小结

膀胱过度活动症会严重影响患者的生活质量，如频繁上厕所、被迫减少饮水、不敢参加社交活动、无法长时间工作、因担心尿失禁而回避性生活等，由此可能引发一系列心理上的改变，如羞愧、自卑、社交障碍等，直接影响家庭生活和工作，并形成恶性循环。

OAB 目前仍是全球社会健康问题，治疗方法较多。中医治疗也逐渐受到重视并在临床广泛应用，而不同治疗的联合应用也较单一疗法更能显著改善 OAB 症状。

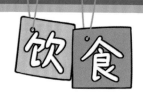

第十一节 口腔问题跟前列腺也有关系

大家都不知道吧？口腔疾病也会和前列腺有关系。口腔在上面，前列腺在下面。这么远的距离怎么会有关系呢？但是真的有一定的关系。今天让我们来探讨一下这个问题。

 概念

慢性前列腺炎我们不陌生了，是男性中青年的常见病，是我国发病率较高的男性生殖系统感染性疾病之一，占泌家外科男性门诊患者的25%～30%。美国国立卫生研究院（National Institutes of Health）将前列腺炎分为4型，Ⅱ型为慢性细菌性前列腺炎。

由于前列腺特殊的生理及解剖特点，导致其临床表现多样化，主要表现为会阴部、盆骨区域、腰骶部等部位的疼痛，排尿功能障碍伴感觉异常症状，如尿频、尿急、尿痛、排尿烧灼感、排尿困难，性功能障碍如阳痿、早泄等。

慢性前列腺炎患者精浆细菌培养有80%的感染病例可以培养出大肠埃希菌，其余为变形杆菌、铜绿假单脆菌、金黄色葡萄球菌等，并且在最近的研究中发现纳米细菌亦能引起慢性前列腺炎。

牙周炎的发病机制复杂，它涉及到一系列的免疫反应与炎症过程。目前对牙周炎发病机制的认识主要是：菌斑及其产物细菌内毒素和细菌酶可直接损伤牙周上皮和结缔组织，引发牙周组织初期炎症，导致牙龈的肿胀和炎症，菌斑激活的宿主细胞释放多种炎症介质，同时激活了宿主防御细胞释放多种炎症介质细胞因子，如 α 肿瘤坏死因子、白介素 1β 等，这些产物导致了牙周组织的继发损伤，其引起的炎症反应扩大到深部组织引发牙周袋形成、附着丧失和牙槽骨吸收，导致牙周组织的降解和破坏。

原因解释

科学家发现：排除了所有的影响因素以后，没有牙周炎的小鼠，慢性前列腺炎有恢复迹象，有牙周炎的小鼠，慢性前列腺炎没有恢复迹象。

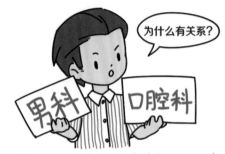

牙周炎会影响慢性前列腺炎的恢复

总结出以下几点：①单纯牙周炎无法如腮腺炎引起睾丸炎一样在大鼠模型上引起慢性细菌性前列腺炎；②慢性细菌性前列腺炎大鼠模型在长时间段的观察中呈现自愈倾向；③慢性细菌性前列腺炎长时间合并牙周炎，在大鼠模型上能抑制大鼠慢性细菌性前列腺炎的自愈倾向使其保持在慢性炎症阶段。

还有一种就是性伴侣的口腔疾病，导致自己患慢性前列腺炎。传播方式就是口交：性伴侣口中存在生殖器疱疹病毒，同时还存在慢性牙病导致的厌氧菌、纳米细菌，还包括由于口交与生殖器性交混合形式的性交而带来的阴道细菌（加德纳菌、阴道毛滴虫、真菌），以及外生殖器上存在高定植的微生物直接定植感染患者下尿路，经过逆行感染前列腺后尿道，形成慢性前列腺炎。

治疗与预防

对牙周炎的治疗要从消除病因和减轻症状两方面入手。

（1）需要进行牙周基础治疗，如洁治、刮治、根面平整等。

（2）需要进行牙周手术治疗并配合药物治疗。

135

袁轶峰医生建议大家

（1）控制和消除牙菌斑，目前最有效的方法是每天坚持正确刷牙，按摩牙龈，促进牙龈血液循环，增强牙龈组织的抗病能力。注意锻炼身体，增强机体免疫力。

（2）除去局部刺激因素，清洁牙齿和刮除牙周的牙石、牙垢，矫正不良修复体及矫治食物嵌塞，基本可治愈。

（3）补充含有丰富维生素 C 的食品，可调节牙周组织的营养，有利于牙周炎的康复。

牙周炎发病后应积极治疗，初期疗效尚好，晚期疗效较差，可丧失牙齿。男科医生也要了解口腔知识了。在交代患者规律性生活以后，还要提醒患者注意口腔卫生。

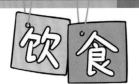

第十二节 喝咖啡和前列腺疾病有何关系

近来在一次门诊接诊中，袁医生像往常那样向患者交代日常饮食的注意事项。慢性前列腺炎的患者老魏告诉袁医生，他的儿子给他带了一包进口的咖啡豆，因此想询问一下他能不能喝咖啡，咖啡是否会影响加重他的病情。

咖啡，想必大家都不陌生。咖啡是用经过烘焙磨粉的咖啡豆制作出来的饮料。与可可、茶同为世界流行的主要饮品，并称为世界三大饮料之一。在一些西方国家，"咖啡文化"充满生活的每个时刻，无论在家还是在办公室，或是各种社交场合，人们都在品着咖啡。

随着中外文化交流的深入，越来越多"老外"开始学着喝龙井茶、铁观音的同时，也有越来越多的国人接受了咖啡的味道和文化。在悠闲的下午倒上一杯咖啡，听听音乐读读闲书，无疑是非常惬意的事。咖啡逐渐与时尚、现代生活、工作和休闲娱乐联系在一起。那么，是不是所有人都适合喝咖啡呢？

137

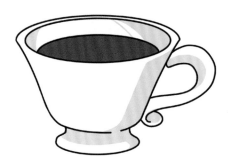

咖啡的利尿功能有利也有弊

首先要知道的是，咖啡的主要成分是咖啡因。咖啡因是一种植物生物碱，药理学认为这是一种中枢神经兴奋剂，具有一定的成瘾性。咖啡因具有兴奋心脏、骨骼肌和中枢神经系统，抗氧化，舒张血管，松弛平滑肌等生理作用。因此，与上述组织、器官相关性较为密切的疾病都可能受到咖啡因的影响而产生一些意料外的变化。

现代医学研究认为前列腺是由腺体组织和肌组织构成的实质性器官，那么显而易见，前列腺会受到咖啡因的影响也就毋庸赘言了。事实上，现代医学认为咖啡因具有利尿功能，这与前列腺疾病息息相关。

在临床当中，慢性前列腺炎最常见的症状之一就是排尿症状，以尿频、尿急，排尿不尽，夜尿多等为多见。而咖啡因虽然不会直接导致慢性前列腺炎发生，但是它的利尿功能不仅会加剧这些症状，让患者的不适感增加，也会增加患者对于慢性前列腺炎的恐慌，让治疗的难度凭空倍增。故此，咖啡是不适合慢性前列腺炎患者长期饮用的。

另一个临床常见的前列腺疾病就是前列腺增生了。前列腺增生是中老年男性常见疾病之一，又称前列腺良性肥大，发病因素与年龄、慢性炎症刺激、生活习惯等有关。临床上往往表现为排尿较困难，甚至排不出尿，影响了患者的正常工作和生活。而这个时候，咖啡因的利尿功能就派上用场了。

无独有偶，中药学研究认为咖啡性辛温，可以散湿助阳，有助肾阳、利水的作用，可以提高排尿量，改善腹胀。因而前列腺增生的患者是可以适当饮用咖啡的。

在前列腺肿瘤方面，咖啡也是一种需要被控制用量的饮品，摄取过量的咖啡因对正常人有致癌的危险。2017 年 10 月 27 日，世界卫生组织国际癌症研究机构公布的致癌物清单初步整理参考，咖啡因在 3 类致癌物清单中。

值得注意的是，咖啡因为含有咖啡因而具有兴奋心脏、中枢神经系统的作用，能够利尿、抗氧化、舒张血管。**有些人对咖啡是要提高警惕的，例如对于患有心脑血管疾病的朋友，咖啡恐怕就不是那么好喝了。此外，孕妇、老年人、胃病患者等都需要减少咖啡的摄入。**

虽然咖啡因并不直接导致诸如慢性前列腺炎、前列腺增生、前列腺肿瘤等前列腺疾病的发生，但是因为本身的理化特点仍会对前列腺疾病的产生和症状造成影响。这种影响有利有弊，大家对于咖啡应当保持一定的警惕，但也并不需要太过妖魔化。

139

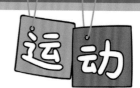

第十三节　骑自行车很伤前列腺，这是谣言吗

随着疫情逐渐减退，被新型冠状病毒"关"在家中几个月的人们纷纷开启了锻炼模式，选择各种各样的方法来活动身体，唤醒活力。这周在门诊坐诊的时候，我就遇到一位自行车骑行爱好者向我求助，他在酣畅淋漓的骑行运动后发现自己的身体出了点问题。现在，让我们一起看看发生了什么。

小张是一位自行车骑行爱好者，按照他的话说就是"一天不骑车就觉得自己的生活好像漏了什么，哪里都不对劲"。

平常没事的时候，他总喜欢在人少的路段或者盘山公路上骑自行车以锻炼身体，哪怕是疫情期间在家也没有完全放下，时常靠一种叫作动感单车的健身器材释放过多的锻炼欲望，这种健身器材类似于自行车，可以听着音乐合着节拍做骑行的动作。

在"疫情禁足令"解除之后，小张更是迫不及待地骑上自行车在盘山公路上骑行了几个来回。可是就在结束这次骑行回家之后，小张觉得自己的身体好像出了点问题，**总是感觉小腹到会阴之间的区域有点隐隐的胀闷不适感，并且这种不适感随着时间的推移并没有好转。**

这种不适感让小张有些担心，他在网上查找相关资料后变得更加焦虑。小张在网上找到的观点是这样的："骑自行车很伤前列腺，容易导致前列腺增生等疾病，甚至还会导致前列腺癌的发生。"小张被这种"可能会致癌"的说法吓到了，于是专程赶来医院向我求助。

关于骑自行车会不会损伤前列腺这个问题，我们需要先来了解一些关于前列腺的基本知识，包括它的解剖位置。前列腺是男性生殖器附属

140

腺中最大的实质性器官，主要由前列腺组织和肌组织构成。它是不成对的实质性腺体，**位于盆腔中央前部，在膀胱与尿生殖膈之间，包绕尿道根部**。它的形状和大小都类似于稍扁的栗子，上端宽大，下端尖细，腺体的后面较平坦，贴近直肠。**正常成年人的前列腺大小纵径 3cm，横径 4cm，前后径 2cm**。

20 世纪 90 年代末期，有医学先行者做过一些关于前列腺的解剖观察。他们发现当用手在会阴部往上推按软组织的时候，前列腺的后部会有一个明显的向上移位。这个观察结果表明了一件事，那就是**对会阴部位的压迫确实也能够压迫前列腺**。

当前列腺长期受到压迫，就如同所有长期受到压迫的人那样，它会想要反抗，用科学点的话说就是它会充血，会增生。前列腺增生又称前列腺良性肥大，增生的腺体多位于膀胱颈，可以引起尿频和排尿困难以及会阴等部位的胀闷不适，严重影响患者的生活质量。

141

这样我们就能大概分辨小张看到的"骑自行车很伤前列腺"这个说法一部分的真假了。**真相就是骑自行车确实有损伤前列腺的可能，这种损伤多数时候和自行车车座对前列腺的间接压迫有关，但是并不是说只要骑自行车就一定会导致前列腺疾病的发生**，就如同学习药理学的同行们公认的一句话，"不能抛开剂量谈毒性、药性"。

只有当一种损害长期反复发生，这种损害才会增加相关疾病的发病可能。也就是说**只要在骑行运动时注意控制一个度，通过一些方法减少车座对前列腺的间接压迫，完全是有可能减少这种损伤的**，完全不需要因噎废食谈自行车色变。

关于小张看到的"骑自行车会导致前列腺癌"的说法，就目前的研究来看，不可不说这是一个谣言了。充满好奇心的科研工作者们做了不少相关的病例观察。事实证明，**相比较于较少或者不骑自行车的成年男性来说，那些经常骑自行车的人患上前列腺癌的患病率并没有明显的不同。**

那么，有什么办法可以减少车座对前列腺的间接压迫呢？我有以下几点建议可供参考：

（1）远距离骑自行车时不宜穿紧身短裤。 穿紧身短裤不仅影响阴囊的散热，而且车座与会阴之间的间隔也减小了。

（2）可以在自行车车座上垫一些宽厚的海绵座套， 既增加舒适感，也增加会阴部的受力面积，从而减少对前列腺的间接压迫。

142

（3）注意骑行姿势， 一般而言，**躯干直立相比较于身体前倾的坐姿更能减轻车座带来的压迫。**

最后，我套用一句广告语送给疫情解禁后开心撒欢的各位：运动虽好，可要注意限度哦。**控制骑行时间是减少骑行对前列腺损伤的不二法门。**

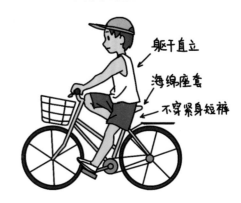

躯干直立
海绵座套
不穿紧身短裤

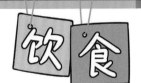

第十四节 防治前列腺增生，你该怎么吃

一说到前列腺增生，很多男性都深有同感，人一到中年，生殖器官就会开始出现衰竭的情况，很多时候自己想要拥有性生活，却无法在性生活中完全释放自我，还会经常出现尿频、尿急、尿不尽的症状，生活质量大大下降。前列腺增生，除了与年龄相关，个人生活、饮食习惯也是发病的重要诱因。今天，我来给大家普及一下如何通过饮食预防前列腺增生。

预防前列腺增生，哪些食物不宜吃

（1）**忌发物**：前列腺增生患者对"发物"很敏感，进食后即出现小便不通症状，这是因为"发物"可使前列腺充血、压迫尿道，引起排尿困难。常见的"发物"包括麻雀、鲫鱼、羊肉、狗肉等。

（2）**忌辛辣刺激食物、忌酒**：辛辣刺激食物如胡椒、辣椒等，会引起血管扩张和器官充血。饮酒也具有扩张血管的作用，比如有些人饮酒后出现面红耳赤之状，即是乙醇扩张皮肤血管所致，长期饮酒可致前列腺组织内的血管壁增厚（主要是动脉），血流障碍，导致细胞增殖加速。因此，长期过量饮酒或进食辛辣刺激之品对前列腺极为不利，本身患有前列腺增生的人则会使病情加重。

（3）**忌生冷食物**：前列腺很娇气，怕热又怕冷，遇热则充血，遇冷则收缩，长期进食生冷之品不利于前列腺血液循环。

（4）**忌高胆固醇、高盐饮食**：胆固醇可引起血管壁硬化，间接导致前列腺增生，常见胆固醇含量高的食物有动物内脏、鱿鱼、龙虾、奶油、鸡蛋黄、蟹黄和肥猪肉等。

因此，在选择食用油方面，可以选择不饱和脂肪酸含量较高的植物油，因不饱和脂肪酸中的油酸可降低胆固醇在血管中的含量，减少其在血管壁上的沉积，可预防动脉硬化。

长期高盐饮食是导致高血压发生的一个重要因素。高血压增加心脏、肾脏的负担，亦使前列腺受累。因此，做菜时尽量少放盐，其次，对于看不见的"盐"也要注意，如调味品、熟食、半熟食、饮料等，在选用时要注意含盐量。每人每天的摄盐量控制在 4 ～ 6g 为宜。

预防前列腺增生宜食哪些食物

144

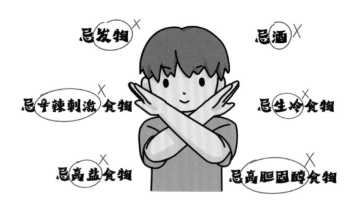

（1）**西红柿：**西红柿中主要的营养就是维生素，其中，含量最高的为番茄红素。研究证实，番茄红素具有独特的抗氧化能力，可以清除人体内导致衰老和疾病的自由基，预防心脑血管疾病的发生；阻止前列腺增生、癌变进程，是前列腺最好的保健品。

一个成人每天食用 100 ～ 200g 西红柿，就能满足身体对番茄红素的需要。

（2）**葱蒜：**许多临床资料统计证明，常吃生葱生蒜，能降低老年男性前列腺增生的发病率。科学家推断：含大蒜成分的食物能够抑制胆固醇及脂肪酸在合成过程中所需的某种酶的生成，从而抑制了前列腺组织细胞增殖的活性。

（3）**黄豆制品：**黄豆具有"豆中之王"的美称，具有提升免疫力、抗氧化、增强器官功能、降低血脂、辅助降压、聪明大脑、充沛精力等作用。

（4）**含维生素 C 丰富的食物：**富含维生素 C 的食物具有良好的预防前列腺增生的作用，被称为前列腺绿色保健食品。如柠檬、樱桃、大枣、石榴、苹果、梨、红薯等。

（5）**黑芝麻：**黑芝麻具有补肾、益精血、活血化瘀、疏通前列腺腺管的作用，是男人保护泌尿系统、生殖系统不可缺少的食物。

（6）**鱼肉：**研究表明，从不吃鱼的人患前列腺病变的危险程度比经常吃鱼的人大 2～3 倍。

145

（7）**蔬菜：**蔬菜中含有丰富的纤维素、维生素，可以促进身体的代谢功能；其次，蔬菜中的纤维素能增加咀嚼，使人有饱食感，减少食物的摄入量，减少热量摄取，达到控制体重的目的。

🌀 科学摄入热量，保持机体合理的饮食

在日常生活中，做到"三有三不要"，即糖每天要有，但不要过量；蛋白质每天要有，但不要超过生理需要量；脂肪每天要有，但不要过量。三者缺一不可。

第十五节 这些植物药治疗前列腺增生，真实有效

了解前列腺

前列腺是男性生殖系统的附属腺，为不成对的实质性腺体，位于膀胱与尿生殖膈之间，包绕尿道根部，其形状和大小均似稍扁的栗子。上端宽大，下端尖细，体的后面较平坦，贴近直肠，可经直肠指诊触及。纵径3cm，横径4cm，前后径2cm，重约20g。它的大小、功能很大程度上依赖于雄激素。

前列腺增生

前列腺增生是50岁以上中老年男性常见病之一，又称前列腺良性肥大，随着男性年龄的不断增长，前列腺中上皮细胞也在逐渐增多，从而导致前列腺逐渐增大，进而引发患者尿道梗阻或感染，相关研究资料显示，男性在45岁以后，前列腺增生率由最初的2.6%上升至50%左右，增长幅度显著。

一般情况下，前列腺增生的临床症状多表现为尿频、尿急、排尿困难以及夜尿增多等，引发这种现象的原因主要是患者尿道梗阻程度在不断加重的同时，尿道受到阻力影响，尿线变细，排尿时间变长，患者临床症状严重时，甚至会引发尿潴留，对男性患者的生命健康和生活质量造成极大的影响。

前列腺增生药物治疗包括 **α 受体阻滞剂、5 α - 还原酶抑制剂、植物制剂**等。α 受体阻滞剂代表药物有盐酸坦索罗辛（哈乐）。α 受体阻滞剂有舒张尿道平滑肌的作用，但不能缩小前列腺体积，治标不治本，且引起血压降低，易引起头晕，临床还发现有逆行射精的现象，所以患者用该

药的时候要特别注意。

5α-还原酶抑制剂代表药物非那雄胺（保列治），保列治是一种 II 型 5α-还原酶抑制剂，可抑制前列腺组织中 90% 的双氢睾酮的合成，导致前列腺体积缩小。应用此类药物治疗后，可能**出现男性勃起功能障碍、射精功能障碍、性欲下降及男性乳腺发育**等不良反应。

使用这些药物对症治疗的方式对患者进行治疗的过程中，能够在一定程度上改善患者的临床症状，但是，一旦停药后患者的复发率也相对较高，加之毒副作用相对较多。植物制剂由于副作用小，疗效可靠，成为前列腺增生患者眼中的香饽饽。常见的植物药有南瓜子、普适泰、爱活尿通、槲皮素、锯叶棕果实提取物等。

神奇的植物制剂治疗

1. 南瓜子

民间流传用南瓜子治疗"尿滴滴"，对改善临床症状有显著疗效。德国医生曾撰文提及，某些经常食南瓜子的民族中，很少有人患

147

前列腺增生，与我国民间的这一说法不谋而合，南瓜子富含锌元素和南瓜子素。

南瓜子与豆类植物、花生、芝麻、杏仁等同属富含锌的植物种类，在这些植物种子中，锌以天然络合物的形式存在，含锌量较其他种子为高。锌是细胞内含量最多的微量元素，是人体内多种酶类的活性成分，可调节机体的免疫功能，锌还是肾上腺皮质激素的固有成分和功能单位，并在性腺和生殖器官中富集。

前列腺中锌的含量超过其他器官的 10 倍，前列腺的增生与锌缺乏有关，锌对前列腺的作用国内尚未见报道。

在国外，一项对美国人自拟食谱的研究中，发现有 68% 的人对锌的摄入量少于推荐食谱中含锌量的 2/3。

另一研究表明，在 403 位生活于自己家中的老年人中，87% 的人锌摄入量在低水平，增大的前列腺可反映出锌的缺乏。每天服用锌剂的男性有约 70% 出现前列腺缩小，因此，帮助缩小前列腺的治疗经常仅仅是增加锌元素的摄入。

南瓜子含南瓜子素，是一种新氨基酸，是脯氨酸异构体的衍生物，已能人工合成。口服南瓜子治疗前列腺增生，可使排尿次数和膀胱中的剩余尿减少，排尿困难减轻，甚至可使前列腺缩小。

所以偶尔食用一些会有不错的功效。但是南瓜子日常不宜多吃，因为南瓜子含有脂肪较多，容易引起发胖；而且南瓜子食用较多会影响肝脏功能，以及导致脾胃积食、腹胀等不适，所以平时适量吃些即可，不宜过多。

2. 普适泰

普适泰为植物制剂，由瑞典裸麦花粉提取而成，它 100% 破壳，又去除变应原。主要成分为水溶性花粉提取物 P5，脂溶性花粉提取物 EA1O。P5（阿魏酰 γ—丁二胺）70mg，抑制前列腺细胞增殖，舒张尿道平滑肌；EA10（植物甾醇）4mg，抑制内源性炎症物质合成，从而抑制前列腺炎症反应，故具有抗炎、抗水肿作用；阻断双氢睾酮与雄激素受体结合，减少双氢睾酮刺激前列腺，使前列腺细胞增殖减慢，凋零加快，可以缩小前列腺体积。因此为三重功效。

经临床验证，普适泰片副作用很小，绝大多数患者对本品高度耐受，仅极少数人有轻微的腹胀、胃灼热和恶心，停药后症状即会消失。普适泰片一般建议饭后服用，刺激更小，作用更佳。

3. 爱活尿通

爱活尿通（Eviprostat）是德国汉堡爱活大药厂出品的一种治疗良性前列腺增生的植物药，对前列腺增生早期具有显著的疗效。

其成分包括小麦胚芽油、伞花梅笠草、白杨乙醇提取物、洋白头翁乙醇提取物、木贼和二氯化锰等。

其中小麦胚芽油的主要成分是维生素 E，它可促进周围血液循环、激活组织、刺激脑垂体内分泌和平衡内分泌系统；伞形梅笠草具有强烈的利尿及抗菌作用；锰在体内组织通过特殊的分解过程催化形成磺乙烷氨基酸锰，具有与胆固醇相似的作用，能改变增生细胞的渗透压力，并且使增生组织消失。

149

爱活尿通多种成分协同作用，能引起结缔组织胶体状态生物化学的变化，产生纤维变性和胶原蛋白硬化，具有利尿、抗菌和抗炎的作用，从而对前列腺增生引发的排尿困难、尿频、尿急、尿潴留等症状有改善作用。

国外研究报告认为该药能明显地改善良性前列腺增生（BPH）患者的自觉症状，即主观感觉到的症状，长期用药可以减少残余尿，消除炎症，预防膀胱颈梗阻，改善前列腺腺体增生，帮助发病早期的患者尽可能地避免进入必须接受外科手术的治疗阶段。

个别患者用药期间可能出现恶心、耳鸣、打嗝、恶心反酸。不良反应尚不明确，爱活尿通治疗前列腺增生是安全可靠的。

4. 槲皮素

槲皮素（Quercetin）是一种多羟基黄酮类化合物，广泛存在于植物的花、叶、果实中，具有多种生物学活性和极高的药用价值。其已知药理作用有抗癌、抗氧化、抗纤维化、抗炎等，适用于炎症引起的前列腺增生患者。

炎症是机体消灭入侵病原体和异物的防御反应，当炎症反应过度或失控时，将对机体产生严重的后果。在炎症反应中，中性粒细胞是最主要的炎症细胞，其所含的细胞毒性物质除了对病原微生物有强大的杀伤作用，对自身组织细胞也可造成损伤。

槲皮素对细菌脂多糖（LPS）延迟中性粒细胞自发性凋亡效应，具有抑制作用，槲皮素还能够减轻因预激因子活化中性粒细胞而加重的炎症反应，达到抗炎作用。此外，槲皮素在对非细菌性前列腺炎的治疗中也表现出了良好的抗炎作用。

槲皮素的急性毒性很低，低剂量无毒性，生殖毒性低且无致癌性；但值得注意的是槲皮素具有一定的致突变性。另外，槲皮素可部分被机体吸收，经代谢无毒性。

5. 锯叶棕果实提取物

锯叶棕植物原产自南北美洲热带地区，美洲印第安人曾用锯叶棕果实提取物作为药物和食物来源。目前锯叶棕果实提取物是治疗 BPH 时可以选择的植物制剂药物，锯叶棕果实提取物能控制 BPH 的下尿路症状的机制，一方面是可有效抑制 5α-还原酶活性，竞争性抑制双氢睾酮与前列腺内雄激素受体结合；在体内，双氢睾酮促使前列腺生长和增生，而双氢睾酮是通过睾酮在 5α-还原酶的作用下转化而来。

锯叶棕果实提取物以非竞争方式抑制 5α-还原酶的活性，减少双氢睾酮生成，从而抑制腺体增生。

另一方面，锯叶棕果实提取物能竞争性抑制双氢睾酮与前列腺中雄激素受体的结合，具有肾上腺素拮抗作用和钙通道阻断的作用，能够缩小前列腺体积和改善梗阻症状，起到解痉作用，以缓解下尿路症状。

偶有患者服用锯叶棕果实提取物后感觉胃痛。一般而言，它的副作用都会随着停药而慢慢自行消散，所以如果患者服用锯叶棕果实提取物之后感到胃痛的话，建议可以先停药。

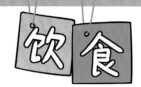

第十六节　西红柿真的是前列腺疾病的克星吗

前列腺疾病是困扰现今许多男性的常见男科疾病之一。就临床所见，小到二十五六，大到七老八十，各个年龄段的男性中都能见到因为前列腺的问题而终日苦恼、辗转反侧的人。

不提前列腺癌那令人惊恐的名头，只是急性前列腺炎、慢性前列腺炎、前列腺增生、前列腺钙化等一系列前列腺疾病所带来的各项症状往往就让人难以忍受。

前列腺的健康问题如此引人注目，所以一直以来关于前列腺保健的各种方法、药物也是人们重点关注和研究的对象。网络上各种相关的文章和观点也是层出不穷，真假难辨。

152

下面这一节，我们就来聊一聊网络上关于前列腺养生和食疗里一个很常见的观点："西红柿是前列腺疾病的克星，多吃西红柿不仅能治疗前列腺增生，还能预防前列腺癌。"

西红柿中含有一种植物色素，叫作**番茄红素**。当然，番茄红素不仅存在于番茄（西红柿）中，**它在一些成熟的红色植物果实中也有较高含量，胡萝卜、木瓜、番石榴、葡萄和西瓜等果蔬中均含有番茄红素。**

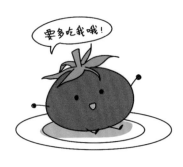

要多吃我哦！

自 1989 年，有科学家发现番茄红素在所有类胡萝卜素中对单线态氧的猝灭活性最高之后，对番茄红素的功能研究成为一大热点。近20多年来，不断有基础和临床研究表明，**番茄红素在预防和治疗良性前列腺增生与前列腺癌方面似乎发挥着一定的积极作用。**

番茄红素是一种类胡萝卜素，从化学上来说它是一种直链碳氢化合物，**具有很强的抗氧化活性。**如同很多植物色素一样，**它并不能靠人体自身合成，只能从食物中获取。**

经过相关的研究，人们发现**番茄红素经人体吸收后主要储存在肝，也可见于血浆、精囊、前列腺、肾上腺、肺和乳腺组织中。这成为番茄红素可能对前列腺起效的先决条件。**

番茄红素在西红柿之类的食物中最初以一种化学结构为全反式异构体的形式存在，但通过高温下的蒸煮、油炸等加工方式可使番茄红素由反式构型向顺式构型转变，并且在前列腺组织中也主要以顺式异构体形式存在。所以**煮熟后的西红柿对于前列腺的好处可能更大些。**

前列腺特异性抗原（prostate specific antigen，PSA）具有组织特异性，即只在人的前列腺中表达，不表达于其他组织细胞。正常时仅有极低水平的 PSA 存在于血液中，血清中 PSA 浓度的增加预示着前列腺发生病理变化或受到创伤。**在绝大多数前列腺癌患者中 PSA 水平升高。**

当然除了前列腺肿瘤外，前列腺炎、良性前列腺增生也可以导致总PSA 水平的升高。近些年的研究显示，番茄红素可以改善患者下尿路症状，降低良性前列腺增生的 PSA 水平，延缓疾病进展。但是番茄红素对于良性前列腺增生的预防作用并没有相关可信度高的论述，属于尚存在争议的命题。

153

有一些研究人员认为番茄红素可能通过抗氧化、抑制细胞增殖来产生抗前列腺增生和抑制前列腺癌细胞生长的作用，并且认为番茄红素亦能影响前列腺癌细胞相关基因和蛋白的表达产生抗癌活性。

但是对于这个说法，同样的，暂时并没有找到可信度高的证据和论述。也就是说，**番茄红素对前列腺癌预防和治疗的确切的功效还有待进一步验证。**

综合国内外的研究观点来看，**番茄红素对于前列腺疾病确实可能有一定的改善作用，作为保健品或者辅助治疗来应用并无不可。但是如果要将其当作治疗的药物来说恐怕还不够资格。**而且一直以来保健品市场良莠不齐，并不能让人放心。

154

所以，与其去服用番茄红素相关的保健品，倒真不如适当改变饮食结构，平常多吃点前文提到过的西红柿等瓜果蔬菜，这更加靠谱和安全。而且西红柿的营养价值也颇为丰富，不论番茄红素，就是其所富含的各类维生素对人体也有不小的作用，多吃点西红柿是有利无害的。

第十七节 前列腺质地不均是怎么回事

你有前列腺炎吗？我有前列腺炎吗？简单的这类提问说出许多男性的痛点——前列腺炎，不过我们今天不谈前列腺炎，先说说这个器官——前列腺。

前列腺的解剖结构

正常的前列腺呈卵圆形，纵径 3cm，横径 4cm，前后径 2cm，重约20g，其形状和大小均似稍扁的栗子。位于膀胱与尿生殖膈之间，包绕尿道根部。上端宽大，下端尖细，体的后面较平坦，贴近直肠，可经直肠指诊触及。前列腺是男性生殖系统的附属腺，为不成对的实质性腺体，由腺体和纤维肌肉基质组成。

155

影像学表现

1. 超声检查

超声检查是指利用弱超声波对机体进行照射，并将机体组织的反射波进行图像化处理，从而间接地反映出机体某个部位各层组织的结构的一种技术。超声检查可使医生对患者前列腺的内部组织进行观察与分析，进而测量出患者前列腺的长度、厚度及重量，最终达到确诊疾病的目的。

超声可识别前列腺分区，一个清晰的纤维组织回声层将各区域分隔开来。前列腺呈半月形，表现为横向对称。外周区的部分具有均匀、细腻的回声模式。尿道周围组织定位中心区域，呈低回声。在纵向影像上可明确前列腺与周围结构，如精囊、膀胱颈和前列腺部尿道的关系。尿道在前列腺中央部分的行程存在弯曲。

正常的前列腺横切面图呈左右对称的栗子形，包膜回声明亮，内部回声均匀，可见前部的低回声内腺和后部的外腺。

常见的前列腺超声检查可分为两种方式，一是经腹壁，二是经直肠，两种方式各有优缺点。

（1）**经腹壁超声检查：**需要在检查前大量饮水，达到充盈膀胱的目的，就是我们俗称的"憋尿"。经腹壁超声操作简便，检查速度快，患者无不适感，能很快明确前列腺大小和形态变化，也能显示前列腺内的病灶，如囊肿、钙化灶、结节物等。

但是，经腹壁超声检查前列腺时，有不足之处，首先表现在对前列腺的测量方面。受到患者腹壁脂肪厚度，膀胱充盈度，肠道气体干扰，耻骨影像的遮挡等因素的影响，前列腺下端图像显示不清晰，尤其是在前列腺大时更为不清楚，因而经腹壁超声测量前列腺长度不如经直肠测量准确。

（2）**经直肠超声检查：**检查时患者应取侧卧位或截石位，润滑良好的经直肠探头轻柔置入直肠，从而在纵向和横向平面上对前列腺进行系统检查。经直肠超声是在直肠内贴近前列腺后面扫查，探头频率高，图像质量好，显示前列腺组织结构清楚，对前列腺疾病的诊断有很好的效果，对前列腺内结构的识别和对前列腺癌小病灶的发现显著提高。

由于是经直肠检查，患者需要清洁肠道、排空大便，且肛门、肛管或直肠下段没有严重占位病变。因此，患者需要有心理准备，部分患者难以接受经直肠检查，且在检查的时候可能会有些许不适感。

经直肠超声检查提供了诊断性手段，包括评估前列腺体积、定位异常病灶、评估可疑梗阻性因素导致的不育，并引导前列腺活检。前列腺的体积可用经直肠超声测量的方法，准确度在真实重量的 5% 误差以内。

经腹壁超声检查具有简便易行、无创伤、无痛苦的优点，是普查前列

156

腺的首选方法。但其在前列腺检查运用中由于腹壁影响导致对前列腺测量结果不佳。经直肠也属于临床超声检查的一种，其不仅可取直肠活检行相关病理学检查，还可用于前列腺的检查。而在前列腺检查中，其与腹部相比，可直接放于病变处，从而使病变显示更为清晰。

横向和纵向取图用于测量前列腺的长度、宽度和高度。然后用椭球体公式估计前列腺体积：体积 = $4/3\pi \times$ 长度 $\times$ 宽度 $\times$ 厚度。

2. CT检查

组成前列腺CT的表现是均质软组织密度，界限清楚，边缘光整，偶见点状钙化。CT检查的目的主要是对肿瘤进行分期，而非诊断。

3. 磁共振（MR）检查

前列腺MR可提供清晰的高质量图像，直观的多平面MR成像可以详细显示前列腺的解剖结构。**前列腺MR影像已经越来越频繁地应用于前列腺的病理分期。**

患者常见问题答疑

1. 常见前列腺疾病的超声表现

前列腺炎的超声表现：其声像图表现不一，变化不定，一般为体积大小正常或稍大，形态规则，包膜光整，可见强回声光斑或光团，内部回声欠均匀。

前列腺增生的超声表现：前列腺形态左右对称，包膜完整，体积明显增大，内外腺分界清楚，其内腺存在实性不均匀回声或中等中强回声，一般情况下存在前列腺结石和大小不等增生结节，外腺无明显病变。

前列腺癌的超声表现：前列腺肿物变大，且不规则，包膜粗糙增厚，边缘模糊，局部层次不清等；超声显示肿物内部回声不均匀，且病灶内外

157

膜结构界限不清，前列腺腺体内部有钙化。

周围组织浸润或转移，在前列腺癌患者的膀胱、直肠、精囊等部位可出现回声。前列腺癌可导致尿道梗阻，使患者出现肾积水症状。

2. 前列腺质地不均是怎么回事

在前列腺彩色超声检查结果报告单上有"前列腺质地不均"的描述，正常的前列腺形态饱满，回声均匀，包膜光滑。前列腺质地不均匀，通俗来说，就是指前列腺不光滑了，从上面几种常见的前列腺疾病超声表现不难看出，很多前列腺方面的疾病都会出现质地不均。

为什么会出现质地不均呢？一是前列腺的炎症治愈后留下的瘢痕；二可能是前列腺炎、前列腺增生、前列腺钙化的前期征象；三是长期的禁欲或不节制的性生活导致的。

3. 检查出来前列腺质地不均，该怎么办

（1）如果年轻人有尿频、尿急、尿不尽、尿痛、会阴部不适及其他症状，请及时到医院就诊，医生会辩证治疗，缓解症状。

如果出现前列腺回声不均匀现象的是老年男性，前列腺增生的患者一定要排除前列腺癌的可能，抽血化验，进行激素检查及前列腺特异性抗原（PSA）的检查。如果结果有异常，则需要检查前列腺的磁共振扫描。

（2）没有任何症状，那该怎么办？

戒烟戒酒，避免熬夜，保持良好的生活作息；饮食清淡，多吃富含维生素和微量元素的食物，多吃蔬菜瓜果、坚果等；积极锻炼身体，避免久坐、长时间骑行，可以选择深蹲、慢跑等运动；保持有规律的、有节制的性生活节奏。

🦋 小结

前列腺质地不均,一般不作为诊断依据。但面对"前列腺质地不均"几个字,我们需要做到不忽视、不过度重视,即不忽视任何一个小问题,也不过度重视,造成不必要的心理负担。根据自身的实际情况出发,就算没有症状,也要定期体检,不过分紧张,安心生活。最后,希望大家都拥有健康的前列腺。

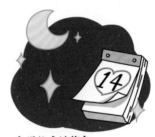

良好的生活作息
规律、有节制的性生活

第十八节 前列腺钙化灶是怎么回事

前列腺钙化灶是什么

袁医生已经碰到不少男性朋友咨询这个问题了，"医生，我有前列腺钙化灶，是不是很严重？我的前列腺里面是不是钙化了？长石头了？"先给所有男性朋友们吃一颗定心丸，前列腺钙化灶并非你想象的那样——"前列腺里面长石头了"，而是一种十分常见的影像学表现，往往不需要特殊处理。

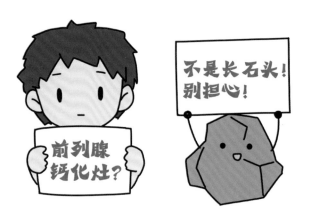

前列腺是什么

前列腺是男性特有的性腺器官。形如栗子，底朝上，与膀胱相贴，尖朝下，抵泌尿生殖膈，前面贴耻骨联合，后面依直肠，腺体的中间有尿道穿过。前列腺是人体非常少有的，具有内、外双重分泌功能的性分泌腺。

作为外分泌腺，前列腺每天分泌约 2mL 前列腺液，前列腺液是构成精液的主要成分之一；作为内分泌腺，前列腺分泌的激素称为"前列腺素"。作为分泌的腺体，如果产生局部炎症则被称为前列腺炎。

 什么是前列腺钙化灶

前列腺钙化灶是之前有过前列腺炎症而留下的钙化斑现象，没有症状的患者无需接受治疗；但是如果你在生活中出现了排尿困难等症状，就必须尽快就医，接受专业的针对性治疗。

目前，**临床中对治疗前列腺钙化灶并不存在特效的药物。**由于前列腺组织具有较为特殊的解剖特点，药物很难直接进入前列腺组织内发挥药效。因此，针对前列腺钙化灶患者，一般可实施清理及排出前列腺组织内的垃圾毒素等治疗，较为常见的药物为利尿消炎丸、抗生素治疗等干预。

常规的药物很难对前列腺钙化灶进行根治，西药的干预作用并不十分显著。而随着中医的发展及对前列腺钙化灶的研究，中医认为，针对前列腺钙化灶患者，一般可实施传统的中医治疗，以消炎类的中成药改善前列腺钙化灶患者前列腺内部及外部的状态，将炎症消除，促进前列腺体的康复及改善，将以往西医临床治疗中药物渗透难、药物吸收难等问题解决。

中药能直接作用在前列腺部位，将包膜通道、腺体管道打开后，直接将炎性物质排出体外，最大程度上地清除细小血管内的脂质堆积情况，促进药效的快速进入，缩小前列腺组织，消除炎症现象，缓解患者发生的尿急、尿频、尿不尽及排尿困难等症状，让患者重拾男性尊严，提高患者的生活质量。

 什么是前列腺钙化

前列腺钙化是男性前列腺常见病之一，主要多发于 40 ～ 60 岁的中老年人，当然近年来该病也呈现出了年轻化的发病趋势，应当引起广泛重视。**男性前列腺钙化在病理学上主要表现为局部组织有钙盐沉积，可见于**

正常的生理过程，也可见于某些病理情况，并且由于前列腺钙化缺乏典型的临床症状和特征，多数患者是在进行体检及泌尿系统疾病检查时发现。

临床上，根据前列腺钙化的发病部位将前列腺钙化分为真性钙化和假性钙化，一般认为，前列腺钙化发生于滤泡内或腺管内的为真性钙化，而发生在基质之内的则为假性钙化，这两种钙化情况均无明显的症状和体征，因此容易被患者忽略。

前列腺钙化的主要影像学表现特征为前列腺内有明显的强回声和高密度灶，近年来，前列腺钙化的检出率也呈现出明显的增加趋势，但有别于前列腺结石，现有的临床技术仍难以分辨前列腺钙化是存在于腺泡内或腺管内，还是存在于基质之内。

钙化灶的形成机制现在还没有完全明确，有专家认为可能与前列腺炎症、前列腺增生、前列腺退行性变、尿潴留、相关激素缺乏等因素相关。

炎症可以反复刺激前列腺形成瘢痕化、尿导管狭窄，一些矿物质吸附在前列腺组织上导致钙化形成，内腺是感染好发区，炎症引起钙化以内腺区单发孤立表现为主；前列腺液排流不畅形成囊肿，周围易发生钙化；**前列腺增生常常伴有钙化。**

 总结

前列腺钙化是一种人体自我修复时的错误表现，通俗来讲，**前列腺钙化灶是前列腺炎愈合后留下的瘢痕，**临床无明显症状和体征，往往体检时发现。**没有临床表现的钙化灶不需要特殊处理，**也不需要吃药治疗，一些男同志常常听信某些不良机构的恐吓，认为这是什么不治之症，在这里需提高警惕，如果出现了临床症状，请及时到正规医院就诊。

第十九节　前列腺癌有办法预防吗

　　都说癌症一发现即是晚期，以至于大部分人谈癌色变，事实上，造成这一结局的主要原因是我们对自己身体的关注度不够，往往有症状，却认为是小事，不及时到医院就诊。可以说对于癌症，预防重要于治疗。

　　随着前列腺癌发病率越来越高，男性朋友对前列腺健康越来越重视，那我们可以从哪些方面预防前列腺癌呢？

首先，什么是前列腺癌

　　前列腺癌是指发生在前列腺的上皮性恶性肿瘤，2004 年 WHO《泌尿系统及男性生殖器官肿瘤病理学和遗传学》中，前列腺癌病理类型包括腺癌（腺泡腺癌）、导管腺癌、尿路上皮癌、鳞状细胞癌、腺鳞癌，其中前列腺腺癌占 95% 以上，因此，我们通常所说的前列腺癌就是指前列腺腺癌。

163

前列腺癌致病因素

　　据统计，前列腺癌的发病率在 55 岁前处于较低水平，55 岁后逐渐升高，而对于有前列腺癌家族遗传病史的男性来讲，其发病年龄较没有家族遗传病史的男性提前，相对危险度明显增高。

　　可见，前列腺癌的发病率不仅与年龄因素相关，亦与遗传因素有关。此外，前列腺癌的发病与性活动、饮食习惯、雄激素水平、感染因素、环境因素等有关。性活动较多者患前列腺癌的风险增加，高脂肪饮食与发病也有一定关系。

PSA 与前列腺癌筛查与诊断

　　前列腺特异性抗原（PSA）具有组织特异性，只存在于前列腺腺泡及导管上皮细胞胞浆中，不表达于其他细胞。其在血液中以三种形式存在，分别是自由分子形式，即 f-PSA，又称游离型 PSA；与 α_1- 抗糜蛋白酶形成复合物，即 PSA-ACT；与 α_2- 巨球蛋白酶形成复合物，即 PSA-α_2M。PSA 在血液中大部分以 PSA-ACT 形式存在，少量以 F-PSA 及 PSA-α_2M 形式存在。

PSA 在大多数有临床意义的前列腺癌中都会升高，是最重要的早期筛查指标，但其并无肿瘤特异性，前列腺炎、良性前列腺增生和前列腺癌均可导致总 PSA 水平（游离 PSA 加复合 PSA）升高。

研究表明，在前列腺癌患者中，绝大部分 PSA 为结合状态，其游离 PSA 与总 PSA 的比值低于正常人或良性前列腺增生患者。因此，对总 PSA 异常升高的男性，检测其游离 PSA，通过计算游离 PSA 与总 PSA 的比值可以提高筛查和诊断前列腺癌的特异性。

血清前列腺特异性抗原正常值一般为 < 4 ng/mL，我们临床如何来早期地发现前列腺癌，就是常规的体检过程中要查 PSA，尤其是 50 岁以上的男性，均建议定期查 PSA。一般来讲，PSA > 10 ng/mL，患前列腺癌可能性就比较高，这时候我们要结合其他的检查，比如说肛门指诊、影像学检查来综合判断，必要时需行前列腺穿刺活检以明确诊断。

PSA 并非诊断前列腺癌的金标准，穿刺活检为有创检查，为减少患者不必要的痛苦，一般不作为首选筛查方法。

🦋 前列腺癌的预防

任何一个疾病，重点在于预防，针对前列腺癌，我们可从以下几方面着手：

（1）**PSA 检测：**关注身体变化。如果出现尿频、尿急、尿不尽、尿血、射精疼痛等现象，应及时去医院检查。

（2）**合理饮食：**多吃蔬菜、水果、粗粮，减少患癌症的风险。大量饮酒会增加前列腺癌风险，饮酒需适量，适量的红酒对预防前列腺癌有益。

（3）**保持健康体重：**一个健康的身体可以抵抗疾病。虽然没有证实肥胖与前列腺癌直相关，但是肥胖影响激素水平，会增加前列腺癌患病风险。

（4）**经常运动：**每天坚持至少 30 分钟有氧运动，保证身体健康。

前列腺癌治疗

对于早期前列腺癌患者可采用根治性治疗方法，能够治愈早期前列腺癌的方法有放射性粒子植入、根治性前列腺切除术、根治性放疗。对于中期前列腺癌患者应采用综合治疗方法，如手术＋放疗、内分泌治疗＋放疗等。但具体治疗方法因人而异。

因此，不管你是否有前列腺癌家族遗传史，均应定期检测 PSA，进行前列腺癌初筛，保持健康的生活方式，积极关注身体变化并及时就诊。要白，前列腺癌是可以预防的，至少不至于一发现即是晚期，定期检测给治疗提供了更多选择，给治愈多提供了一份希望。

幸福的飞机
如何正确起飞

从青葱岁月，蒙着被子，感受早上七八点钟的太阳，到洞房花烛夜提枪上阵、首次登场，再到把酒言欢、微醺入睡时的水到渠成——慢舟行远。本章带你上驾驶座，为幸福的一生平稳起航。

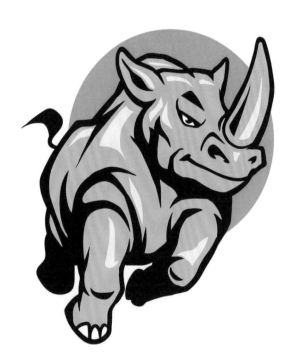

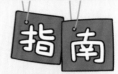

第一节 如何突破第一次——洞房夜指南

最近接诊了一个小伙子，进入诊室的时候愁容满面，坐下后开口第一句话就是："医生，我刚结婚，但是突然发现自己硬不起来了，老婆和我闹矛盾呢。"小伙子姓刘，三天前刚举行了婚礼，本该好好享受蜜月的他，因为在新婚当晚洞房时硬度不够，被妻子吐槽了一次。

接下来两天的性生活也不尽如人意，他这就有点慌了神，所以前来寻求我的帮助。患者小刘碰上的问题，我们通常称为"新婚 ED"。让我们结合小刘同志的情况，来谈谈"新婚 ED"到底是怎么一回事。

新婚 ED 是什么

阴茎勃起功能障碍（ED），也就是俗称的阳痿；新婚 ED，是指男性在新婚或初次尝试性生活的时候，不能正常勃起以完成性生活的情况。

167

为什么会出现新婚 ED

阴茎勃起功能障碍，按一般的分类可以分为器质性、心理性和混合性，就如一部手机出了问题不能正常工作，既可能是不小心摔坏了某些零件，也可能是不小心下载了一些有问题的文件损坏了系统，还可能是两者共同导致的。

精神和心理因素在勃起过程中起到了至关重要的作用，临床所见的新婚 ED 患者多数来说都是心理性因素占主要原因。过去有糟糕的生活经历或者精神创伤，对工作、生活或者疾病存在焦虑，被某些小电影误导而致对自己性能力不自信，有比较独特的"性癖"，从小吸取到的相关信息中包含着不正确的性观念和性知识等，这些问题的存在都可能对第一次性生活时的勃起造成影响。

当然，并不能完全武断地说新婚 ED 就一定只是心理因素作祟，如果既往就有不能勃起，没有晨勃的情况发生，那还是需要进一步检查，避免耽误病情。

新婚是甜蜜的，这份甜蜜需要夫妻双方一起守护，树立正确观念，通过正确的方法去实现这份甜蜜，别让甜蜜有了遗憾。

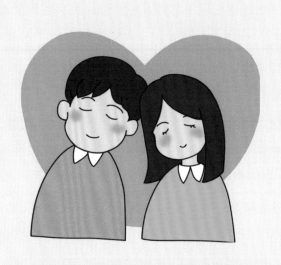

新婚 ED 破解指南

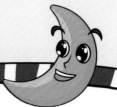

在了解了新婚 ED 出现的可能的原因后，我们一起来看看新婚 ED 到底怎么破。

（1）很多出现新婚 ED 的新人双方或者单方都是第一次，之前是没有性经历的，所以往往过于兴奋。缺少相应的生理知识而找不到地方导致双方焦虑烦躁、缺少润滑或者进错洞导致疼痛等，都可能让硬不起来的情况发生，这就需要新人学习一些相关的生理知识，减少意外情况的发生，磨刀不误砍柴功。

（2）良好的沟通。前面提到的小刘，在第一次尝试失败后被妻子吐槽，留下了心结，结果越纠结越不行，越不行就越纠结。性生活不是一个人的事，男方的自信，女方的理解与支持都是成功的支柱。

（3）适当的性技巧，浪漫温馨带点小情趣的房间布置，足够的前戏如亲吻抚摸，适合的体位手法等都能使双方的身体做好准备，提高性生活质量，改善新婚 ED。

（4）树立信心，不要急于求成。我在门诊时经常对患者讲一句话叫"性能力和自信心成正比"，一次不行就多试几次，只要进去了就是胜利，多成功几次信心就有了，问题迎刃而解。

（5）在必要时用润滑剂或者促勃起药物辅助常常可以取得不错的效果，让人信心倍增。

第二节　怎样降低龟头敏感度——快来学习脱敏疗法

男性在床笫之间往往会关注 3 件事：器官好不好用，女方有没有反应，还有就是时间够不够久。如果说器官的长短粗细是先天决定的，配偶的反应是对方决定的，当表现不佳时多少有点无能为力的感觉，那么时间够不够久，除了寻求医生帮助外，自己也能出一份力。

早泄，是许多男性畏之如虎的。这是一个病因繁杂、诊断标准多样、治疗周期较长的疾病。在早泄的诸多病因中，阴茎，尤其阴茎头也即龟头敏感度过高是一大病因。对于这一类患者来说，龟头"脱敏"治疗或许能取到意想不到的疗效。

所谓龟头"脱敏"治疗，顾名思义，就是利用一定的手段方法，在不引起龟头过分损伤而致其他危险状况发生的前提下，反复刺激敏感的龟头，使其适应刺激，提高承受刺激的阈值，从而降低龟头敏感度，改善早泄状况的一种疗法。这种疗法通常通过手法或者一些外物的刺激来实现。接下来，我们就一起来学习几种常见的龟头脱敏疗法。

首先，必须介绍的是表面麻醉药的使用，这可谓是简单粗暴降低龟头敏感度的方法了。下面我就以在门诊常用的表面麻醉药复方利多卡因乳膏为例做个说明。

我通常会推荐患者在性生活前半个小时左右挤出黄豆大小的乳膏，均匀涂抹于龟头表面、冠状沟、系带等敏感部位，只要涂薄薄的一层就足够了。还可以戴上避孕套，一是隔绝龟头与外界的接触，进一步降低敏感度；二是避免表面麻醉药作用于女性阴道，影响女性快感，进而使双方的乐趣都受到影响。

第二种方法是阴茎挤压法。具体做法如下：第一阶段，由妻子为丈夫进行阴茎按摩，待丈夫出现射精紧迫感觉，立即停止按摩，并朝着后下方牵拉睾丸，使这种紧迫感觉消失，待紧迫感觉消失后，重新开始按摩，如此反复进行至少 3～4 次后，才能允许射精。

第二阶段，由妻子用手指按摩丈夫的阴茎，待勃起与有射精紧迫感觉时，立即停止按摩，并将拇指置于阴茎头背面，示指与中指置于阴茎腹侧冠状沟系带处，朝着阴茎根方向稍用力挤捏 3～4 秒，20～30 秒后，射精紧迫感觉会完全消失，于是再重新开始上述按摩。如此反复至少 3～4 次后，才允许射精。妻子也可以随意用手握住丈夫的阴茎，用力挤捏 3～4 秒，同时用另一只手去牵拉丈夫的睾丸，也能达到消除射精紧迫感的效果。

171

第三阶段，由妻子协助进行，可在保暖情况下，先用 40 ℃左右的温水热敷阴茎、阴囊和大腿内侧部位。大约 10 分钟后，以肥皂水润滑阴茎后，用双手轮流握着阴茎根部向阴茎头方向快速滑动，使手和掌面依次刺激阴茎根部、阴茎体、冠状沟及阴茎头部。训练时不能射精，在出现射精紧迫感觉时，立即停止刺激，再对阴茎、阴囊部位用冷水降温，防止射精。每次训练操作，刚开始的时间可以在 1 分钟左右，以后逐渐增加时间，以患者能够耐受为宜。

第三种方法是阴茎拍打法，即用左手手掌托住阴茎头、冠状沟及系带部位，右手手背有节奏地轻柔拍打阴茎头部及冠状沟部位，开始时拍打 100 次左右，此后逐渐增加，每天拍打 150～200 次。拍打后用冷水浸泡阴茎头部及冠状沟周围 5 分钟。再用热水浸泡阴茎头部及冠状沟 5 分钟。热水从 35 ℃开始，每天增加 1 ℃，直到 42 ℃为止，以后可维持在 42 ℃。最后可用适量的液状石蜡或润滑剂涂于阴茎头及冠状沟周围，再用手指上下左右摩擦阴茎头及冠状沟。第一次摩擦 100 次，以后每天摩擦 150 ～ 200 次，以每次不射精为原则。可于晚上休息前进行。

还有就是关于注意力转移的训练，在性生活中转移注意力其目的在于减少主观或客观因素带来的性刺激，避免过于关注龟头带来的感觉从而降低敏感度。例如在性生活时谈论或思考与性生活无关的话题等。

脱敏疗法一般一天一次，可持续 2 ～ 3 周后再进行早泄的相关评估，通常都能取得一定的效果。此外配合中医针灸、中药的外涂和浸泡，以及中西药物的内服都对降低敏感度改善早泄具有不错的疗效。实在各种方法都没有效果，你还有阴茎背神经阻断术可供选择。

所以遇上早泄不要怕，男科医生会一直帮助你，咱们有的是手段。但是，要记住的是，不管选用何种刺激方法，总要以能耐受为度，不能被所谓"破而后立""多练多强"的鸡血汤所误导，须知欲速则不达。若是操作过程中一味图快图猛导致了龟头的损伤，甚至有难以忍受的疼痛或水肿出现，请一定停止操作，及时就医。

第三节　总在性交过程中软下来怎么办

最近门诊来了一个新患者，男，45 岁，勃起硬度差的情况已经持续两年时间了，近一个月来逐渐加重，出现勃起后硬度下降，性交时中途疲软，难以同房。检查性激素没问题，没有高血压、糖尿病等问题。身体没有任何问题，在同龄人中也算强壮类型的，为什么就是会出现中途疲软的情况呢？这个情况让他很郁闷，压力很大。

其实在性生活时，想要持续地勃起，男性必须不断创造性兴奋。如果中途突然想到其他的事，比如白天工作的事情，打电话，小孩子的哭声都会打断性兴奋的创造过程，一旦性兴奋停止就会疲软。

我在门诊，经常给患者说到这个比喻：一辆脚踏车，你必须要不断地踩踏它才能动，年轻人就如同刚买来的自行车，踩一脚能滑行很长一段路程，但是随着年纪的增大，自行车也会留下岁月的痕迹，因为各种问题导致踩一脚的滑行距离不如以前。此时你必须不断地踩踏，才能让自行车走得更远。

173

勃起的道理和这个类似，不断地提供性刺激导致持续地勃起，但是随着年纪慢慢增长，身体功能水平下降，性生活过程中一旦开小差，思想跑偏，就会迅速疲软下来。面对性刺激需要专心，长期的中途疲软会导致心理压力越来越大，不能专注在性生活上，会加重"勃起不坚"情况的发生。因此患者出现这个问题的时候，我都会给他进行心理疏导，让他明白这个问题的根源在那里，然后再用药物调节，帮助提高身体功能水平。如果不告诉患者问题根源在那里，让他一直担心自己身体出现"肾虚"等男性常见疾病，治疗效果一般不会特别好。

　　患者必须知道如何给自己做心理疏导，必须做到以下几点：①正确认识阳痿及其发生的原因；②寻找导致阳痿的诱因及危险因素，进行自我调节；③消除焦虑、抑郁等不良情绪，注意自我调适；④加强夫妻有效沟通交流；⑤避免过度关注疾病，转移注意力；⑥树立信心，多尝试，多学习。

　　明白了这个问题的原因后，我们如何从身体功能出发预防阳痿呢？

　　（1）学习性知识。

　　（2）性生活要有规律：长期房事过度，沉浸于色情，是导致阳痿的原因之一。规律的性生活是防治阳痿的有效措施。

　　（3）饮食调养：狗肉、羊肉、麻雀、核桃、牛鞭、羊肾等，含锌食物如牡蛎、牛肉、鸡肝、蛋、花生米、猪肉、鸡肉等，含精氨酸食物如山药、银杏、冻豆腐、鳝鱼、海参、墨鱼、章鱼等，都有助于提高性功能。

174

　　（4）提高身体素质：身体虚弱，过度疲劳，睡眠不足，紧张持久的脑力劳动，都是发病因素，应当积极从事体育锻炼，增强体质，并且注意休息，防止过劳，调整中枢神经系统的功能失衡。

　　中途疲软，勃起不坚，不妨先试一试消除心理方面的问题，正确对待"性欲"，不将其看作是见不得人的事而厌恶和恐惧，不因为一两次性交失败而沮丧担忧，缺乏信心。或许有意想不到的效果。

第四节 手淫是否有益身心健康

当今网络，处处都在宣传"手淫有害""手淫导致早泄""手淫导致阳痿""导致肾虚"等，很多人就把所有的问题归结于手淫。青春期男生每次都是手淫以后，发誓戒掉手淫，但没过几天，又忍不住来一次，循环往复。明知道有害，但是就是戒不掉。

手淫真的有害吗？我看不见得。来我门诊的患者，我都会问一个问题，读者们也思考一下这个问题：手淫有害，那为什么性生活没有害呢？手淫和性生活有什么区别？不都是通过摩擦生殖器，达到射精的目的？一定要说区别，那就是一个有性伴侣，一个没有性伴侣。

手淫会导致早泄吗

175

手淫为什么会导致早泄？大部分男性会觉得手淫有害，但是就是忍不住，每次手淫都觉得自己在犯罪，所以想快点结束这罪恶的事情，强迫自己两三下解决，龟头敏感度没得到锻炼，自己永远停留在最年轻时候的敏感度水平。而且现在的年轻人大部分是住宿舍，保密性不高，自觉这种"丢人"的事情可不能让别人发现，所以手淫的时间越来越快，忽略了锻炼龟头敏感度，久而久之变成"一分钟射精"的固定模式，第一次性生活时就自然而然地早泄了，有了第一次失败的经历，心理问题加重，进而导致长期早泄。

手淫会导致阳痿吗

手淫和性生活都一样是通过摩擦生殖器，达到射精的目的，两者没有区别，如果手淫导致阳痿，那为什么性生活不会导致阳痿呢？大部分导致阳痿的都是心理作用，觉得自己犯罪了，像一个犯人一样，面对正常性生活也没有自信，男人不自信，性能力自然也就不行，男人的自信心和性能力是成正比的。再或者是长期没有自制力，手淫频繁，次数太多导致阳痿，中医讲究阴阳协调，规律排精，手淫次数太多，必然会导致阳痿。我一般建议来门诊的年轻人一周 2～3 次排精，并没有发现他们给我反应有阳痿的情况发生。如果排精次数太多，就算是正常性生活，也会导致阳痿。

适当手淫无害

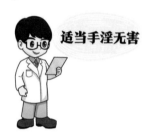

大部分男性都有过手淫的经历，婚后过上正常的性生活后，把所有性生活不和谐的原因，都归结于手淫，手淫基本上等于阳痿早泄。但是手淫并不是导致早泄阳痿的"元凶"，对早泄的恐惧，才是导致早泄阳痿的原因。

适度的手淫会缓解压力，网络上有一句名言**"小撸怡情，大撸伤身，强撸灰飞烟灭"**说的就是这个道理，靠自己的能力来解决性胀满，宣泄性能量，满足自己对性的要求，并从性方面获得快感和慰藉。适当手淫已经被大部分男科医生认同，专家认为：**适当手淫，每周 2～3 次，**从心理学上，能缓解性冲动；从生理上，能减少生殖器官性冲动引起的长期充血；从社会学上，能减少性犯罪。

而适度的手淫是在正常生理本能产生的性冲动下而发生手淫，而不是借助或者依靠性刺激物，比如色情图片、书籍、影像资料，等等。

说了这么多，就是希望大家知道：**频繁手淫有害，适当手淫无害，甚至有益身心健康。**

第五节　痛心！我和"五指姑娘"

近日，有一位男士在某平台上给我发来一封"求救"信，内容是这样的：

尊敬的袁医生：

您好！本人王德胜（化名），男，32岁，湖南邵阳人，现为一普通的中学语文教师。我十五六岁的时候开始玩起了手淫，那时候不懂事，贪恋一时的欢愉，少则几天一次，多次一天数次，久而久之，手淫成了生活习惯，有事没事来一发，入睡撸一管，醒来射一次……虽然我也知道："小撸"怡情，"大撸"伤身，"强撸"灰飞烟灭，却总是仗着自己年轻，胯下有猛兽，加上当时受周遭朋友影响，就这样毫无节制地度过了青春期。

177

进入大学之后，我谈过一两个女朋友，初试云雨之事，破了处男之身。说实话，袁医生，当时我还真是个猛男，干起活来，真是抓栏杆、撕床单，一二十分钟没问题。虽然没有"朝三暮四、一天七次"，那每天两三次还是有的，一觉醒来也不觉得累。但是，不知道什么时候起，我开始慢慢感觉力不从心，正如那句广告词说的，感觉身体被掏空，是肾透支了。真是这么回事，腰开始酸了，背开始痛了，头发也开始掉了，上课都没啥精神，连记忆力都不行了，眼睁睁地看着自己，从一个猛男变成了一个快男。

毕业后老爸老妈给我介绍了几个对象，开始处得还蛮好，一滚床单，人家就一肚子埋怨，说你怎么搞的，我还没开始，你就结束了……性生活最长没到过两分钟，很多时候简直是秒射！这恋爱谈着谈着就掰了，我真的是很无奈，都不敢交女朋友了，爸妈催得又紧，这个事情又没处说，我现在上班都无精打采，感觉整个人都抑郁了。我上网查了，有人说这个是手淫过度，导致肾精不固，很难治疗，要做手术……说得吓死人，我几次路过附近的性保健用品店，总是不敢迈进去。袁医生，我是在好大夫网站上找到了您，请您救救陷入困境的我，拜托！拜托！

小王的故事很有典型性，道出了早泄患者的几大认知误区，给了我们一个好机会，给早泄这个病正本清源，普及常识。

袁医生小贴士

（1）手淫不会导致早泄。手淫是男性性成熟的一种正常的生理现象，只要节制有度，手淫不会给身体带来什么影响，更不会导致早泄。男同胞们，切莫因为手淫，背上沉重的心理包袱，毕竟"小撸怡情"啊。

（2）规律的性生活是防治早泄最有效的方法之一。新婚宴尔，久别重逢，乍交乍泄，这很正常。关于早泄发病有一种学说认为，早泄是由于阴茎龟头过于敏感所导致，那怎么样"脱敏"呢？当然是规律的性生活啦！

（3）当前口服药物依然是早泄的一线治疗。早泄这个病不好治，中西医结合治疗效果才好，手术治疗有着严格的适应证，中医辨证也不全然是肾虚不固，最好是找专业的男科医生把把脉。

总之，小王，你别急，治疗早泄，袁医生有办法！

第六节　不做"快男"，请记住四点

其实有很多情况，不是早泄但是很多男人认为是早泄。早泄，我相信有很多人都是迷迷糊糊的，没有一个正确的概念。网上查资料，解答也是五花八门，没办法对应自己的情况去判断。今天我发现了几个故事，给大家分享一下，大家也可以判断一下这几种情况是不是早泄？

【5 分钟的赵某】

赵某是一名销售员，每天晚上都会和朋友喝喝酒，聊聊天。几个哥们儿见面聊天，"两性欢爱"总是经久不衰的话题。聊天时总会有一个人爱吹牛，张某说我有 10 分钟，李某就说自己 20 分钟，钱某不说个半个小时，都对不起自己第三个发言。依次发言的人，时间越来越长，平时时间只有 5 分钟的赵某就沉默了，各位兄弟时间都这么长，自己到底算不算早泄呢？

【妻管严的胡某】

胡某是一个妻管严，打从结婚以后，自己的钱包基本没有人民币的那种，下班必须回家，不能和朋友聊天打牌。最近发现他"办事效率"越来越高，不到 2 分钟就完事了。每次感觉上班一样，到点就下班，一点也不想加班。

【性伴侣不固定的刘某】

刘某是那种人帅多金的花花公子，加上自己又特别会哄女孩子，身边根本不缺少美女，简直是古代皇帝的待遇。"皇帝"有"皇帝"的快乐，也有"皇帝"的烦恼啊。发现每次时间都不是很长，和不同的性伴侣性交的时间都不是很长。花花公子居然有早泄。

【喜欢用手解决的王某】

王某，刚刚成年，没找女朋友，幸福的生活靠自己的双手创造，每到夜深人静的时候，他都会抚摸自己的下体，用手解决。但是发现一个问题，自己用手解决的时候，时间非常短，网上说5分钟之内都是早泄，现在自己用手的时候就2分钟，真正办事的时候岂不是更短，那么王某算不算早泄呢？

【异地恋的陈某】

陈某与女朋友属于异地恋，两三个月才能见一面，为了在女朋友面前表现自己最男人的一面，特意禁欲半个月，但是见面的时候，干柴烈火，要做正事的时候，陈某还没进去就射了。第二次又没第一次那种感觉了。

女朋友好不容易有点性趣，陈某却不行了，女朋友只能躺在床上等陈某恢复。陈某觉得自己很没用，没办法控制自己的时间，认为自己已经到早泄最严重的状态了。

很多人认为早泄一定有一个时间标准，如同血压、血糖、体温等有一个正常数值范围，这样医生才能判断到底有没有问题，更好地让患者了解自己是不是早泄。但是早泄不是这样的，人在性行为上的表现差异是很大的。这不仅仅表现在对性交的地点、情境等方面的选择上，就性交动作本身，各人的姿势、发出的声音、动作的快慢和幅度等都是大相径庭的。在性交时的射精快慢上也一样，人与人之间的差异比较大。有的人需要比较长的性交时间才会射精，而有些人则不是这样。再者，大家对性生活时间的要求也不一样，有些人觉得5分钟已经很长，有些则觉得10分钟还不够。如果再考虑上配偶性对交时长的期望值的话，定义早泄就更是难上加难了。

如果一定要有个时间标准的话，那么就是 5 分钟。研究表明，性生活平均只需要达到 5 分钟即可。是不是大部分的人都轻松了许多，觉得自己符合标准了。其实没必要关心时间的长短，关键是看你的性伴侣满意度，性生活不是单纯的时间和长度的比赛，关键是心灵与身体合一。前戏要做足，对方要动情，气氛要好，更能带来满足感的是大脑的神经刺激而不是单纯的性生活时间的延长。

因此几个建议：我给大家

（1）性交是一种带给夫妻双方愉悦体验的活动，当你或配偶觉得不太满意时，可考虑看医生。

（2）别问医生多长时间算正常，你和爱人的感受才是最真切的。将早泄定义为 1 分钟，还是定义为 10 分钟对你的感受都没有任何改变。

（3）别太过于关注性交的时间。时间和勃起硬度虽然重要，但性交中缠绵的情感体验更重要。

（4）跟勃起功能障碍一样，规律的性生活、良好的夫妻关系是衡量有没有早泄的前提。别用手淫、滥交时的表现来衡量性功能。

181

第七节　采阴补阳是真是假

　　80后、90后不少人是在电视、小说的陪伴下长大的，电视上演的，小说里写的，常有一些会涉及采阴补阳、采阳补阴等房中秘术。那么，这到底是不是真的呢？房中术到底是什么？要探索采阳补阴是否是真的，首先要搞清楚这一类房中秘术到底是什么。

　　根据传统概念，"房中术"指有关性生活的方术，包括性卫生及性生活中的采补、气功之术，中国古代道教又称之为"男女合气术""黄赤之道""御女术"。据传此术源于上古容成公、务成子等人，盛行于战国秦汉的宫廷及富贵人家。《汉书·艺文志》著录当时的房中术专著《容成阴道》《黄帝三王养阳方》。道教成立之初，张道陵就将当时流行的"房中术"引入道教，推广于道徒中，作为一种"兴国广嗣"之术。可见"房中术"的发明是为了繁荣和促进人类的生殖功能。

　　晋代葛洪《抱朴子》中说当时房中术有数十家，但葛洪并不赞成当时盛行的御女可以成仙的说法，并且严厉地批评为"妖妄过差之言"。所以，书前看客也不要奢求通过修行房中术而得道成仙。葛洪认为房中术行之得法也确实可以"终其所禀天年"（人可以活到他本来可以活到的岁数）。《三元延寿参赞书》中提到：欲不可绝、欲不可早、欲不可纵、欲不可强、欲有所忌、欲有所避。《养性延命录》彭祖之说："男不欲无女，无女则意动，意动则神劳，神劳则寿损。若念真正，无可思，而大佳，然而万无一焉。有强郁闭之，难持易失，使人漏精尿浊，以致鬼交（梦淫）之病。"大致意思是长期没有性生活，不想还好，一想又不能实现，只能强行忍耐，最后精满自溢，梦遗春梦等，劳损精神体魄。

在性交的频率上，古人也有既定的认知。《素女经》说："二十者，四日一泄；三十者，八日一泄……"然亦非尽人皆如此，身体特壮者例外。说明性交并不是越频繁越好的，对每个人来说，适宜的同房的频率，会随着年龄和体质禀赋的不同而变化。

还有一些同房的禁忌，古人也有说明："强力入房则精耗，精耗则肾伤，肾伤则髓气内枯，腰痛不能俯仰。"勉强同房会引起寿损、梦遗、便浊阳痿。说明古人对男性有时力不从心、有心无力的这种情况是不建议同房的，同房则对身体有所损伤。《养性延命录》还特别指出："大寒、大热、大风、大雨……女子月事未绝，忍小便交接等，为人忌。"考虑到了女性健康和一些自然界的强烈影响等不适宜同房的情况。

忍精不射更好吗

"房中术"的另一个内容是"交而不接，忍精还脑"。这属于性生活中的气功，内涵较为复杂。古人认为"欲得不老，还精补脑"。古人猜测致老的要素在于脑子，只要运用存思、导引、调息等气功方法控制性交过程中不射精，精液中的精微物质就会回到脑子里，从而达到延缓衰老的目的。

这种说法在如今看来是没有科学依据的，忍精不射，精液也只会存在于精囊腺、睾丸、附睾中，又怎么会跑到脑子里呢？而且长时间的忍精不射会导致精囊腺内的压力逐渐增加，长此以往会引发精囊炎，精液质量也会受到影响而有所下降。

183

交接采补是否真的存在

"房中术"最神秘的地方在于"交接采补、采阴补阳",那么这种"房中术"是否真的存在,是否能通过性交的途径把性伴侣的"精气"化为自身所用?道教"房中术"交接采补是以气功中的意念采他人之气,以补养自己。采补的对象要年轻、健康、有活力,而且需要很多人,如《千金要方》说应多达十至九十三人。

这种采补术在当今是不可想象的,且是违法的行为,出发点完全是损人利己,是奴隶社会、封建社会的产物。其行术者把所用的年轻男女看作一种动物性的补品,还有一个专门的称呼为"炉鼎",而遭受过迫害的年轻男女为"药渣"。当时已有古人认为这是妖术,多行此道会遭雷击。这是一种十分不道德的犯罪行为。

实际上,怀着这种损人利己之心的采补行为,多数归于失败。在古代就不断遭到道教正义人士的斥责,在今天更不应该提倡。从辩证的角度看待中国古代"房中术",其中围绕性交频率、同房禁忌的内容多数是符合现代医学、性科学的,是古人长期总结出来的生活经验,我们应该取其精华、弃其糟粕地予以继承和发展。

第八节　"晨勃"要天天有吗

每一个在男科就诊的患者都会被问到：你现在有"晨勃""夜勃"（下文概称为晨勃）吗？这也是每一个发育成熟的男性所关注的问题！那么究竟为啥会有晨勃呢？晨勃又受哪些因素影响呢？有或没有"晨勃"又意味着什么？

什么是"晨勃"

"晨勃"是指阴茎在清晨无意识自然勃起，不受情景、动作、思维控制地自然勃起，简单地说就是早上起床时勃起了！

究竟为什么会有晨勃

有人认为深度睡眠时是雄激素（睾酮）分泌的高峰期，"晨勃"是血液中雄性激素水平升高的结果。在这里要再提醒广大男性朋友，要好好睡觉！睡眠时间短、缺乏深度睡眠都会降低睾酮水平。每天睡眠少于6小时、睡眠呼吸暂停症等都可能引起睾酮低。

也有人认为，"晨勃"与体内的一氧化氮有关。睡眠时，大脑放松了对体内激素和功能水平的控制，一氧化氮变得活跃，它替人体管理中枢传达放松肌肉舒张血管的指令，让血流顺畅，当神经细胞向会阴部释放一氧化氮时，会增加局部的血流量，令阴茎自发勃起。

亦有人认为"晨勃"是自主神经功能活跃，机体自身的维护、修复功能所起作用的结果。例如你充满尿液的膀胱，压迫附近的器官及神经，就有可能导致阴茎发生一种潜意识的反射性勃起。

"晨勃"受哪些因素影响

（1）**年龄因素**：正常情况下，年龄会影响"晨勃"，年龄越轻"晨

185

勃"的次数越频繁，持续时间越长；随着年龄的增大，"晨勃"也逐渐减弱或衰退。一般来说，年轻男性每晚有 7～8 次的勃起。健康正常的老年人，勃起的次数就为每晚 2～3 次。

（2）**休息不足**："晨勃"消失可能是由于过于劳累，睡眠不好会使"晨勃"受到影响，所以男性要注意保持良好的睡眠。

（3）**精神因素**：严重的精神创伤、悲愤过度、抑郁等会使"晨勃"明显减少；过度疲劳，精神疲惫，也会影响"晨勃"。

（4）**疾病因素**："晨勃"消失可能是由于一些疾病导致，如高血压、冠心病、糖尿病、腰椎间盘突出症（同样是很常见的原因）、白血病、结核病、恶性肿瘤、脊髓损伤等。

（5）**药物**：抗肿瘤药物、抗高血压药物、降血糖药物、抗酸药物、镇静药物等，均可使"晨勃"频率降低。

（6）**不良的生活习惯**：长期嗜烟酒、生活没有规律、长期过频手淫、熬夜等不良的生活习惯均可能导致男性"晨勃"减少或消失。

有或没有晨勃又意味着什么

"医生，我不行！""怎么呢？你现在有女朋友？有性生活？""还没有，但是我最近发现自己没有'晨勃'了！"这类男性总是担心自己得了阳痿，过度的焦虑以及过于关注"晨勃"，反而导致"晨勃"的现象变得更少。这是一种可怕的恶性循环：心理上的不安，导致生理上的不健全；而生理方面的毛病又诱发心理上的更进一步的不安，如此往复，情况越来越糟。

如果性生活的频率和性交时阴茎勃起的硬度没有什么问题，只是发现没有"晨勃"了，就更不要担心了。可能阴茎清晨会有正常的"晨勃"，只是你没发现而已。也可能是夜间偷偷地勃起！

　　如果没有性生活，可以用邮票试验给自己测试勃起：睡前，将四五张邮票围绕阴茎根部，缠成一个圈。如果夜间有正常勃起，第二天清晨，邮票的连接部就会被撑断。如果是重叠部分未粘牢而脱开则无意义。如果有性生活，而自觉勃起硬度、勃起持续时间明显降低，较长时间都没有"晨勃"（2～3个月），则建议及时就诊。

养生

第九节 性生活后疲劳怎么恢复

随着年龄增大，男人的性生活质量也会慢慢下降，从前性生活后男女双方能相互温存一下，现在只能当做任务，做完以后倒头大睡。男同胞都知道这样做不合适，奈何身体太疲惫，心有余而力不足。性生活后的疲劳，让许多原本和谐的夫妻，在几年之后却陷入"性疲劳"的困境，难以找回往日的欢愉。

导致性生活后疲劳的原因有很多，对爱人身体的熟悉、紧张的生活节奏、繁重的工作压力和家庭的负担都会使青春期那种旺盛的性渴望减弱。那怎么才能尽快恢复性生活后的疲劳，让夫妻性生活回到往日的和谐呢？

188

规律的性生活

很多人认为性生活的时间不必固定，两个人想做就可以做了，这样会导致有时次数太多累到死，有时次数太少憋得慌。如果我们将性生活当成习惯，每周固定次数，双方都会为下次的性生活精心做准备，用最好的状态迎接性生活到来，就能从心理上缓解疲劳。

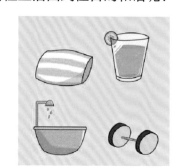

袁医生建议：年龄＜ 40 岁者，建议每周 2 次，最好不要超过每周 4 次；年龄 40 ～ 50 岁者，建议每周 1 次，最多不超过 3 次；年龄＞ 50 岁者，建议每 1 ～ 2 周 1 次，最多不超过每周 2 次。

适当地喝水，补充糖分

性生活是一个体力活，剧烈运动后感到口渴，但是你会发现大量喝水后，疲劳感加重，更加想休息了。那我们怎么办呢？不妨先喝少量的温开水。最好喝点糖分比较高的饮料，以便能迅速燃烧供能。

纯果汁饮料就比较合适，它们含有丰富的维生素 C、矿物质、果糖，热量较高，而且含有丰富的钾，可以补充出汗后缺失的钾。需要注意的是，性生活后不宜马上喝冷饮，因为在性生活过程中，胃肠道血管处于扩张状态，在未恢复常态前，摄入冷饮会使胃肠黏膜突然遇冷而受到一定损害，甚至引起胃肠不适或绞痛。

洗个温水澡

性生活以后，不要呼呼大睡，射精时交感神经兴奋紧张，射精后副交感神经和脊髓反射神经松弛。年轻人副交感神经灵敏活跃，恢复很快，有的甚至马上恢复。上了年纪的人，神经反应迟钝，恢复时间较长，如果射精后马上入睡，引起疲劳的反射功能将继续松弛，疲劳感就难以消失。

189

如有条件，最好能洗个温水澡，让温水从头顶淋上几分钟，刺激头顶部的百会穴。这样不仅可以改善脑部及全身的血液循环，使全身得到放松和休息，还可提高睾丸的生理功能水平。此外，也可以看看电视，在房间内多走动走动。或者夫妻之间多聊聊感受，实话实说，坦诚相待。

平时注意调理

日常生活中也需要注意保持健康，多做有氧运动，工作压力再重，也需要锻炼身体。肥胖、体虚都会导致性生活后疲劳，而且不易恢复。通常年轻人比 40 岁以上的中年人恢复得快，经常运动的人比虚弱的人恢复得快。所以知道运动对一个男人来说多重要了吧？

如果以上方法还是无法让自己变得神采奕奕，建议到附近医院检查一下，可能是其他原因导致自己身体虚弱。

第十节　你是什么时候开始不行的

近日，我的诊室来了一位特殊的患者，一名求治阴茎勃起功能障碍（俗称"阳痿"，以下简称 ED）的患者，今年他已经 67 岁了。中年丧偶的他，最近有了新欢。脱下裤子做检查时，发现他的阴毛都已花白。侍诊左右的研究生们面面相觑，我听到他们小声嘀咕："老不正经！"真的是"老不正经"吗？想起李敖说过的一个笑话，一个老寿星在 100 岁生日当天，分节祝寿，他对他的眼睛说：眼睛啊，眼睛，你 100 岁了，生日快乐！他对他的鼻子说：鼻子啊，鼻子，你 100 岁了，生日快乐！最后他低头说，你要是活着，你也 100 岁了。

男同胞们，请问问自己，你是什么时候开始不行的？今天我想跟你们聊聊黄昏性爱。随着年龄的增长，男性性功能会下降，这是一个不争的事实。研究表明，ED 是年龄相关性疾病，其发病率随着年龄的增长而相应增加。我国学者对上海人群的 ED 发病率进行了调查，各年龄段的发病率分别为：40 ～ 49 岁为 32.8%，50 ～ 59 岁为 36.4%；60 ～ 69 岁为 74.2%，70 岁以上为 86.3%。

袁医生认为，年龄是与 ED 关系密切的危险因素，但并不意味着 ED 是老龄化过程中必然发生的事件。老年人多合并有几种慢性疾病，服用多种药物，ED 是仅由年龄增长引起，还是由其他慢性病或药物所致？目前尚无定论。

40 岁之后，男性的性快感就开始发生明显的变化。有人说 40 岁是青春期的老年，50 岁是老年时的青春。而血液中的睾酮（雄激素）水平也会随着年龄的增长而逐渐下降。那么，男性步入中老年之后性生活到底有什么改变呢？

（1）性欲减退，主要表现在对性兴趣、性想象及性幻想的减退上。

（2）勃起潜伏期延长。

（3）勃起硬度减低，勃起角度减小。

（4）性高潮的频率降低。

（5）两次射精间隔的时间延长。

（6）射精时的喷射力量明显减弱，甚至缓缓涌出，精液量减少。

以上是黄昏性爱的正常情况，大家毋需紧张。男性此时的性反应特点由年轻时集中于性器官的强烈感觉转变为扩散、泛化、延及全身的感受，对性高潮的追求逐渐变得不那么迫切。但是如果老年人长期中断性生活，其性能力将会发生不可逆的损害。

191

所以，"只有生育年龄的男性才应该拥有性生活，年纪大了就不应该有性生活了"这种看法和心态是完全错误的。那些"老年人没有性要求""老年人丧失性功能""老年人不应过性生活"等观念更属无稽之谈。老年人有权利享有性生活，这绝不是"老不正经"！一名健康的男性，是能够在晚年保持享受性乐趣的能力的。

八旬的汉子或许不会把"一夜几次"挂在嘴边，但也能明显感受到射精的体验，更重要的是，经历偶尔的高潮、愉快的勃起，体会肌肤之亲的享受——拥有活跃且适度的性生活，可以促进老年人健康长寿。

我国已步入老龄化社会，关爱老年人衣食住行等方面的同时，关注老年人生活中的"性"，也许更能体现人文关怀。和谐的性生活是高品质生活的重要保证。晨婚暮恋，性爱不减。性将伴你一生。

第十一节 够胆就来测性功能

袁医生，我下面不行了……

袁医生，我最近硬度有点不够……

袁医生，我近来有些疲劳，想请你调理下……

力不从心，我知道，这是患有阴茎勃起功能障碍（ED）。ED 是指阴茎不能达到和 / 或维持足够的勃起以顺利完成性生活。临床上总是难以用一两句话说清楚。现在，袁医生给大家科学、全面地测一测性功能。

首先，阴茎大小离不开长短、粗细、软硬三个维度。我国正常成年男性阴茎的参考范围如下：

192

【疲软时】

长度为 4.5 ～ 11.0cm，平均长度为（7.1 ± 1.5）cm。

周径为 5.5 ～ 11.0cm，平均周径为（7.8 ± 0.7）cm。

【勃起时】

长度为 10.7 ～ 16.5cm，平均长度为（13.0 ± 1.3）cm。

周径为 8.5 ～ 13.5cm，平均周径为（12.2 ± 1.2）cm。

欲知详情，请查看第十七节"阴茎延长增粗术有必要吗？"

表 4-11-1　　勃起硬度评估（EHS）

1级	阴茎充血增大，但不能勃起，无法插入	豆腐
2级	阴茎有轻微勃起，但还未能达到足以插入的程度	剥了皮的香蕉
3级	阴茎达到足以插入的硬度，但不够坚挺或持久	剥了皮的香蕉
4级	完全勃起而且很坚挺，也够持久	黄瓜

接下来，请你回答5个问题，能够对勃起功能评分及分度（IIEF-5）。

注意！请根据过去3个月的性生活实际情况如实作答。

1. 你对阴茎勃起及维持勃起有多少信心？

A. 没信心

B. 很低

C. 低

D. 中等

E. 高

F. 很高

2. 你受到性刺激后有多少次阴茎能够坚挺地插入阴道？

A. 没有性活动

193

B. 几乎没有或完全没有

C. 只有几次

D. 有时或大约一半时候

E. 大多数时候

F. 几乎每次或每次

3. 你性交时有多少次能在进入阴道后维持勃起？

A. 没有尝试性交

B. 几乎没有或完全没有

C. 只有几次

D. 有时或大约一半时候

E. 大多数时候

F. 几乎每次或每次

4. 性交时保持勃起至性交完毕有多大困难?

A. 没有尝试性交

B. 非常困难

C. 很困难

D. 有困难

E. 有点困难

F. 不困难

5. 尝试性交时是否感到满足?

A. 没有尝试性交

B. 几乎没有或完全没有

C. 只有几次

D. 有时或大约一半时候

E. 大多数时候

F. 几乎每次或每次

以上选项中,选 A 记 0 分,选 B 记 1 分,选 C 记 2 分,选 D 记 3 分,选 E 记 4 分,选 F 记 5 分。

总分 0～7 分: 重度 ED

总分 8～11 分: 中度 ED

总分 11～21 分: 轻度 ED

总分 22～25 分: 恭喜你,你很正常,不需要任何治疗哦!

第十二节 遗精怎么回事，婚后还遗精正常吗

女性在睡眠时或者性刺激下，阴道分泌物大量增加、有黏液排出，但一般不会被注意，而男性则不同，很多男性朋友因遗精来就诊时，难免忧心忡忡，担心自己的身体是不是出现了病变？会不会影响自己的生育能力？鉴于广大男性朋友对或多或少出现遗精现象的疑问，本节我将为大家讲解遗精究竟是怎么回事。

什么是遗精

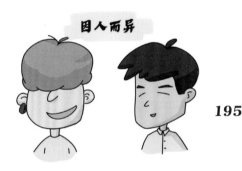

遗精是指男子青春期后非性活动而出现精液自行泄出的病症，有生理性和病理性的不同，而不管是生理性还是病理性遗精，与生育能力都无直接关系，因此一般不会影响生育能力。

195

为何会出现遗精

在医学上，认为成年男性一般一个月遗精1～3次是属于正常现象的。而遗精的次数以及频率是因人而异的，有的人第一次遗精后，需要过很长时间才会有第二次，有的人一个月或者是一周内会有1～2次遗精的情况，甚至是几个晚上都会有频繁遗精的情况发生，这就属于病理性遗精。

目前，西医对病理性遗精的损害及发病机制尚无确切认识，多数认为其属于继发症状，与内分泌生殖系统局部各种炎性刺激、自主神经紊乱、焦虑、抑郁状态、过度疲劳有关。

婚后遗精正常吗

从理论上来说，一般结婚后的性生活相对比较稳定，遗精的情况

就比较少见，那么结婚后还遗精正常吗？中医认为"精满则溢"，如果结婚后的男性朋友没有定期的性生活或者很长一段时间没有夫妻生活的话，那么出现遗精的情况是正常的；若婚后有规律的性生活，遗精仍反复、长期出现，建议及时就医，完善相关检查。

中医对遗精的认识

中医将精液自遗现象称为遗精或失精，有梦而遗者名为"梦遗"，无梦而遗甚至清醒时精液自行滑出者为"滑精"，"梦遗"往往是滑精的初期阶段，此两者是遗精轻重不同的两种证候。

中医认为遗精以精关失固为病理表现，病因有虚实之分，亦有五脏归属不同，遗精初起、年轻力壮者，多为心火、肝火及湿热扰动之实证、热证或阴虚火旺，扰动精室；久病体衰，滑脱不禁伴有多种虚衰症状者，则常属为脾肾虚寒，精关不固。

治疗

西医对遗精目前尚无特殊治疗方法，以积极处理包皮龟头炎、包茎、前列腺炎等诱发因素为主。中医对遗精治疗有独特优势，注重审证求因，辨证论治，一人一方。遗精辨证首先分虚实，虚则补益固涩，实则清泄，虚实夹杂则清补兼施，而非一味补益固涩。

以上就是本节关于遗精问题的相关介绍，希望能通过本节内容，让广大遗精患者对本病有一个基本认识，从而降低遗精给患者带来的影响。

第十三节 久久不射，是福是祸

在门诊时，遇到这样一类患者，性生活时光磨枪，却不发射子弹，最终性趣全无！我常常会问这种患者两个问题：①平常有无手淫？手淫时能不能射精？②梦遗时有没有精液排除？病友给出的回答基本上是肯定的！我们称这种情况为不射精症——功能性不射精症。

什么是不射精

不射精症是阴茎能正常勃起和性交，但是不能射出精液，或是其他情况下可射出精液，而在阴道内不射精，因此无法达到性高潮和获得性快感。临床上分为功能性不射精症和器质性不射精症。

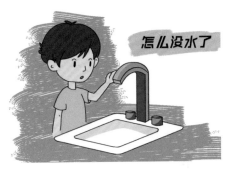

怎儿没水了

哪些情况会导致不射精

1. 功能性不射精

（1）**精神心理因素为常见原因：**如对配偶不满意、夫妻关系不和谐、思想压力大、性生活环境不佳等，均可使男方对性生活采取抑制态度，长此以往会导致不射精症。

（2）**性知识缺乏：**夫妻双方缺乏性知识，不知道如何性交，或者对性有恐惧心理（如女方害怕妊娠或疼痛）而限制男方大幅度、快速抽动，使男方不能达到射精的阈值，导致不射精症。

（3）**性疲劳或射精衰竭：**性交或手淫过频容易造成脊髓射精中枢功能紊乱，引发不射精。

（4）**长期手淫**：长期手淫可能会引起不射精症。由于手淫时的性刺激强度多超过性交时的强度，射精中枢习惯于手淫的强烈刺激，可能在性交时达不到射精阈值。另一方面，由于传统观念的影响，手淫者通常有负罪感和羞耻感，也会对射精起抑制作用。

2. 器质性不射精

（1）**神经系统病变与损伤**：如大脑侧叶病变、脊髓损伤会引起不射精症。

（2）**医源性因素**：如胸腰交感神经切除术、腹膜后淋巴结清扫术都能损伤神经引起不射精。

（3）**泌尿生殖系统局部病变**：如精阜肥大、包茎或伴有包皮口狭窄的包皮过长、阴茎外伤、硬结、瘢痕、纤维化、严重尿道下裂等可引起不射精。

（4）**内分泌异常**：糖尿病、垂体功能低下、甲状腺功能亢进症等可引起射精障碍。

（5）**药物性因素**：抗高血压药、镇静安定药物或肾上腺素阻滞剂等，以及长期酗酒或吸食毒品，都会诱发不射精。

不射精症需要做哪些检查

如果出现不射精，应该做性心理评估、血糖、内分泌激素测定、射精后尿液分析，必要时可行经直肠超声检查前列腺精囊、膀胱镜以及CT检查、阴茎电生理检查等。

目前治疗进展

目前功能性不射精的治疗，主要以两个目的为导向：①以能够阴道内射精为目的；②以生育为目的。不同导向，治疗侧重点不同。

（1）药物治疗：麻黄碱、育亨宾、新斯的明及左旋多巴等。

（2）中医治疗：中药汤剂（需要辨证论治）、针灸、小针刀、按摩等。

（3）物理治疗：电按摩、直肠探头电刺激诱发射精。

（4）性行为训练、性知识教育、心理治疗也是不可缺少的！

第十四节　想法太多怎么办，性欲亢进的破解之道

临床上有很多人出现一个问题，那就是自己一个人的时候总是想一些羞羞的事情，无论看到什么东西都能联想到这个羞羞的事情，进而产生企图，主动通过与异性完成身心结合，也就是性生活，从而达到满足和获得乐趣。大脑无时无刻不处于兴奋状态，不想工作，不想睡觉，只想和异性发生性关系，有时候都怀疑自己是不是一个变态？

医学上将这种情况叫作性欲亢进，是以男性持久地、过于强烈地要求性活动为主要特征的疾病，又称性欲过盛、性欲过旺，中医常称为阳事易举。性欲亢进可分为：性兴趣亢进和性兴奋亢进（即性冲动过度强烈）。二者常具体表现为：对性行为有迫切的要求、性交次数增加、性交时间延长等，甚至不考虑条件和场合去寻求性接触，严重时必将影响患者的生活、工作、社会交往，乃至发生犯罪行为。

性欲亢进发生率很低，约占普通人群的 1%，男性稍高于女性。单纯、原发性的性欲亢进者更为少见。在神经、精神性疾病的患者中其发病率较高。现代医学认为，性欲亢进的主要发病机制是性中枢兴奋过程增强。绝大多数是由于精神心理失调或对性知识认识不足而产生的焦虑所导致，少部分是由于病理改变而引起的器质性病变。

🦋 精神、心理因素

青少年受到某些性文化的刺激，尤其是色情小说和录像等影响，这些过度刺激导致患者性欲失常，大脑长期处于兴奋状态，当一个人习惯了这种兴奋状态，就会将性生活当作减压、发泄情绪甚至逃避现实的一种方式。比如有些中年男性尽管工作紧张、思想压力大，但还是热衷于"找女人"，

感情受挫时频频寻找"一夜情"。

器质、生理性因素

人体的大脑的工作是最精密的，更需要良好的协调性，任何脑部的疾病都可能对其功能产生不同的影响，垂体肿瘤、睾丸间质细胞瘤、颅内肿瘤等疾病，会引起神经内分泌失调，导致雄激素或者雌激素分泌过多，或者分泌缺少抑制，大脑对性欲过度敏感，传入的性信号被过度增强，导致性欲亢进。

药物、食物和外界的刺激

直接使用促进性腺激素类、睾酮类的药物，长期服用会导致体内激素浓度升高，导致性欲亢进。使代谢下降的药物、食物均可导致性欲亢进。长期服用某些"壮阳药""春药"也会引起体内多巴胺、催乳素等神经肽的紊乱，进而导致性欲亢进。

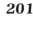 如何破解此病呢

性欲亢进的治疗应针对患者具体情况提出个体化的治疗方案。比如精神性、心理性的因素，必须详细询问清楚病情，有针对性地作出引导，纠正错误的认识，解除焦虑情绪。帮助患者树立正确的人生观、价值观和道德观，努力提高文化素养，建立高尚情操，减少对色情事物的接触。

器质性因素需要有针对性地治疗各种原发病，治疗方式包括药物、手术等。药物性因素可以防止服用可使促进性腺激素水平、睾酮浓度升高的药物和食物；如果必须服用，可以减少剂量或者选择其他替代药物。

最重要的就是普及科学的两性知识，树立正确的人生观、价值观和道德观，减少与色情事物的接触，集中精力于工作、学习，培养良好的兴趣爱好无疑是最好的治疗方式。

第十五节　精液会流完吗？真的存在精尽人亡吗

据说心脏一生跳一亿次，精子产生也有定数吗？《红楼梦》中贾瑞暗恋凤姐，却终不能如愿，日日自慰，结果早逝了，丧命理由你们应该懂得。听起来是不是匪夷所思，精液会流尽？真的存在精尽人亡的情况吗？现在，我们就从以下几个方面解答这个耐人寻味的话题。

精液是什么

精液是指雄性动物或人类男性在射精时（通常处于性高潮状态），从尿道中排出体外的液体。正常精液是一种由精子和精浆组成的黏稠液体混合物，其中精子占比不足 10%，其余为精浆。

临床上很多男性朋友问我"医生，我的精子怎样？"其实这是不科学的说法，不能把精子和精液混为一谈。正常成年男性每次射精的量是 2 ～ 6mL，**肉眼是不可能看到精子的，看到的是精液。**

精液的组成

精子由睾丸产生，并在附睾成熟，生长周期较长，一般为 74 天；精浆主要是来自前列腺、精囊腺等附属腺体分泌产生的混合液，还包括少量附睾液，其中 60% 来自精囊腺，30% 来自前列腺，10% 来自附睾、输精管壶腹部、尿道球腺和尿道腺体等。

精浆含水、果糖、蛋白质、脂肪、各种酶类及无机盐、锌元素等，为精子提供营养物质和能量。这些物质可从每天的食物中不断摄取补充，**只要营养正常，身体功能正常，精浆就能足够分泌，不会缺乏。**

射精过程

射精是由神经系统支配的包括勃起、发射、射精和性高潮的复杂过程

202

射精的过程好比赛跑，精子和精浆都是运动员，精浆只需要摄取足够的营养即可正常分泌。精子比较矫情，不仅需要特定的器官——睾丸才能产生，而且培养周期长达 74 天，所以精子在赛跑过程中好比"黄金运动员"，精浆则是"普通运动员"，是精子的后备军。

射精一旦开始，精子和精浆即往前冲，精子属于冲刺性运动员，耐力较弱，持续一段时间后体力不支而倒下，此时将由后备军——精浆继续完成。若连续多次射精（比赛时间过长），精浆也经不住折腾，由于人体具有自我控制和保护功能，之后连续射出来的可能仅仅是前列腺液和尿道球腺液。

精尽人亡的说法正确吗

通过以上对精液的产生、精液的组成及射精过程的分析，我们知道了即使连续射精，射出来的也可能没了精子，但**精液尽不了，人也不可能亡，因为精子和精浆每天都在持续生成中。**

203

回到贾瑞之死，后世归为"精尽人亡"，但此"精"非彼"精"，他丧失的精是"精气、精神"，他的死是极度兴奋却没能把持住而产生的悲剧。"马上风"，中医又称"脱症"，指性高潮期间突然的死亡和性行为后的死亡。这就告诫我们，纵欲过度是自伤、自残的行为，伤身伤肾又伤精，性生活要有，但一定要适度。

温馨小贴士

正确的排精方法：年龄＜40 岁者，建议 3 次／周，最多可达 5 次，但最好不要超过 5 次；年龄 40～50 岁者，建议 2 次／周，最多不超过 3 次；年龄＞50 岁者，建议 1 次／周，最多不超过 2 次。

第十六节 "直男"变弯怎么办

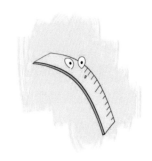

丁某，男，25 岁。因几天前第一次夫妻性生活发现自己阴茎弯曲，无法正常进入阴道，很是苦恼，来医院找我寻求帮助。我看了一下勃起时的图片，阴茎头向左上方弯曲 40°。这样的角度是无法进入阴道的。患者给我说："袁医生，你一定要救救我，我堂堂一个'直男'，别人知道我阴茎是弯的，会怎么想我？"

患者很焦虑，为了解决他的焦虑，我马上安排患者住院做手术。很多人很惊讶。"什么？这个还能治疗？"是的，你没有听错，就算阴茎弯了袁医生还是可以给你掰直的。不信？听我慢慢解释。

医学上，我们将这个病称作阴茎弯曲（Penile Curvature，PC）。阴茎弯曲分为先天性和继发性。

先天性是指生来就患病，临床上很少见，发病率为 37/100 000；继发性阴茎弯曲是由阴茎硬结症（阴茎硬结症是指阴茎海绵体白膜的纤维化病变，使阴茎背侧或外侧出现单个或数个斑块或硬结，简单来说就是海绵体外部有巨大斑块）、感染、创伤，以及皮肤硬化症等疾病引起的。

阴茎硬结症引发此病的情况比较常见。但是该患者未出现硬结，而且从小到大无明显诱因，越长越弯，因此可以判定是先天性的。阴茎弯曲不一定要做手术，此手术是有手术指征的。临床认为：阴茎弯曲角度 ≥ 30°或因弯曲导致性交困难或不能性交者，可以考虑做手术。

那么重点来了，手术怎么做？首先麻醉方式选用连续性硬膜外阻滞，也就是腰以下全身麻醉。插入导尿管导尿，往阴茎根部注射一种改善血液微循环的药，注射此药后，阴茎会长时间充分勃起。然后在阴茎根部扎止血带。准备工作做好后，在距离冠状沟0.5cm处环切包皮，沿着bucks筋膜（也就是阴茎皮肤下的一层膜）表面剥离至阴茎根部。充分评估阴茎弯曲程度，于弯曲最明显处对侧采用多根不可吸收线间断M型单纯白膜折叠，反复矫形直到满意为止，此方法叫作阴茎白膜折叠术。该患者做的就是阴茎白膜折叠术。

对于继发性阴茎弯曲选择切掉多余的白膜，切除白膜硬结，取稍大一点的自体口腔颊黏膜，再缝合缺损区域，这种手术叫作阴茎白膜补片术。两种手术方法，术后都需加压包扎阴茎。

术后一周内会水肿，一般给予雌二醇肌内注射来抑制夜间勃起，降低阴茎海绵体张力。术后2～3个月应避免性生活，防止感染，血肿，阴茎头感觉改变。目前未见复发、阴茎缩短现象或后遗症，术后满意。

205

第十七节　阴茎延长增粗术有必要吗

总有一些男性患者，在离开我的诊室前，突然压低声音问我："呃……袁医生，我下面那个，还有没有办法变大啊？我看到好多广告里写着'阴茎延长增粗术'。"说完，我和他相视。这时，我一般会让他关上门，脱下裤子，来个专科检查……绝大多数情况下，阴茎延长增粗术是没啥必要的。广大的男性同胞们，你们真是想多了。

阴茎延长增粗术，一般是指两种手术，一是阴茎延长术，二是阴茎增粗成形术，两者都是有严格的适应证的，不是你想做就能做的！

阴茎延长术适应证

（1）阴茎发育不良症：成年男性若阴茎勃起状态下长度 < 10cm，因为阴茎短小产生强烈的自卑感，性生活不和谐，根据患者的要求可行阴茎延长术。

（2）阴茎部分缺损。

（3）小阴茎畸形：在幼儿期及青春期行内分泌治疗后阴茎的长度及周径仍大大低于正常，可行阴茎延长及增粗术来改善阴茎形态。

（4）隐匿性阴茎。

（5）阴茎静脉性勃起功能障碍。

阴茎增粗术适应证

先天性或特发性阴茎发育不良而呈小阴茎者，或因妻子生育后阴道松弛、性生活不满意，而强烈要求行阴茎增粗并延长手术以期改善夫妻性生活者。对于先天性阴茎发育不良的成人，阴茎勃起长度 < 9cm 者，必须对患者情绪的稳定性、期望值和动机进行评估。高度怀疑、不情愿、期望

过高、认为阴茎增大能解决包括婚姻生活、改善男性形象等所有问题的患者不宜接受手术。（《男科手术学》）

最后，给大家看一看，我国正常成年男性阴茎的参考范围：

【疲软时】

长度为 4.5～11.0 cm，平均长度为（7.1 ± 1.5）cm。

周径为 5.5～11.0 cm，平均周径为（7.8 ± 0.7）cm。

【勃起时】

长度为 10.7～16.5 cm，平均长度为（13.0 ± 1.3）cm。

周径为 8.5～13.5 cm，平均周径为（12.2 ± 1.2）cm。

当你符合以上标准，你的性生活还不满意，别想着做阴茎延长增粗术了，你该求助"房中术"啦！

207

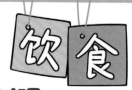

第十八节 微醺是性生活的催化剂吗

　　我在前面的文章提到过，性生活是两个人的事情。一定要男女双方配合着来，但是有些女性比较强势，提出各种要求之后，男方没有一点性欲。出现这种情况，我会建议他们双方在喝酒之后，双方都微醺的时候，再过性生活。还别说，效果真的不错。很多有经验的夫妻，都喜欢在性生活前喝一杯酒，在双方微醺的时候，进行性生活，性生活的满意度会大大增加。喝酒喝到微醺的时候，真的能增加性生活的满意度吗？微醺真的是性生活的催化剂吗？

　　大家都知道，酒为含乙醇的饮料。乙醇对人体中枢神经的作用基本上与麻醉药相似，但由于它引起的兴奋期太长，大量饮用会导致延脑麻痹，安全度不够，因而不能作为麻醉药。血液中的乙醇浓度达到 0.05% 时，乙醇对人体的作用开始显露，会出现兴奋和欣快感；当血中乙醇浓度达到 0.1% 时，会失去自制能力；达到 0.2% 时，已到了酩酊大醉的地步；达到 0.4% 时，可失去知觉，昏迷不醒，甚至有生命危险。

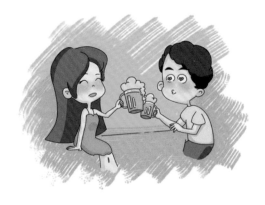

　　乙醇带来的兴奋并非真兴奋，而是大脑抑制功能减弱的结果。此时饮者丧失了其由教育和经验而来的谦虚和自制，同时其辨别力、记忆力、集中力及理解力亦减弱或消失；视力（中枢性）也常出现障碍。性生活中，乙醇通过影响视觉，可能会让你在微醺的时候，发现你的性伴侣身上平常看不见的美。乙醇通过抑制大脑，让你的精神得到了放松，你可能就会做出平常想做不敢做的事情，说平常想说不敢说的话。解放天性，放松精神，性欲就会大大的提升。

　　中等量乙醇可扩张皮肤血管，故常致皮肤发红而有温暖感。乙醇也可扩张阴茎海绵体附近的血管，让海绵体血液循环更快，血液量更多，这样不但不会导致勃起功能障碍，反而会促进勃起。这种感觉会增加你对下一次性生活的向往，成为性生活的催化剂。《医林纂要》里说酒能散水，和血，行气，助肾兴阳，发汗。而阳痿、命门火衰证是指元阳虚衰，温煦推动失职，以阳事不举、精薄精冷、头晕耳鸣、面色白、精神萎靡、腰膝酸软、畏寒肢冷、舌淡、苔白、脉沉细等为常见症的阳痿证候。因此，我们正好可以利用酒的助肾兴阳之效，温煦元阳，治疗阳痿。

209

　　过度饮酒会影响中枢神经系统。乙醇使神经系统从兴奋到高度的抑制，严重地破坏神经系统的正常功能。过量的饮酒就是在损害肝脏。慢性酒精中毒，则可导致酒精性肝硬化。此外慢性酒精中毒，对身体还有多方面的损害。如可导致多发性神经炎、心肌病变、脑病变、造血功能障碍、胰腺炎、胃炎和溃疡病等，还可使原发性高血压的发病率升高。还有人注意到，长期大量饮酒，能危害生殖细胞，导致后代的智力低下。常饮酒的人喉癌及消化道癌的发病率明显增加。

　　酒，是一种文化。中华上下五千年就有酒文化的积淀。李白有举杯邀明月的雅兴，而苏轼有把酒问青天的胸怀。欧阳修有酒逢知己千杯少的豪迈，曹操有对酒当歌人生几何的苍凉。杜甫有白日放歌须纵酒，青春作伴好还乡的潇洒。酒是好东西，高兴的时候它能助兴，悲伤的时候，它能为你解忧；酒是坏东西，当你过度饮酒的时候，你已经开始伤害你的健康，伤害你的生命，伤害家人对你的关爱。要珍惜生命，适度饮酒。

第十九节　世上真的有"春药"吗

世上真的有"春药"吗？陪伴我们成长的武侠剧中，总少不了女主中毒后被侵害的桥段！周星驰和林青霞主演的喜剧《鹿鼎记》中，林青霞饰演的角色就是中了江湖第一"春药""奇淫合欢散"之毒。天桥底下小贩的"合欢散""金苍蝇""桃花雾"，你有没有了解过？传言"男的吃了金枪不倒，女的吃了春心骚动"的言论你信了？令人欲火焚身、不交合就会爆体而亡的春药真的存在吗？

现代研究定义"春药"是促进性欲产生、增强勃起硬度、延长性交时间以及提高性快感的药物，也称之为壮阳药、性兴奋剂、助性剂。千百年来，几乎所有的时代和文明都存在这种神奇物品的传说。路漫漫其修远兮，吾将上下而求索。人性永远是最好的生意，药厂从来没有停止对促性药的研发。然而到目前为止，尚无既安全又适用于所有个体的性兴奋剂。海洛因、大麻、麦角酸二乙基酰胺（LSD）等成瘾产品可使吸食者产生富有刺激性的幻想，增强包括性在内的各种精神感觉。作为世界三大毒品之一的大麻，研究表明只要摄入 7mg 就会致幻。从催情的角度看，有些成瘾产品像是两性通往天国的向导。但是**这些成瘾产品对机体内分泌和神经系统有损伤作用，最终会严重损害吸食者的性功能。**

5 型磷酸二酯酶抑制剂（如西地那非，俗称"伟哥"）对硝酸酯类血管扩张及对一些有勃起功能障碍的患者，具有较好的疗效，但不具有诱发性欲的作用，也不能明显增强正常人的勃起强度、延长性交时间。

所谓的"印度神油"指一种帮助人们在床笫之间得到欢愉和满足的液体，主要成分是鹿鞭、牛鞭、海马、海蛇、蛤蚧等固本生精的药物，能够

211

激发性欲，兴奋神经。通过表面麻醉药，能够降低龟头和阴茎的感觉而延缓射精，然而过量应用可由于局部感觉丧失导致勃起功能障碍或不射精。

"西班牙苍蝇水"是斑蝥（又称"西班牙苍蝇"）的浸出液，含有对机体的致敏物质。这些物质经泌尿系统排泄时，可引起膀胱和尿道的严重过敏反应，使阴茎充血，产生痛性勃起，服用者试图通过性交以延缓疼痛，因此使用者当时并无多少愉悦的感受。而且此药的安全性窄，对于人类来说，其安全使用剂量和中毒剂量很接近，易出现局部疼痛、血尿甚至过敏性休克等严重后果。

提起"春药"，我们也许会窃笑，同时内心也会升腾起一种隐秘的渴望。人们希望这个世界上有一趟欲望号列车，能够使自己被痴想的人所爱，让男性兽性大发，让女性投其所好。然而，又能激起性欲，又无毒害作用的催情药，至少在现代医学看来，是不存在的。"春药"不存在，是不是很失望？如果实在心痒难耐，不妨来杯西湖龙井静静心吧！

212

第二十节　"伟哥"吃多了，会不会"马上风"

世人皆知古时妇女头上的银簪既有固发作用，又有装饰作用，却不知此物在男女房事时也有重要地位！各位不妨猜猜，房事时是如何使用银簪的？有籍记载："女子出阁之日，父母赠其银簪，可谓深有用意，洞房花烛日，防风之备哉！得风之时，无事一方切不可惊慌失措，忽然中断停战了事，非也，殆矣！否则有性命之危。无事一方，应紧抱中风一方，保持原有姿势，以银簪，细针刺其长强与人中二穴，或以指甲重按前述二穴。危急患者，加之嘴对嘴人工呼吸术，或可得救。切不可含羞戴丑，必要高声大呼……"此事于古时称为"脱症"；在现代，称为"马上风"，指由于性行为引起的意外突然死亡，又称"房事猝死"。

你是否以为老年人才是多发群体，你还年轻，离你还远

有数据表明，30 岁左右男人发病率最高，其次按顺序分别为 50 岁、40 岁、20 岁与 60 岁左右。它不但包括性高潮期间的突然死亡，也包括性行为后的死亡。这种病症来势凶猛，欲望变绝望，切不可等闲视之。

导致"马上风"的常见原因有哪些

（1）心脑血管等基础疾病：老年人多为高血压、脑动脉粥样硬化而引起的脑出血、蛛网膜下腔出血；年轻人多为先天性脑血管畸形、动脉瘤而引起的蛛网膜下腔出血。

（2）提到药物是不是第一时间想到了"伟哥"这个东西？不知道你有没有仔细看过这一类药物的说明书，说明书明确指出：**在已有心血管危险因素存在时，用药后性活动有发生非致命性／致命性心脏事件的危险。**

在性活动开始时出现心绞痛、头晕、恶心等症状，须终止性活动。

（3）**酒后同房：**乙醇可以麻痹中枢神经系统，从而达到延迟射精的效果；亦可以兴奋中枢神经系统，增强性欲。但是，千万别干酒后同房这种傻事，不要忽略这一点——乙醇对心血管系统的刺激作用，可使血管痉挛、血流加速、血压升高，诱发心脑血管疾病，导致死亡。当乙醇遇上性爱，那是会增加"马上风"的风险的！

（4）**过度的劳累：**你疲劳时，你的心脑血管系统也是处于疲劳状态。即便小别胜新婚，却也莫要过于激动，避免悲剧的发生。

（5）**老夫少妻，双方年龄相差大，**老年男性与妻子行房事时，心率上升快，交感神经兴奋会令血管收缩和血压上升，在极端情况下血管也会破裂，心脏易出现早搏，从而极易导致性猝死。

214

说了这么多，好像一直没针对性回答"'伟哥'吃多了，会不会马上风？""伟哥"学名又称西地那芬、西多芬、西地那非，是一种 5 型磷酸二酯酶抑制剂，主要用于治疗男性勃起功能障碍。但现在的男人，发生勃起功能障碍的第一时间往往不是就医，而是吃"伟哥"，可谓是硬不起来吃"伟哥"，硬得不够吃"伟哥"，想硬就硬吃"伟哥"，一片不够来两片，两片不够来四片！却不想，不管是哪一种 5 型磷酸二酯酶抑制剂都是有着明确的剂量的限定的，超过剂量时心脏负荷会大大增加，增加猝死的可能性！在此号召：病不讳医，科学用药，莫让欢喜事变成悲剧！

第二十一节 少吃饭，多过夫妻生活

古书《孟子·告子章句上》有云："食色，性也。"民以食为天，然而随着人们物质生活水平的提高，天天玉盘珍馐、饕餮盛宴的人不在少数。难怪现在减肥产品和健身很火。少吃一点，真这么难吗？

少吃一点，至少有以下 4 大好处：

减轻肠胃负担

《黄帝内经》有云："饮食自倍，肠胃乃伤。"过度饮食，损伤脾胃，最常见的有消化不良、腹胀腹痛等症状。暴饮暴食是不可取的。

避免肥胖发生

长期饱食，使人肥胖。现代的许多疾病都是吃出来的，肥胖会显著增加罹患高血脂、动脉粥样硬化、冠心病、糖尿病、高血压等疾病的风险。

减缓大脑退化

长期饱食会造成大脑皮质血氧供应不足，导致脑组织萎缩，最终会导致大脑功能退化而出现痴呆。

延长自身寿命

氧自由基被证明可导致人体早衰，过量饮食会明显增加体内活性氧的产生，造成细胞损伤，导致衰老迹象的产生。所以，吃饭七分饱，寿命短不了。看完，你还不放下碗筷？

215

地球上有80亿人口，每天大约发生1亿多次性生活。性生活如此普遍存在，我在临床上却总是碰到，有男性朋友很担心自己日常的性生活过于频繁了。相传："一滴精等于十滴血，射得过多，越会肾透支，总有一天，精尽人亡。"

到底一周进行几次性生活比较合适呢？其实，性生活的频率真是因人而异的，只要不影响工作、生活、休息，一夜七次和一周一次都可能是正常的！

只要你量力而行，多做爱有以下 4 大好处：

（1）缓解压力：上班压力山大，单位只看绩效指标，下班回家，是该搂着老婆，来一次嘛！毕竟性生活进行的一刻，人是感觉不到压力的，在两情相悦、身体舒适的前提下，享受性生活是一种健康的解压方式。

（2）促进睡眠："睡前来一次，赛过安眠药。"这句俗语可能有些夸张，但是，人在放松的状态下确实更容易入睡。

（3）升华感情：和谐的性生活是两性关系的基石。所谓爱，是越做越爱。牛郎和织女相望银河的柏拉图式爱情"只应天上有"，洞房花烛夜的缠绵，小别胜新婚的喜悦，长相厮守的温情才是人世间追求的爱情。

（4）提高自信：征服女人是男人的天性，做好"家庭作业"、和谐的夫妻生活能让男性倍感自信，这样在外追求事业时也会心无旁骛。长期保持下去，家庭和事业就会形成良性循环。

第二十二节　妻子怀孕能不能过性生活

目前，流传着这样一种说法，为了确保母婴的健康和安全，妻子怀孕了最好不要过性生活，否则容易导致流产或者早产，事实真的是这样吗？妻子妊娠期到底可不可以过性生活？如果可以，又该怎样过性生活才算安全呢？今天，我们将按照妊娠期来探讨一下妻子怀孕后的性生活问题。

前 3 个月尽量避免性生活

妊娠 12 周以前为妊娠早期，是胚胎的初始发育阶段。受精后 12 天左右，一些滋养层细胞可以通过合体滋养层侵入母体子宫内膜，此时胎盘绒毛发育不全，深入子宫内膜的程度尚浅，正常的胎盘滋养层细胞在妊娠 10 ～ 12 周浸润至蜕膜与基层交界处的大血管，需到妊娠 16 ～ 18 周，才能完成第二次浸润，扩展至子宫肌层，建立全面的血管联系。

因此，妊娠期胚胎在子宫内的根基不牢，遇到外界刺激易使胎盘绒毛从宫壁剥离出血，从而导致流产。而目前普遍认为习惯性流产的主要原因是受精卵和胚胎的先天不足，而性生活只是一个诱因。

但为安全起见，若妻子在妊娠早期有腰酸、腹痛、阴道流血等先兆流产症状或者有习惯性流产史，妊娠早期仍应避免性交。若妻子妊娠早期无特殊不适，可以适当地过性生活，但应避免剧烈的性交，插入不宜过深，频率不宜太快，每次性交以不超过 10 分钟为度。

中 3 个月相对安全

妊娠 4 ～ 6 个月，此期胎盘已发育完好，胎儿也初具人形，并开始了稳步发育，而且母体分泌的大量孕激素对胎儿有重要的保护作用。因此，此阶段被认为是相对的安全期，可以适度地过性生活。这段时期子宫逐渐

217

增大，羊水逐渐增多，抵抗外力的能力增强，性生活时也应当注意以下几点：

（1）选择不压迫妻子腹部的性交姿势，性交次数不宜过频，动作宜轻柔，阴茎不宜过于深入阴道，否则可能导致流产以及胎儿宫内窘迫，甚至发生胎死宫内。

（2）夫妻应比平时更注意外阴卫生，性交前要排尽尿液、清洁外阴及外生殖器，避免上行性泌尿系感染及宫腔内感染。

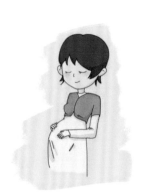

（3）最好使用避孕套或做体外排精，以精液不入阴道为好。因男性精液中的前列腺素被阴道黏膜吸收后，可促使怀孕后的子宫发生强烈的收缩，不仅会引起孕妇腰痛，还易导致流产、早产。

末3个月最好禁欲

妊娠晚期，胎儿增大，羊水增多，宫腔张力增大，受外力后缓冲能力减弱，容易导致胎膜早破。研究表明，妊娠晚期性交会引起胎膜早破、胎盘早剥、胎儿宫内感染等。因此妊娠晚期应尽量避免性交，尤其是剧烈的外力撞击性性活动。

结论：在妻子妊娠期，应尽量避免性生活，尤其是妊娠的前3个月和后3个月，以免发生流产、早产、感染等情况，即使是在相对安全的中3个月，也应尽量控制频率、力度，尽量选择体外排精或使用避孕套，务必注意加强个人卫生。

第五章

得了男性不育症
怎么办

　　中国人讲究天时、地利、人和，而机会总是留给准备好的人，那么迎接新生命的到来，应该怎样做好准备？本章给备孕爸爸答疑解惑。

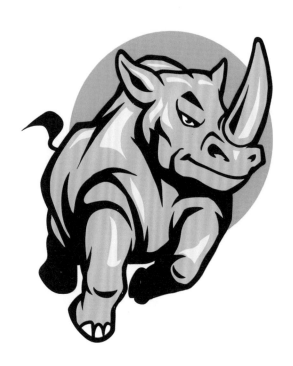

第一节　亿万大军攻城，为何拿不下城中的她

生活中，很多男性朋友都觉得自己离男性不育症很远，以为能正常射精就能让妻子怀孕。事实上，即使你性功能正常，也未必能正常生育。纵使你有亿万大军（精子）攻城，却仍有可能拿不下这座城，拿不下城中的"她"（卵子）。

繁衍后代看起来是一个很简单的事情，实际上却包含了相当复杂的生理过程，它需要男性产生健康的精子、女性产生健康的卵子、输卵管通畅且允许精子与卵子接触、精子具有使卵子受精的能力、受精卵能够正常在子宫内着床、正常的胚胎发育。任何影响这一系列过程的因素都可能会造成不育，其中绝大多数过程涉及男性的生育功能问题。

一般认为，未采取避孕措施的育龄妇女，每一个月经周期平均有25%的机会怀孕，80%～85%在婚后12个月内应当怀孕，若婚后1年以上，未采取任何避孕措施且有规律地性生活而未能生育，考虑不育症。

今天，袁医生给广大男性朋友讲解引起男性不育的"男性"因素。内分泌因素与男性生殖相关的主要内分泌腺包括下丘脑、垂体、睾丸，因此，三种内分泌腺疾病，或其他疾病与因素干扰这些内分泌腺，都可引起不育。

睾丸因素

睾丸主要功能是产生精子和分泌雄性激素，睾丸疾病可以造成功能障碍而致不育，主要原因包括染色体异常、睾丸发育异常、外伤、炎症、局部缺血缺氧、受压萎缩等。

全身性因素

全身性因素主要包括内分泌疾病、营养障碍、微量元素匮乏、药物及重金属危害，不良习惯和嗜好如过度吸烟、饮酒、情绪紧张等。

附睾因素

附睾是储存精子的重要器官，其次，精子在通过附睾的过程中，逐步获得了运动能力和受精能力。当出现附睾先天性缺陷、附睾炎症、附睾管梗阻的情况时，可引起不育。

附属性腺因素

附属性腺因素主要包括前列腺、精囊及尿道球腺，附属腺分泌物组成的精浆液，许多副属性疾病如炎症、肿瘤等可引起不育症。

ED 和射精障碍

221

ED 和射精障碍的患者由于不能在阴道内射精而致不育，是常见的不育原因之一，其中射精障碍主要包括不射精和逆行射精。

输精道梗阻

输精道梗阻指从睾丸网到射精管的机械系阻塞，精子无法排出而引起不育，对于此种情况，首先要区别是梗阻性还是睾丸生精功能障碍造成的。

性交因素

无节制地频繁性交可影响精液质量；而性交次数太少，又容易错过配偶的排卵期而减少受孕概率。

免疫性不育

男性不育 8% ～ 10% 与免疫因素有关，研究表明，男性血清总存在精子凝集抗体，可导致男性不育。其中，抗体滴度 >1∶512 者几乎使精子全体产生凝集。

　　讲到这里，相信大家对引起男性不育的因素有了大致的了解，如文前所讲，不要误以为性功能正常，就一定能正常生育，备孕前一定要前往正规医院进行相关检查。

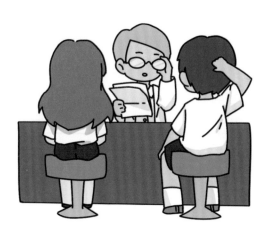

第二节 是它，真正的精子杀手

作为一名外科医生，我偏爱吸烟。在繁忙的医疗工作中，得空我就会找机会吞云吐雾一番，这时总有学生跟我说，"袁老师，吸烟有害健康啊！"我也总会想起曾经我的老师对我说的那番话，喝酒伤胃，抽烟伤肺。但是不喝，不抽，伤心。殊不知，**吸烟是真正的精子杀手！**

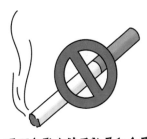

吸烟会影响精子数量和质量

一支点燃的香烟，通过氢化、热解、氧化脱羧和脱水反应，可以释放出大约 4 000 种化学物质，这些化学物质由气体、气化的液体和微粒组成。其中，尼古丁、苯丙芘、二甲基苯丙蒽、萘、甲基萘、多囊芳烃以及镉是香烟中公认的致癌物质和诱变剂。那么，吸烟到底对精子会产生什么影响？

223

研究显示，吸烟引起精液的变化至少有 3 大特征：①精子密度下降；②精子活力下降；③精子畸形率增高。也就是少精子症，精子活力低下症，畸形精子增多症！吸烟会导致精子数量和质量下降，畸形精子比例增加，但目前医学界对其确切的机制尚不十分明了。

大量研究结果表明，精液质量参数与日吸烟量有显著的相关性。而且，有学者报道香烟烟雾的吸入量对精子质量没有所谓的"安全"剂量。所以，有男性不育问题的吸烟者应该减少或者完全停止吸烟，不要存在任何侥幸心理。换句话说，**想要生育，远离吸烟。**

第三节　三分钟教你如何把握孕机

在男性科的门诊，经常有一些年轻的夫妇前来就诊。往往对我说的第一句话是："医生，我怀疑我不育！我备孕两个月还没中！"我只能本着科学的态度告诉他："有数据表明正常的男女一年的怀孕概率在60%左右。这是在男性精液质量没有问题，女方排卵没有问题，有规律的性生活的情况下……"不等我说完，迎来的是小夫妻充满求知欲的大眼睛："袁医生，有什么办法能提高受孕的概率？"

🦋 受孕时机和性生活频率

如果说平常月经规律，我们一般默认没有问题，这种情况下，每2～3天性生活一次。**女性的排卵日期一般在下次月经来潮前的14天左右。卵子自卵巢排出后在输卵管内能生存1～2天，以等待受精；男性的精子在女性的生殖道内可维持2～3天受精能力。**耐心给自己12个月的时间，80%的夫妻可以成功。如果备孕时女方年龄已过35岁，则再试孕6个月。任何事情都有一定的规律性，给你的小蝌蚪多一点时间和耐心。假如不成功再来医院。

如果平常月经不规律，则监测卵泡是可以选择的，没有特殊情况，可以使用基础体温和排卵试纸。**在没有排卵的情况下，每天清晨起床前的体温（即基础体温）在37℃以下，为36.4℃～36.6℃。排卵时体温稍下降，排卵后体温平均上升0.5℃左右，一直维持到月经来潮前才开始下降。**

以上这两种方法相对简单，可以自己在家里操作，准确性也还可以，误差2～3天。

精准一点的就是 B 超监测卵泡，尤其适用于月经不调的女性，月经来的第 11 ～ 12 天开始，到医院做 B 超看卵泡，后面根据测到的卵泡情况选择间隔时间继续监测，直到看到卵泡排出。这种办法相对比较麻烦，可能需要来来回回去几趟医院。如果连续 2 个月 B 超没有测到卵泡成熟，那就是没有排卵，那便需要在妇科系统地诊治。

身体也能给予一些信号提示处在排卵期前后，比如女性身体的内分泌激素会发生变化，如果仔细一点，可以觉察到；再比如说，排卵前后可能会出现乳房胀痛，一侧小腹隐痛，少许阴道流血，或是分泌物黏液增多会拉丝等的状况。

受孕的姿势

很多夫妻很在意这个问题，但是其实对于备孕来说影响并不大。因为性生活的过程最重要的作用就是让男性的精子进入女性体内，而至于怎么样的姿势对于这个结果来说影响并不大。强调一点：早泄和包皮过长对怀孕是没影响的，但如果阳痿进不去阴道是有影响的。

225

所以说同房的时候不必讲究太多姿势，也不要给自己和伴侣太大的心理压力。强制采用不适合双方的固定体位，不仅会影响夫妻性生活和谐，还会形成一种为了生育才过性生活的怪圈。而且最重要的是不愉悦的性生活，会影响男性泌精和射精过程，使附睾不能充分泌精，射精也不够充分，让精子数量大打折扣，低水平发挥。对于很多朋友在意的同房之后要不要倒立这件事也完全没有必要，一般情况下同房后静卧一会儿就好了，如果不放心就在屁股下垫个枕头，而倒立是完全没有必要做的。

备孕的生活起居

（1）不良习惯要改：男性在备孕期间最好戒烟，尤其是二手烟，危害更大。养成少饮酒，少熬夜、不久坐的良好生活作息。同时远离泡热水澡、蒸桑拿、化工及放射场所，好好呵护自己的"小蝌蚪"。

（2）**适度的体育锻炼：**如游泳、慢跑、球类运动等，以增强体质。一周2～3次，一次半个小时到一个小时即可。

备孕的饮食禁忌

（1）**不要吃：**小吃，油炸、煎烤、香精、色素的食品或饮料。

（2）**需要多吃：**优质蛋白质，如山药、鳝鱼、海参、蟹黄、黑鱼、豆腐皮、核桃、芝麻等均含有较多的精氨酸。

（3）**补充微量元素：**如小米、玉米、红薯、大豆、南瓜及海产品牡蛎等食物中含锌较多，海蜇皮、海带、墨鱼、蛤蜊、紫菜等海产品含硒量高。

（4）**补充维生素 A、维生素 B、维生素 C、维生素 E，**如动物肝脏、植物油、绿叶蔬菜和胡萝卜、豌豆、西红柿、扁豆、南瓜、土豆、大枣以及新鲜水果中。

（5）**增加抗氧化的食物：**如花椰菜、紫薯、紫色洋葱等。

第四节　男人何时要孩子最合适

有句俗话戏称，男人四十一朵花，女人四十老妈妈。其中，就暗含着男人在 40 岁的时候，他的精气神是一生中比较旺盛的；而对于女人来讲，40 岁时的激素水平、生育能力等似乎都在往下坡路走。

随着社会婚姻观念的改变，工作、生活压力的增大，很多年轻人不愿意承担做父母的责任，30 岁以后，甚至 35 岁以后才结婚、生育的人群逐年上升。而对于 35 岁以上的大部分男性朋友，妻子受孕率也在逐年下降。其原因不仅与女方受孕能力下降有关，男性的精子质量下降也是重要的因素。

平时，我们经常听到高龄产妇这一代名词，谈到受孕，讨论的大部分是女性相关的问题，关于男性的少之又少，其实**生娃是两个人的事，不仅女性有最佳生育年龄，男性也有。可这点很少引人注意，最终导致有些准爸爸错过最佳生育年龄。**男性哪段年龄最适宜生育呢？

 什么是最佳生育年龄

最佳生育年龄是从优生优育角度讲的，选择最佳生育年龄是科学的，也是必要的，可以提高生育的质量，摒除不利因素。

 男性最佳生育年龄

研究表明，男性的最佳生育年龄为 30～35 岁，这是因为男性精子素质在 30 岁时达到高峰，能持续 5 年的高质量。而过了 35 岁，体内的雄激素开始衰减，男性年龄过大时，精子的基因突变率相应增高，精子的数量和质量都得不到保证，对胎儿的健康也会不利。研究显示男性在 30～35 岁让妻子受孕生出的小孩智力最高、最聪明，精子的活力最

227

好，有最强的生命力。而过了 35 岁，精子的素质就呈现下降的趋势。30～35 岁的男性，各个方面都非常成熟，身体素质好，事业稳定，经济状况良好，养育孩子的条件优越。

 了解男性育龄期的必要性

了解男性育龄期及最佳育龄期，不仅可以帮助男性朋友在合适的年龄生育，对女方生育也有较大影响。男性年龄一旦超过 50 岁，会使女性怀孕成功率降低、流产风险增加。据统计，男方超过 40 岁，女方流产的概率约为 35%；男方不到 30 岁，女方流产的概率为 10%～15%。

 错过了生育黄金期，该如何

在最佳生育年龄生育无非是为了可以生出更健康的宝宝。由于现实生活中的种种压力，很多人错过了这一生育黄金期，对于这类男性朋友，在以下几个方面得更加注意：

（1）**保持良好的生活习惯**：不管是对于黄金期还是错过黄金期的育龄男性，良好的生活习惯更有利于获得优质的精子。所以尽量不熬夜、远离烟酒，保持良好的饮食习惯，定期到医院检查，发现问题，早诊断、早治疗。

（2）**坚持适量运动**：35 岁以后，很多男性不仅精子质量下降，身体素质也在慢慢下降，所以，如果还想拥有一个较好的生育能力的话，就得养成勤锻炼的好习惯。

（3）**放松心情**：即使错过黄金期，若能保持良好的生活习惯，适量运动，保持愉悦的心情，生出健康宝宝的概率也是非常大的，年龄并非绝对因素；但从优生优育角度讲，年龄的作用却是必要因素之一。

综上，我们可得知最佳生育年龄并非单独针对男性精子质量定义，而

228

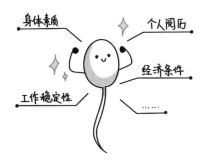

是综合了各年龄段男性的身体素质、个人阅历、工作的稳定性及经济条件等多方面因素所得出的推论。

第五节 男性不育诊治流程

男性不育是影响男女双方和家庭的全球性问题，据统计，我国育龄夫妇不育症发生率为12.5%，且相当数量的男性不育者病因及发病机制不明，使得男性不育诊治有其复杂性和特殊性。

当您怀疑自己有男性不育时，您该如何早发现、早期合理治疗呢？下面袁医生将结合自身经验，为大家解答男性不育初步诊疗流程。

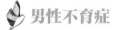 **男性不育症**

世界卫生组织（WHO）定义，夫妇婚后同居一年以上，未采取任何避孕措施，由于男方原因造成女方不孕者，称为男性不育症。

230

分类

由于男性不育往往是多因素综合影响的结果，并且很多男性不育只表现为精液检测的异常，因此当患者被猜测或者确诊为男性不育症时，我们首选精液常规检查，并按照精液特征将其分为少弱精子症、无精子症、畸形精子症等。其中，少弱精子症、无精子症最多见。

因此，我们将少弱精子症、无精子症所致男性不育诊治流程做成了图（图5-5-1），希望对大家有所帮助。

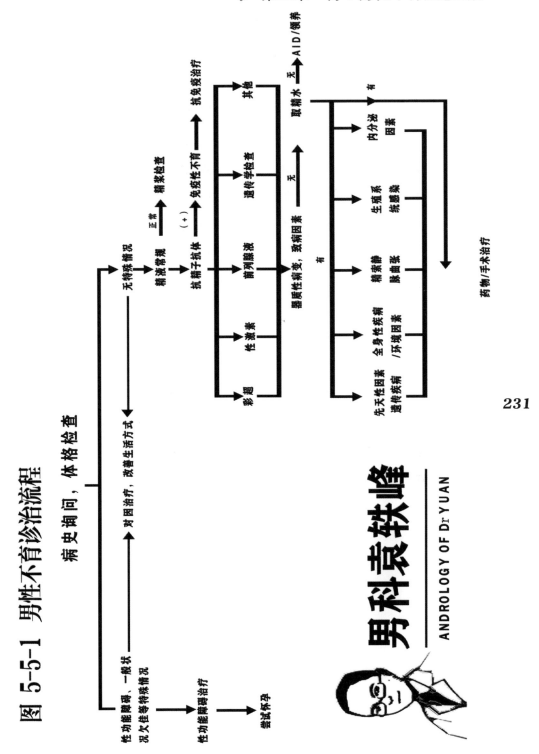

图 5-5-1　男性不育诊治流程

231

男科袁轶峰

ANDROLOGY OF DR YUAN

第六节 男性不育患者备孕的注意事项

 男性不育患者的温馨提示

WHO定义，夫妻有规律性生活一年以上，未采取任何避孕措施，由于男方因素造成女方无法自然受孕的，称为男性不育症。有研究表明，近半个世纪以来，人类的精子质量呈严重下降趋势，不良的生活习惯、环境污染在其中起着重要的作用，以下对男性不育患者的衣、食、住、行提出几点建议，有则改之，无则避免。

 衣

一般情况下，男性的睾丸温度较正常体温低1 ℃～2 ℃，当阴囊温度升高时，阴囊会下垂，阴囊上的褶皱会打开以达到散热的效果；当阴囊温度偏低时，阴囊会收缩，以保持足够的温度。如果你平时有观察的话会发现自己的阴囊时大时小的，便是因为这个原因，并不是你的阴囊萎缩！

佛靠金装，人靠衣装！为了酷炫的外表，紧身裤（顾名思义就是紧紧地贴在腿上的裤子）在当代的青少年中尤为流行。而这时候裤子包裹着阴囊，让阴囊紧紧地与人体贴合在一起，空气不能有效的流通，阴囊的温度升高、潮湿的坏境、血液循环欠佳，都不利于睾丸的生精。当然，温度过低也是不行的哦！

 食

均衡饮食、规律饮食那是必须的！小吃、油炸、煎烤、香精、色素的食品或饮料是不建议吃的！可以多吃富含优质蛋白质的食物，如山药、鳝鱼、海参、蟹黄、黑鱼、豆腐皮、核桃、芝麻等均含有较多的精氨酸。可以补充微量元素的，如小米、玉米、红薯、大豆、南瓜及海产品牡

232

蛎等食物中含锌较多，海蜇皮、海带、墨鱼、蛤蜊、紫菜等海产品含硒量高。补充维生素 A、维生素 B、维生素 C、维生素 E，如动物肝脏、植物油、绿叶蔬菜和胡萝卜、豌豆、西红柿、扁豆、南瓜、土豆、大枣以及新鲜水果中。增加抗氧化的食物，如花椰菜、紫薯、紫色洋葱等。

我们都知道塑料不能吃，但我们的食品包装和食品容器多为塑料用品！其常用的增塑剂邻苯二甲酸酯和双酚 A，非常容易从塑料中溶解出来，邻苯二甲酸酯对睾丸具有毒性作用，对男性精子数的减少的影响是非常显著的，而且睾丸也要小得多。双酚 A 可使附睾大大缩小，精液量减少。

烟酒要戒！烟酒要戒！烟酒要戒！重要的事情说三遍。

 住

我国的中医有一个理念叫整体观念，人自身为一个有机整体，人与自然亦为一个整体。以下几类人需要重点注意：

（1）职业需要接触重金属的：包括硼、镉、铬、铅、锰、汞、铜、银等。

（2）长期接受辐射：如电离辐射（X 射线、γ 射线）、非电离辐射（无线电、广播、电视通信、雷达探测、工业加热和理疗）。

（3）职业需求接触 DDT、二溴氯丙烷、二溴乙烷、二硫化碳、有机磷、敌敌畏、林丹等杀虫剂，这些都是具有生殖毒性的。

 行

多走走！久坐少动，必然导致全身血液循环减缓，影响微循环，尤其久坐会压迫会阴、睾丸，影响微循环，睾丸血液循环不良，便会出现精子数量少，精子活力不足等精液异常表现，进而引起不育（司机、教师、设计师，以及从事电脑工作的朋友要注意哦）。但是如果能够

233

间歇性地给受压的睾丸短暂的放松机会，就如同给睾丸几秒的"喘息"契机，虽然短暂，但对睾丸的保护可能受益无穷！

在中国的传统意识中，久久不能怀孕时，总责之于女性，往往在对女性进行全面的检查时却发现女性未见明显的问题！要求男性进行常规的检查时，男性总会出于大男子主义一口拒绝："怎么会是我的问题！我是不会有什么问题的！"

袁医生想告诉你：怀孕是两个人的事情哦！如果说在没有避孕的情况下，一年未怀孕，建议可以做一个精液常规检查，禁欲 5 天左右结果比较精准。如果精液常规没有问题则继续加油努力，精液质量异常时积极寻找病因积极处理。

第七节　无中生有，圆无精子症患者的生育梦

无精子症是指精液检查发现没有精子，连续 3 次在所射出的精液中找不到一个精子。在过去是属于不治之症，给患者带来深重痛苦。近年来，我院男性科在湖南省内率先开展显微外科手术治疗无精子症，取得可观的效果，引起了广大患者朋友及媒体的广泛关注。

无精子症的发生有 2 种原因，梗阻性无精子症和非梗阻性无精子症。针对无子精症，我们医院开展 3 种显微外科手术，分别是：①针对原发性无精症的睾丸显微取精术；②针对梗阻性无精子症的输精管——附睾吻合术；③针对结扎术后复通的输精管——输精管吻合术。

睾丸显微取精术

235

男性不育患者中近 10% 属于无精子症，其中非梗阻性无精子症（睾丸本身功能障碍，不能产生精子）的比率超过一半。传统观点认为睾丸活检为无精子症的患者，几乎没有获取精子的可能，故非梗阻性无精子症、尤其睾丸活检"阴性"的不育患者，期望获得父系血统后代几乎是不可能的。国外学者研究发现在非梗阻性无精子症患者的睾丸中，仍然有局灶性的精子巢，多点活检可有效判断睾丸生精功能。

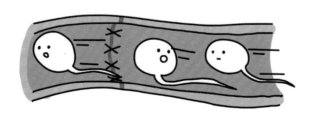

手术方法：打开阴囊，暴露并挤出睾丸、附睾，见睾丸发育良好，睾丸赤道面切开白膜，在 20～30 倍手术显微镜下切取不透明、较为饱满的曲细精管，切取后置入精子保存液中，台下立即在 400 倍显微镜下寻找精子。发现具有活力的精子后，术者在发现精子的切取部位附近继续找寻发育较好的曲细精管，置于精子保存液中备用，彻底止血，逐层关闭切口。

🐚 输精管——附睾吻合术

在男性不育患者中，无精子症的发病率约为 10%，其中梗阻性无精子症（OA）约为 39%，在以前，医生经常采用的传统输精管附睾吻合术和辅助生育技术，但是结果往往难以令人满意，随着显微外科的发展，输精管——附睾吻合术成为治疗附睾梗阻性无精子症的首选方法。

236

手术方法：先选取阴囊正中切口，打开阴囊及睾丸鞘膜。再探查输精管远端是否通畅，若通畅则于附睾饱满处打开附睾被膜，选取充盈的附睾管吻合，将附睾管的切口套入输精管腔内。再缝合固定防止渗漏。将睾丸回纳鞘膜腔内，关闭睾丸鞘膜腔并回纳入阴囊内，另一侧也是一样的方法，最后关闭阴囊肉膜及缝合阴囊皮肤。

🐚 输精管——输精管吻合术

以避孕为目的的输精管结扎术是导致输精管梗阻的常见原因。输精管结扎术致精道梗阻的大部分患者结扎时间在 6 年以上，由于附睾液长期淤积近端输精管及附睾管内，逐渐导致附睾尾部发生梗阻，患者输精管结扎时间较长导致附睾梗阻，从而须行难度更大的输精管附睾吻合术。输精管结扎术在各地基层医院即可完成，但是术者通常在行结扎术时未考虑到再通的可能，特别是三胎政策的开放，想再生一胎的男性，此手术是首选方法。

　　手术方法：首先打开阴囊，暴露睾丸、输精管和附睾，寻找输精管结扎处结节，切除结节，在断端部位向输精管远端注入生理盐水及稀释的美蓝溶液，若尿液蓝染，说明输精管远端通畅。再探查近睾端输精管，适度挤压附睾尾部可见输精管内有乳白色液体流出，涂片，并在高倍显微镜下查找精子。若涂片在显微镜下查见精子，遂行输精管吻合术，在显微镜下将输精管断端无张力对齐，缝合输精管。

第八节 死精子难题如何破解

您知道吗？要想受孕成功，不仅您的精子总数、精子活力要达标，还得保证它的存活率。正常情况下，精液排出体外 1 小时内，正常存活的精子应达 70% 以上，如死精子超过 40% 即影响受孕。精子存活时间应保持 6 小时存活率 20% 以上，如 6 小时内已无存活精子，即可引起不育。

医学上，我们将精子的成活率下降，死亡精子超过 40% 的病症称为死精子症。死精子症是导致男性不育的病因之一，发病率占男性不育症的 1% ～ 2%。

238

 死精子症如何而来

西医认为引起死精子症的原因除生精功能障碍外，还与精子所处的微环境异常有关。如生殖系感染如附睾炎、前列腺炎、精囊炎等引起精浆成分的改变，从而影响精子的活力；大肠埃希菌、支原体等病菌引起的感染，使精子的活力减低或丧失；精索静脉曲张、维生素 A 及维生素 E 缺乏等引起精子生长发育不良而致死精子症。另外，长期禁欲也可导致死精子增多。

 如何判断精子是死的

死精子症诊断的主要依据是精液实验室的检查结果。精液常规为必做检查，并且进一步做精液、前列腺液的生化检测和细菌培养。如果精液果糖水平降低提示有精囊病；如果细菌培养出阳性结果，可为抗生素治疗提供可靠的依据。

根据需要还可以做性激素的检查、内分泌检查和体内微量元素锌、镁等的检查。其次，彩超可以了解睾丸、附睾、前列腺、精囊、精索有无异常。

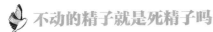 **不动的精子就是死精子吗**

所有的"死精子"都是不动的，但并非所有不动的精子都是死的。如何辨清"死精子"和"不动的精子"呢？

如果不使用染色的办法，就无法分清这两种同样静止不动的精子；死精子症检查把一种叫"伊红"的药液和精液混合，"死精子"头部的膜受到损害，染色液可以渗入到细胞内使细胞着色，而活精子有完整的脑膜，染色液不能渗入其中，所以细胞不变色。通过这一方法可将"死精子"和"活着但不动的精子"区分开。

 如何破解死精子难题

239

（1）药物治疗

西医：主要是针对病因治疗。生精功能低下者，可采用睾酮口服或皮下植入治疗；生殖道感染者，可采用抗生素抗感染治疗；能量补充或抗氧化治疗，可以口服左卡尼丁口服液、维生素 E 或其他复合维生素、辅酶 Q10 等。

中医：中医认为死精子症的治疗当从补肾着手，兼顾肝脾等脏。本病以肾虚为本、邪实为标，常表现为虚实夹杂之证。治宜标本兼顾、补肾填精、兼以祛邪。

房事劳伤、肾气不足或肾阴亏虚者，病在肾，当补肾填精或滋肾降火；湿热外袭者，湿热蕴结精室；嗜酒或过食辛辣肥甘，往往先犯脾胃，湿热内生，下注精室，当清热化湿、育阴生精。精神抑郁，肝失疏泄，气滞血瘀者，当疏肝理气、活血通络。

（2）手术治疗

适用于隐睾和精索静脉曲张引起的死精子症患者。其次，对经药物治疗后，精子质量改善不明显者，当适时选择辅助生殖技术。

温馨提示：在积极治疗的同时，务必远离有毒之品和放射线；勤锻炼、增强体质，提高抗病能力；避免久坐憋尿，定期排精；忌烟酒等。

第九节　精子活力低下是怎么回事

前面的文章中介绍了关于精液量少、精子数量少的内容，临床上精液量少、精子数量下降、精子活力低下的情况经常同时存在，共同导致男性不育症。为了让大家更全面地了解这三种疾病，这一节，我将详细介绍一下精子活力低下。

什么是精子活力低下

精子活力低下又称弱精子症，根据 1999 年的 WHO 第四版诊断标准：弱精子症指精液参数中前向运动的精子＜ 50%，或 a 级（快速前向）运动的精子＜ 25%。

弱精子症是精子质量低下最主要的类型，常与其他的精液异常表现，如精液量少、精子数量下降等同时出现。研究表明，在男性不育病因中，精子活力低下约占 30%。

病因及常见疾病

（1）**生殖系统病原菌感染**：男性的附睾、输精管、精囊、前列腺等生殖道或生殖腺体发生的急慢性炎症，可引起精浆变异，其酸碱度、供氧、营养、代谢等均不利于精子活动和存活。

（2）**精索静脉曲张**：多是由于静脉管壁发育不全或长时间增加腹压，例如工作中长时间坐立或行走、便秘、咳嗽等引起。精索静脉曲张会导致睾丸局部因静脉血液回流障碍而缺氧，以及静脉血中的代谢废物，例如前列腺素及 5 - 羟色胺增高，引起精子活力低下。

（3）**微量元素缺乏**：当饮食缺乏营养，出现代谢异常，特别是缺乏微量元素锌可影响精子活动力。此时可以在医生的建议下适当补锌治疗。

241

（4）**支原体感染：**本病的起因多是性交时不注意卫生或者异性携带致病性的支原体，支原体可黏附于精子尾上，必然会影响到精子活力。

（5）**睾丸生精功能障碍：**多由于睾丸生精上皮不完全成熟或受损变薄，生成后的精子质量差，活动力较弱，如小时候感染流行性腮腺炎并发睾丸炎。

（6）**生活习惯：**如长期吸烟、酗酒，烟中的尼古丁和酒中的乙醇将改变精液环境。长期纵欲导致病菌从尿道口潜入生殖系统出现感染。

（7）**抗精子抗体：**抗精子抗体的起因目前还没有完全明确，抗精子抗体是让自身产生"自卫"作用，引起免疫系统产生的抗体，导致"自相残杀"，使精子难以生存，致使精子活力低下。

242

 精子活力低下会有症状吗

精子活力低下的患者临床可无明显的全身症状，若继发于前列腺炎、精囊炎、附睾炎及睾丸疾病，可出现相应的症状。有的精子活力低下患者可见勃起功能障碍、性欲降低、阴囊潮湿、头晕耳鸣、畏寒肢冷、倦怠乏力、腰膝酸软等症状。

治疗

（1）**西医治疗：**精子活力低下受多种因素影响，故在治疗前当明确其病因，以对症下药。如因生殖道感染所致者，要针对不同病原体选择敏感的抗生素治疗；精索静脉曲张者，需尽快手术治疗，解除局部梗阻；因微量元素缺乏或代谢异常者，可补充微量元素锌、使用改善精子能量代谢药物如左卡尼丁；因内分泌障碍或免疫因素所致者，要积极调整免疫和改善内分泌治疗；对于某些先天性疾病如纤毛不动综合征引起者，药物治愈可能性较小，应采用辅助生殖技术。

提示：在药物治疗的同时，一定要戒掉不良的生活习性。

（2）**中医治疗**：中医认为弱精子症归属于"精寒""精冷"的范畴。其病机有虚实之分。虚者以肾精亏虚、命门火衰、气血不足较为常见，实者多责之于瘀血内阻、湿热下注。除了内服中药汤剂，治疗方法还包括针灸、推拿、灌肠疗法等中医特色治疗方法。

243

第十节 精子也看颜值? 畸形怎么办

当今社会,百态横生,不仅人类关注颜值,精子也是看颜值的,而且遵从优胜劣汰法则。很多男性朋友都了解少弱精子症,殊不知,在众多精子疾病系列里,还隐藏了一个易被忽视的疾病,即畸形精子症。和少弱精子症一样,精子畸形也可导致男性不育。

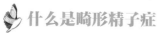

什么是畸形精子症

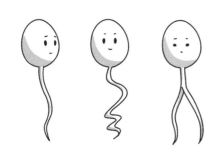

畸形精子症,是指精子的头、体、尾部出现异常形态,如头部畸形表现有巨大头、无空形、双头等;体部畸形表现有体部粗大、折裂、不完整等形态;尾部畸形表现有卷尾、双尾、缺尾等。按 WHO 最新标准,正常形态精子低于 4% 者,即可诊断为畸形精子症。

畸形精子症的病因

西医认为,睾丸生精功能异常是引起畸形精子症的主要原因。影响睾丸产生正常精子的因素很多,如内分泌疾病、精索静脉曲张、隐睾、烟酒、重金属中毒、高温、辐射、生殖道感染等诸多因素,都可造成畸形精子症的发生。

(1)内分泌功能下降:据调查显示,一些男性生殖功能激素分泌不足,可直接影响到患者曲细精管内精子的生成过程,导致畸形率升高。

(2)酗酒:许多男性朋友因工作需要应酬,常常会喝醉,专家表示，酗酒可引起精子畸形，主要是酗酒产生的酒精中毒可能损伤精子，造成精子畸形率增高，同时还可造成生理需求冷淡，阳痿、早泄等性功能的异常。酗酒引起的精子畸形，如意外授精，还会影响胎儿在子宫内的发育，有时还会生出畸形胎儿或低能儿。

（3）**生殖系统感染**：主要包括精囊炎、尿道炎、前列腺炎、腮腺炎并发的睾丸炎、附睾结核等，另外慢性中毒、精神过度紧张、性交过频、精索静脉曲张亦会引起精子畸形率升高。

（4）**吸烟**：随着工作、生活压力的增大，很多男性朋友养成了吸烟的习惯以释放压力，且吸烟数量、时长不断增加，研究显示，吸烟时间越长，畸形精子率越高。吸烟的危害并不只使畸精率增高，它甚至可影响胎儿的产前死亡率。

（5）**辐射**：睾丸、附睾、精囊腺受到放射线照射，可引起精子发生突变。精细胞突变与照射强度、照射时间有关。

畸形精子症一定会影响受孕吗

男性每次射精约有 2 亿的精子，能到达女性输卵管壶腹部的精子无疑是精子中的佼佼者，必然是形态正常、健康而充满活力的。如果是畸形的精子，还未到达输卵管壶腹部，就已经死在途中。

一定的精子畸形对生育能力不会有太大影响，但是一旦精子畸形超出一定比例，就可能会造成不育了。精子畸形率的增高，往往间接反映了睾丸生精功能的障碍，也必然影响到精子的活力和受精能力。据统计，当精子畸形率超过 20% 时，不育率增加。精子形态异常往往与少精或活力差同时存在，但有时也单独存在。其次，精子畸形与孩子畸形没有必然关系。

245

畸形了怎么办

（1）**西医治疗：**主要是针对病因治疗，如由生殖道感染引起者，可进行抗感染治疗；由内分泌异常所致，可给予内分泌功能调整，使用他莫昔芬、氯米芬、睾酮等，也可使用肉碱、辅酶Q10、复合维生素等。但使用时应严格按照治疗时限和适应证使用，密切观察不良反应。

（2）**中医治疗：**中医学认为畸形精子症主要与肾脏有关，"肾者主水、肾主藏精、肾主生殖"又"肝住宗筋""肝脉环阴器"，故归结到发病，多责之于肾、肝二脏，治疗多从肝肾入手。从肾治疗多以补虚为主，有精亏、阴虚、阳虚之异；从肝论治多以实证居多，或以肝经湿热下注蕴阻精室或以肝郁气滞、气滞血瘀阻遏精室。从肾治以补虚为主，从肝论治以理气为主。

特别提醒：一个良好的生活习惯是男性精液健康的关键。除了积极治疗，在平时生活中，应当注意以下几点：注意休息，尽量不要熬夜；内裤不能太紧、减少久坐；合理饮食，远离烟酒，少喝咖啡及碳酸饮料；多进行适当的有氧运动；保持乐观的心态和愉悦的心情。

246

第十一节　精子质量不好，胎儿质量就不好吗

门诊有这样一对夫妻，在医院做备孕前检查，精液常规报告，精子活动率很低下，报告显示精子活动率只有 5%。我告诉他们，这样的质量，要是能怀上，就好像中彩票一样，概率可以说是非常低，必须要吃药治疗了。

丈夫就在我这里买了一个月的药，先吃着看看，吃完以后再做一个精液常规检查，应该会有所改善。我用药一般都是不会影响生育的，因此在治疗期间，鼓励规律地同房。半个月以后，他到我门诊，告诉我他老婆居然怀上了，但是他的心理有点焦虑，因为精子质量这么差，怀上的孩子是不是很不健康，会不会流产、滑胎，或者生出来就有先天性的疾病。我告诉他，完全没必要担心这个问题，能成功地受精，无论你精子质量多差，这一颗精子一定和正常人质量是一样的。

247

 你们知道精子是怎么和卵子相遇的吗

性交后精液积存在阴道内，精液内有大量的精子，精子的存活时间约为 72 小时。卵外周的放射冠细胞在输卵管黏膜和精液内的酶作用下分散，若干个精子借尾部运动穿越放射冠。精子顶体释放透明酸酶和神经胶酶，消化卵子外周的透明带，并穿入透明带。

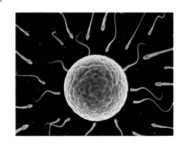

精子穿入透明带后，精子头部与卵细胞表面接触，接触点间的精、卵细胞膜破裂，精子头部和体部进入卵细胞内，精子细胞膜融合于卵细胞膜上，此卵称为受精卵。尽管可有数百个精子穿入透明带，但通常只有一个

精子能进入卵细胞内部与之结合成受精卵，这种阻止多个精子进入卵细胞内的生物学反应，称为透明带反应。

精子进入卵细胞后，尾部消失，头部变圆膨大，形成雄原核；卵细胞完成第二次有丝分裂后，其细胞形成雌原核。雄原核与雌原核接触，各自的核股消失、融合，二性染色体在其后的台子分裂中混合、配对，受孕宣告结束，一个新生命宣告开始。

能经过残酷的考验的精子，都是质量最好的精子，都是过了及格线的精子。而且评价精子质量是有很多维度的，精液常规只是其中最普通的一种，做起来比较容易。

有一种检查叫作精子 DNA 碎片率，如果男性精子 DNA 碎片率高就有可能造成反复流产。精子 DNA 的完整性，与精子功能有显著相关性，并且可以影响受精卵的分裂以及胚胎的发育。

DNA 位于精子的细胞核内，是遗传信息的载体，位置类似鸡蛋的蛋黄。精子 DNA 损伤后，虽然看上去是"好"的，但其功能变差，尽管不影响卵子受精，但容易导致胚胎发育不良和流产。精子 DNA 损伤严重的患者，即使可使卵子正常受精、分裂，但最后仍然可以导致流产。

所以说能够自然受孕，胎儿质量一般没有问题，在备孕期间，大胆地尝试，或许你们也会"中彩票"。希望所有备孕的夫妻，都能百发百中，好"孕"常在。

248

第十二节 生育政策来袭，大龄男性备孕要注意哪些

2021年5月31日，中共中央政治局召开会议，会议指出，进一步优化生育政策，实施一对夫妻可以生育三个子女政策及配套支持措施。有利于改善我国人口结构，落实积极应对人口老龄化国家战略，保持我国人力资源方面的优势。当很多已经有两个孩子的父亲看到这个消息，感觉还能再生一个的时候，摸摸自己的腰，开始怀疑自己到底行不行？大龄男性备孕到底要注意什么呢？今天我们来好好聊聊这个话题，给你们备孕三胎加加速。

影响精子质量的危险因素有哪些

（1）**肥胖：**肥胖是不育的独立危险因素。因为肥胖男性的精子数量和活力都会下降，而且脂肪较多也会导致男性雄激素水平降低，影响男性的性功能状态。

（2）**焦虑：**很多不育的男性都处于抑郁状态，在性功能方面，超过半数的男性不育患者有着不同程度的勃起功能障碍。现代人生活节奏越来越快，焦虑、抑郁会影响性功能，导致性功能障碍，并引发不育问题，需要引起重视。

（3）**抽烟：**香烟可通过影响男性精液中的精子浓度、精子活力、精子正常形态等，从而影响到胚胎的正常发育，吸烟的量越大，吸的时间越长，对精液质量的影响就越大。

（4）**喝酒：**乙醇是一种性腺毒素，研究显示，长期嗜酒可损害男性的生殖细胞，从而产生一些"次品精子"，这些受到损害的残精不易与卵子结合，而如果一旦与卵子结合，则有可能会发育成不健康的胚胎。

249

（5）**长时间禁欲：**有些朋友为了造人计划，特意禁欲许久，孰不知禁欲时间越久，"次品精子"越多，进而影响到胚胎发育。一般来说，禁欲时间为 2～7 天比较合适。

（6）**营养不良和偏食：**精子的产生需要原料，因此生精功能与营养水平密切相关，偏食的人常容易发生某些营养的缺乏。当然，这不是叫我们要多吃甲鱼、黄鳝。但多吃些瘦肉、鸡蛋、鱼类、蔬菜，保障必要的蛋白质、维生素等供给很有必要。

（7）**久坐：**这往往使前列腺和其他附性腺受到慢性劳损和充血，影响它们的功能及加重慢性炎症，影响生育力。

（8）**过频进行热水浴：**睾丸产生精子需要比正常体温 37 ℃低 1 ℃～1.5 ℃的环境。过频、过久的热水浴对精子数量少、活率低的不育患者是不适宜的。

（9）**化学毒物：**由于有害的化学毒物会影响男性精子的生成，而且对胎儿的发育也非常不利，因此，男性应尽量避免铅、汞、苯、镍、氨、放射线、同位素、电磁波等有害物质。

（10）**生殖感染：**男性生殖健康是备孕的最为基本的前提，如果患有前列腺炎、精囊炎、尿道炎、睾丸炎、附睾炎等疾病，男性最好尽早看医生，听从医生的建议。

男性备孕要检查哪些项目

（1）**精液常规检查：**及时做好精液常规检查是测定男性生育能力的最基本指标，建议男性朋友们在医生的指导下进行精液常规检查。

（2）**内分泌检查：**内分泌功能障碍是临床上常见的导致男性不育症的一个重要原因，而内分泌功能障碍也会在很大程度上影响男性的性功能以及生殖功能。特别对于大龄男性，内分泌检查非常有必要。

（3）生殖系统的彩超：我经常告诉患者，如果子弹有问题，我们就要考虑是不是工厂或者运输过程中有问题？而生殖器彩超可以帮医生大概估计一下，因此如果精液常规出现异常，做这个检查也是非常有必要的。

（4）最佳生育年龄：研究表明，男性的最佳生育年龄为 30 ～ 35 岁，这是因为男性精子素质在 30 岁时达到高峰，能持续 5 年的高质量。而过了 35 岁，体内的雄激素开始衰减，男性年龄过大时，精子的基因突变率相应增高，精子的数量和质量都得不到保证，对胎儿的健康也会不利。

 总结

251

如果想生三胎，而发现自己精液有问题的大龄男性，都需要仔细寻找病因，针对病因对应治疗是最理想最科学的治疗方法。关键现在养孩子要付出这么多人力、物力和财力，你们准备好了吗？

第十三节 想当爸爸指南，记住八条戒律

想当爸爸，有没有"十项纪律""八条戒律""十二条军规"这种比较严格的操作指南呢，我们是否可以照做，以便取得成功？每年遇到父亲节、母亲节这种节日，很多新婚夫妇都很紧张，会思考自己明年到底能不能过上父亲节、母亲节呢？或者备孕很久的人，迟迟过不了父亲节，心里不由得黯然神伤。

作为一个男科医生，无论在门诊还是网上，最近患者频繁地问一个问题，那就是："袁医生，我最近想备孕了，你给我说一说怎么办能提高受孕概率？"或者是："袁医生，我已经备孕 2 年了，老婆怎么还是没反应？是我那里做得不够吗？你具体给我说一说，给点指导意见。""为什么别人是神枪手，一发就中，但是自己就次次脱靶，一起结婚的兄弟，孩子已经可以叫爸爸了，我方却迟迟没有动静，这个真的是瞄不准的问题吗？"

我把我写的与生育相关的文章推送给他们，他们看完以后还是有很多疑问，我再慢慢解释给他们听。很多人觉得内容很多，没办法记住这么多，有可能做了备孕禁忌的事情，自己反而不知道。

现在我把这些内容整理了一下，分为三部分，"八条戒律""十项纪律""十二条军规"。内容如下：

 "八条戒律"

1. 戒烟。

2. 戒酒。

3. 戒毒。

4. 戒熬夜。

5. 戒急躁。

6. 戒久坐。

7. 戒频繁性生活。

8. 戒胡乱吃药。

 "十项纪律"

1. 高温环境不能去。

2. 辐射强的地方不能去。

3. 紧身衣裤不能穿。

4. 桑拿，温泉不能碰。

5. 负面情绪不能有。

6. 海鲜、竹笋、公鸡、狗肉、牛肉、羊肉等发物不能吃。

7. 棉籽油不能吃。

8. 运动强度不能过大。

9. 慢跑不能少。

10. 煎炒油炸、辛辣之品不能吃。

253

 "十二条军规"

1. 精液常规必须查。

2. 心、肝、脾、肺、肾必须全面检查；生殖器彩超也要检查。

3. 有基础疾病和生殖系统疾病必须积极治疗。

4. 必须坚持减肥。

5. 生活作息必须规律。

6. 必须保持良好的心理状态。

7. 必须保证睾丸温度在 37 ℃以下。

8. 必须保证适度性生活。

9. 必须均衡饮食、规律饮食。

10. 如果备孕期间生病，必须在医生指导下用药。

11. 在女方排卵期必须多试。

12. 夫妻双方必须互相配合。

我将这些分了三部分，当然不是单纯地为了好看，每部分都有它分类的依据，我来给大家说明一下我分类的目的。

第一部分是需要从自身做起的，必须靠自己，别人帮不了你的，一定不能触碰的内容。第二部分是需要长期坚持的，可以在夫妻，家人的互相督促下完成。第三部分是医生经常给患者说的，也就是我在门诊给患者说了千万遍的内容，男女双方都要注意。

大家需要明白的是没有轻重之分，这些同等重要，无论怎么分类，这些都是禁止做的。无论备孕还是日常生活，男性朋友想要保持健康的身体，就一定要注意日常保健，如养成合理饮食习惯、适当的运动量、少熬夜、避免久坐等，这些也可以作为自己的养生指南。

第十四节　性生活前饮酒会影响受孕吗

半年前就准备生二胎的曾某，一直未果，妻子的检查没有任何问题，原因就落在了自己身上，这才特地来医院检查，我先给他常规检查了精液常规，结果显示精子存活率 32%，精子活力 25%，此时曾某拿出以前的精液报告单，各项指标基本正常，此次为何精子质量下降如此明显？

我详细究其生活方式、饮食、服药史等，曾某承认近半年因工作需要经常应酬，饮酒量比以前多很多，同房前基本都喝了酒，而且近 3 个月曾某发现喝酒后进行性生活时，阴茎勃起硬度较以前明显下降。

此时曾某很自责问道："袁教授，网上传喝酒影响精子，对精子不好，那喝酒后同房对怀孕到底有没有负面影响啊？"我很严肃地回答："当然有，长期、大量饮酒是影响精子质量的后天因素之一，如果饮酒导致精子数量、活力下降到一定程度，自然受孕率就低了。"

255

看到这里，相信广大男性朋友对性生活前喝酒对精子的影响有了初步认识，今天，我们就谈谈喝酒与生育的那些事！

饮酒与男性健康

随着经济发展，人们社交圈的不断扩大，饮酒已成为广泛存在的社会行为，饮酒人群不断壮大，饮酒初始年龄不断变小，酒龄渐长，个别人甚至酗酒。

慢性酒精中毒已成为影响男性生殖系统健康的重要因素之一，在长期酗酒者中有 31% ~ 58% 存在性欲减退或丧失，酒精中毒者中约有 8% 出现阳痿等症状，长期、大量的乙醇摄取会导致睾丸萎缩、性腺分泌失常甚至男性不育等。

饮酒为何会影响生育

当男性大量饮酒后，在短时间内大量乙醇被吸收进入血液循环，对全身各器官、系统都产生危害。由于生殖细胞对一些化学物质（如乙醇、棉酚等）和物理因素（如过热、较强电流、超声波等）的刺激特别敏感，所以当受到酒精毒害的生殖细胞结合形成受精卵后，它的生长发育往往不够正常。

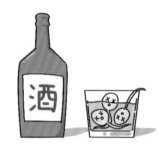

研究发现，慢性酒精中毒的患者会出现睾丸萎缩，导致精液质量下降，而且，醉酒一次让男性精子受到的伤害恢复到喝酒前的精子质量，至少需要 3 个月，此外，喝酒还会导致精子畸变率升高，妻子怀孕概率大大减少。

256

怀孕前男人需要戒酒多长时间

精子从精原细胞发育成熟到形成精子，一般需要 3 个月的时间，也就是说男性排出来的精子，是至少 3 个月之前就开始发育的，因此对于有生育计划的男性，起码要在醉酒后 3 个月才可以能保证精子质量，保证胎儿的健康。

为保护个人和下一代人的身体健康，育龄期男性备孕期务必要戒酒哦！

第十五节　妊娠期性生活指南

目前，流传这样一种说法，为了确保母婴的健康和安全，妻子怀孕了最好不要过性生活，否则容易导致流产或者早产，事实真的是这样吗？

在人们的普遍认知中，"妊娠期禁止性生活"好像是天经地义的事情。但性是人类的正常欲望，**当孕妇或者其丈夫出现性需求时，在规避风险的前提下，是可以进行正常性生活的。**有些孕妇认为，在性生活时有子宫收缩的感觉，很怕引起流产。其实不然，性高潮虽然可以引起子宫收缩，但主要是阴道和肛门括约肌收缩，且只持续数秒，不足以引起早产。

🐚 同房的禁忌

如果是健康的孕妇，不存在各种怀孕的高危因素，那么在妊娠期间是不限制正常性生活的。**但有以下高危因素的孕妇，都应该避免性生活，**可以通过拥抱、亲吻、爱抚等方式解决需求。

曾经有早产史；有不明原因的阴道出血；胎膜早破，即包裹胎儿和羊水的胎膜提早破裂；宫颈功能不全，即宫颈过早开放，妊娠中晚期胎儿体重增加，在没有腹痛的情况下出现宫颈扩张等；前置胎盘，即胎盘部分或完全覆盖宫颈口；多胎妊娠；或其他高危因素，例如伴侣有性传播疾病等。

🐚 同房适宜时间

妊娠期性生活要考虑怀孕的周数。一般来说，**怀孕前3个月和最后2个月尽量不要进行性生活。**妊娠12周以前为妊娠早期，是胚胎的初始发育阶段。妊娠早期胚胎在子宫内的根基不牢，遇到外界刺激易使胎盘绒毛从宫壁剥离出血，从而导致流产。

为安全起见，若妻子在妊娠早期有腰酸、腹痛、阴道流血等先兆流产

257

症状或者有习惯性流产史，仍应避免性交。若妻子妊娠早期无特殊不适，可以适当进行性生活，但应避免剧烈的性交，插入不宜过深，频率不宜太快，每次性交以不超过 10 分钟为度。

妊娠晚期，胎儿增大，羊水增多，宫腔张力增大，受外力后缓冲能力减弱，容易导致胎膜早破。研究表明，妊娠晚期性交会引起胎膜早破、胎盘早剥、胎儿宫内感染等。因此妊娠晚期应尽量避免性交，尤其是剧烈的外力撞击性性活动。

在妊娠期的 4 ～ 8 个月的时候，孕妇子宫增大、羊水增多、张力增加，同房时要注意动作轻柔，频率不要过高。要随着孕周的增加调整姿势，要避免同房时女性平卧，增大的子宫会压迫大血管，不仅会引起盆腔疼痛，而且会引起心率、血压改变，表现出头晕等症状，即"仰卧位低血压综合征"，影响胎儿健康。

同房的要求

可以在妊娠中期的时候，适当的进行性生活，但是，要注意性生活的频率不能过于频繁，可以每周进行一次性生活，一般不会对身体健康造成什么影响。进行性生活的时候，动作不能过于激烈，如果有不舒服的感觉，需要及时停止，并且要注意休息。

同房时一定要使用避孕套。 精液含有大量的前列腺素，若精液直接排到阴道里，会软化宫颈、诱发宫缩。而避孕套可以避免精液直接被阴道吸收，减少流产风险；减少体液的接触，降低孕妇感染其他疾病的风险。

爱抚时，**避免刺激孕妇的乳头，这会诱发宫缩**。一般产科常通过刺激分娩孕妇的乳头的方式来加强宫缩，好让宝宝早点出来。同时，性生活不要过于频繁。高频的性生活可能使阴道环境改变，导致抗病力下降、下生殖道（外阴、阴道、宫颈等）感染、易引发胎膜早破等。

夫妻双方应比平时应更注意外阴卫生，性交前要排尽尿液、清洁外阴及外生殖器，避免上行性泌尿系感染及宫腔内感染。

肛交这种行为本身就不是一种正常的性行为，而且容易引起传染病，很不卫生。因此在妊娠期一定要禁止进行肛交。口交在妊娠前期和后期是禁止的，因为引起性高潮可能引起宫缩导致早产，在妊娠中期是可以口交的，一定要注意卫生清洁，把私处清洗干净再进行口交。但是如果这个时候对方的口腔内有炎症的话，比如出现口腔溃疡的症状要禁止口交。一定不可以往阴道吹气。一股突如其来的气流或许会挤压血管，这对孕妇和胎儿都会造成生命威胁。所以还是尽量不要采取口交。另外不建议乳交，因为要避免刺激孕妇乳头。

259

 同房的姿势

1. 环绕式

男方坐在床上，双腿伸直，女方坐在他的大腿上，由他抱着女性的身体前移，直到女方双脚可环绕在他的后腰部。然后，女方可以以感觉舒适的速度上下移动身体，亲密互动。到了妊娠中期，腹部隆起得更大时，女方可以向后移动一点，不让腹部受压迫。

2. 勺子式

女方侧卧在床上，男方侧卧在她的身后，从后面缓缓进入。注意男方动作不要太剧烈。勺子式不耗费体力，尤其适合妊娠后期，女方腹部既不会受挤压，也不会受到太多振动。如果需要，可以在腹部下面垫个枕头。

3. 站立式

女方站在男方前面，身体向前弯腰，稍微屈膝，花一两分钟摆稳姿势，以便男方能从后面进入。然后女性再慢慢站直，就可以开始了。这个姿势既不用担心大肚子，也可以使男方全程紧密拥抱着女方，让两个人感觉更亲昵。

4. 反向女上式

男方在床上仰卧，女方跪跨在男方身上，但是背对男方，手扶住他的膝盖，稍向前屈身。调整好角度后，女方再前后移动身体。

 结论

妊娠期是可以有性生活的，当孕妇或丈夫出现性需求，在规避风险因素后，可以进行安全、低频的性生活。妊娠期性生活无害，并不是说鼓励妊娠期性生活，只是对健康孕妇来说，不限制、不禁止性生活，避开危险因素，进行安全的性生活。

第十六节　生男生女秘方到底存不存在

古人说，生男孩是"弄璋之喜"，生女孩为"弄瓦之喜"。今人说，生男孩是"建设银行"，生女孩是"招商银行"。这本是各占一半的大自然安排，如今却寄托了太多人为的期望。

"袁医生，有没有生男生女的秘方呀？我想生个……""我听网上说，酸女碱男，这是不是真的呀？"今天，我就来讲一讲，生男生女的秘方到底靠不靠谱。

首先，生男生女不是由女方决定的，而是由男方的性染色体决定的。人类有 23 对即 46 条染色体，其中 22 对为常染色体，1 对为性染色体。女性的性染色体为 XX；男性的性染色体为 XY。生殖细胞经过减数分裂，产生的卵子，只有一种性染色体，即 X；产生的精子，则有两种性染色体，一种是 X，一种是 Y。X 卵子与 X 精子结合，生女孩；X 卵子与 Y 精子结合，生男孩。通常情况下，精子与卵子的结合是随机的，这样才维持了人类两性比例的大体平衡。

261

那网上盛传的"饮食控制调节法"是怎么回事呢？据说，偏酸性环境适合 X 精子生存，偏碱性环境适合 Y 精子生存。所以，想生女孩应维持体内偏酸性环境，想生男孩应维持体内偏碱性环境。所谓的"饮食控制调节法"，就是把食物分为酸性、碱性和中性 3 类，想生女孩，就多吃酸性食物；想生男孩，就多吃碱性食物。

常见的酸性食物有：酸奶、蛋、鱼、肉类（如牛肉、鸡肉、猪肉、鱼肉）、酸性水果（如西红柿、橘子、草莓、葡萄、苹果）等。

常见的碱性食物有：豆类（如青豆、大豆、红豆、豆腐）、青菜、马铃薯、竹笋、洋葱、香菇、花菜、海带、碱性水果（香蕉、西瓜、枇杷）、麦粉制品、牛奶、茶等。

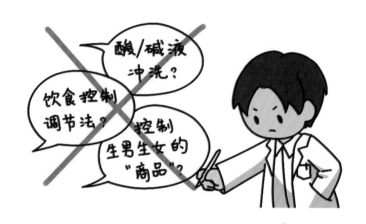

262

　　而且这些食物有明确的食用时间，在准备怀孕前 1 个月，最晚也要在排卵日前的 14 天开始，即月经来潮的第一天开始。"秘方"更有甚者，同房前，用一定浓度的碳酸氢钠溶液冲洗阴道，"可以"增加生男孩的概率；用一定浓度的食醋溶液冲洗阴道，"可以"增加生女孩的概率。

　　还有**"生男生女同房方法"**！据说，X 精子活得长，Y 精子跑得快。而排卵日当天，宫颈口会产生 pH 值 7.7 ～ 7.8 的碱性黏液。所以，接近女方排卵的时候同房，"容易"生男孩，过了排卵期则"容易"生女孩。再者，女性达到性高潮会分泌碱性液，性高潮次数越多，碱性液也就分泌越多，"所以"，想生男孩，在女方到达性高潮后射精；想生女孩，则在性高潮之前射精。

　　以上的说法都是没有科学依据的！首先，人体内的境酸碱度是恒定的，比如血液，pH 值为 7.35 ～ 7.45，靠吃酸碱食物，你是改变不了体内酸碱度的。

其次，使用酸碱溶液冲洗阴道再同房的方法，更是不可取的，女性的阴道天然呈弱酸性，盲目人为地改变局部的酸碱度，容易导致阴道菌群失调，引发阴道炎症。

所以，袁医生提醒各位准爸爸、准妈妈，生男孩、生女孩是自然规律，不能随意篡改。生的到底是男是女不重要（男孩女孩都是宝），优生优育最重要！

第十七节 生活中的辐射到底会不会影响生育

随着科技的进步，手机、微波炉、红外线、电离为我们的生活带来便利，那今天从医学的角度谈一谈备育男同胞们很关心的问题，生活中的辐射到底会不会影响生育呢？如手机辐射、装修辐射、医学影像辐射等会不会造成精子畸形、精液质量下降呢？

现在网络普及很广，信息更加是透明的，相信大家都会有各种渠道获得上述问题的相关信息，如"百度""谷歌"。但由于信息杂乱，各位男同胞无法直接、准确、客观获得相关问题的答案，以下将对上述问题作出解答。

 手机辐射对精液质量有影响吗

国外就有学者对此问题进行研究，采集 32 名精液参数正常且近期未接触手机男性的精液作为对照组，实验组则采集近期使用手机的 32 名男性的精液进行辐射实验。最终结果显示，辐射组与对照组相比，前向运动的精子百分率显著降低（前向运动精子即活力良好，具有生育能力的精子），辐射 2 小时后精子 DNA 碎片率显著增高，但与辐射后 5 小时相比，两组间的精子浓度和精子总活力没有明显差异。

在 Falzone 的研究中，低剂量辐射与高剂量辐射组比较，精子 DNA 碎片率没有明显差异。值得关注的是，精子的畸形率与手机使用年限成正相关，畸形的精子是无法满足男同志们的生育需求的。也就是说，玩手机会对精液质量产生一定的影响。

 电脑辐射会对男性生殖健康有影响吗

人们的生活已经离不开电脑，不管是办公还是娱乐，电脑都扮演着重要地位。研究数据显示，电脑辐射同样能影响男性精液浓度，使其浓度下降，精子总活力降低（主要表现为前向运动精子百分比降低），精子的顶体酶活性、精子去透明带穿卵率降低。不仅影响精液的生成过程，高质量的精子数目也有所减少，一次成功的受精和精子的受精潜力不仅仅依靠精子数目、存活率、形态，更加依靠精子运动的能力。常规精液检查中袁医生最关注的也是这一项，直线速度快、前向运动能力强的精子（a 级）一定程度上决定了这次精液分析中的使女性受孕的能力。就像上阵杀敌的士兵，如果派遣的大多数都是老弱病残怎么能打胜仗呢？同样的也影响受精过程，精子与卵子的结合中又多了几道难关，使本来就复杂的受精过程成功率明显降低。久坐在电脑前的生活习惯还会诱发前列腺炎，进一步影响了男性生殖健康。

265

但也不要过度恐慌，男性精子产生需要 74 天左右，之后需要 8～17 天在附睾内完成精子的成熟过程，若保证这一过程中尽量减少电脑和手机辐射的暴露，能减轻辐射对于精液质量的影响。

 雷达辐射也会影响精液质量

除电脑和手机辐射之外，部分人群还可能长期接触雷达辐射。如航海人员，其工作有很大的特殊性：生活不规律、长时间连续地在雷达辐射环境中工作。根据流行病学调查发现，长期暴露在雷达辐射下的人群，精子浓度和前向运动精子百分率都明显降低。也就是说精子的总活力下降而且精液中的"干货"也没以前充分。D 级精子百分率明显升高，畸形的精子增多。除船员等特殊从业人员外，一般居民倒不必过于担心雷达辐射。

 医学影像会有辐射吗？严不严重

公众安全意识不断加强，有一些患者对于医学影像学检查的辐射量存在误解。医学影像常分为"超声科""放射科"。"超声科"不存在此类安全隐患,其利用"超声波"辅助临床医生诊断治疗。"放射科"常常运用如 X 线、造影、磁共振等以帮助明确诊断。CT 与 X 线的操作确实依赖具有放射性的射线,但一次医学影像学检查所接触到的射线与我们日常生活中接触到的(地铁站、火车站的安检,飞机高空飞行)辐射量相比,剂量较小,影响不大。

为确保生殖健康,建议行医学影像检查 3 个月后再行计划生育的打算。如果病情需要影像学检查,不必担心辐射量而拒绝检查,不然耽误病情,因噎废食,得不偿失。

磁共振也是较常应用到的检查项目,其工作原理是依赖于磁场中的射频脉冲,产生的是电磁辐射。但我们地球本身就是一个磁场,无时无刻不在产生电磁辐射,指南针的工作原理便是如此。与地球本身磁场相比,磁共振磁场强度低,目前暂无数据表明这种低强度磁场会影响男性生殖健康。

 微波炉辐射

微波炉是家庭常用电器之一,具有快捷便利的特点,大多数人认为微波炉是有害的。其实,微波炉是利用食物自身吸收周围微波能量使其转化为自身热量。微波炉产生的微波会在炉腔内形成均匀的微波电场,但这些微波大部分已经被微波炉自身结构所隔离开来。

电磁辐射也确实会对男性生殖系统产生一定的影响,目前影响机制尚未明确,但为了防止微波泄露这种情况发生,建议在使用微波炉时,保持距离,注意检查维修。

家庭装修辐射

众所周知，房屋装修后是不可以立即入住的，许多室内空气污染物质影响着人体健康。如甲醛、多环芳烃、噪声等。但还有许多容易被忽视的污染，装修材料的内辐射像、泥土、陶瓷制品等材料中都含有一定的放射性元素镭，它可以衰变出氡气并进入室内。

氡是自然界的天然放射性气体，作用于人体会很快衰变成人能吸收的核素，进入人体呼吸系统造成辐射损伤，诱发肺癌。国际癌症研究机构已确认，氡是 19 种主要环境致癌物质之一，会引起细胞染色体的畸变，对生殖系统也会造成损伤。

第十八节　打麻醉药对备孕有影响吗

随着不孕不育难题的日益突出，大家对男性的精子质量也越来越重视。一些妈妈备孕或受孕期间得了甲沟炎，选择在不打麻醉药的情况下拔指甲，因为担心麻醉药物会对女性备孕产生影响，那打了麻醉药对男性备育有没有影响呢？

打麻醉药对男性生殖的影响与麻醉方式、麻醉药物的种类、麻醉药物使用剂量、个人身体状况等有关，而对男性备育可能产生的影响主要包括性功能、精子质量、性腺轴等。

麻醉可分为局部麻醉和全身麻醉，局部麻醉也分为很多种，有的局部麻醉仅在手术区域打一点点的局部麻醉药作为浸润；有时候手术区域比较大，可以在神经周围进行精准定位，把局部麻醉药作用在神经周围，造成局部麻醉状态；还有蛛网膜下腔阻滞，在椎管内麻醉，也是一种局部麻醉状态。这些情况下，麻醉药物相对比较简单，用量也较少，对备育的影响不大。

全身麻醉是指麻醉药物通过吸入，静脉、肌内注射或直肠等方法进入患者体内，使其中枢神经系统受到抑制，达到患者意识消失而无痛觉的一种可逆功能抑制状态。根据麻醉药物进入人体的途径可主要分为静脉麻醉、吸入麻醉药物两大类，两者的药物机制和影响不一。

男性生殖是一个多环节的复杂过程，吸入麻醉药可能从多个方面影响生殖。以异氟烷为代表的多项临床及基础研究结果表明，吸入麻醉药物对生殖的影响主要表现为精子数量减少，精子的形态结构、活动力异常，精子畸形率增高及激素水平变化等方面。对于患者，一次麻醉所使用的麻醉药物可以在短时间内代谢掉,但男性麻醉医生长期处于微麻醉的环境,可能会对生殖健康产生影响。但是吸入麻醉药的生殖研究仍不够系统和深入。目前吸入麻醉药的生殖研究,主要以活体动物实验为主,由于用药的差异性和药物在生殖种族之间的差异,其实验结果对药物的作用仍然难以确切评定。

有研究发现多种全身麻醉药物如阿片类镇痛药、氟烷类药物,局部麻醉药物如可卡因、利多卡因等可能削弱男性生育力,但都是在长期使用的前提下所产生的影响。

那打完麻醉多久可以开始尝试备孕呢?目前并无相关研究报道具体的时间。为了安全起见,建议局部麻醉和全身麻醉者1月后开始备育,具体备育时间还要根据患者本身整体的身体状况来确定。

269

一般情况下,麻醉对身体很少产生影响,影响也是暂时的,可逆的。但要针对打麻醉药的原发原因考虑,如果是因为患有一些慢性疾病,或者急性感染疾病,需要麻醉下手术治疗,这时还会使用其他药物。如果过多过长时间使用,对精子可能会造成影响,有可能导致精子畸形或者死亡,从而影响备孕。备孕期间的男性,最好不要用药,否则可考虑延迟备孕。

第十九节 老婆流产胎停，是否跟我有关系

"袁主任，你是专业的！你给评评理，这流产、胎停不都是女方身体的原因？与我有什么关系？"

我以为是什么事情！原来这小夫妻俩备孕五六年，怀上是容易，可不是两三个月流产就是五六个月胎停，女方是检查都做了，各种民间秘方也吃了，却没能收获一个好结果！思来想去，是不是男方也该查查！可小张是个大男子主义，认为自己能吃、能喝也能睡，怎么可能是他的问题？我先安抚道："你先别急，我们先查查精液常规和彩超，看看结果怎么样！"

妊娠失败不仅仅与女性相关，和男性也是有密切关联的，目前的研究表示可能与以下几方面有关：

270

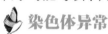 **染色体异常**

染色体异常包括了数目异常，如三倍体、唐氏（Down）综合征、克兰费尔特（Klinefelter）综合征等，还包括结构异常如染色体片段重复、缺失、易位、倒位等，以及多态性如 Y 染色体大小、随体大小、次级缢痕的增长或缩短等。

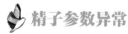 **精子 DNA 损伤**

精子携带着我们发育所需要的基因、mRNA 及信号因子的激活子，当存在精索静脉曲张、化疗、放疗、吸烟、氧化应激反应、精液中白细胞增多、凋亡异常、鱼精蛋白缺乏等情况时，是可能对精子 DNA 造成损伤而导致妊娠失败的！

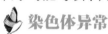 **精子参数异常**

精液常规是男性不育中一个最基本的检查，其中精子正常形态率、精

子浓度、精子前向运动能力（精子活力）是我们关注的指标，常见的精子参数还有精子 DNA 完整率，目前研究表明其不仅与受孕概率相关，还对妊娠是否成功有一定的影响。反复妊娠失败时男性患者应进行精液常规分析、精子畸形率检测及精子 DNA 完整性检测。

 男女双方年龄

目前研究表明：女性年龄 > 35 岁，流产风险增高；女性年龄 > 35 岁且男性年龄 > 40 岁，流产风险尤为突出；精子 DNA 损伤比例随年龄增加而逐渐增加；男性年龄 > 35 岁，子代患唐氏综合征风险增加。

 不良生活方式

与妊娠失败相关的不良生活习惯包括：①精神心理压力过大；②生活作息不规律，如经常夜班、熬夜、缺乏睡眠；③肥胖、缺乏运动或运动过于剧烈者；④衣着，如内衣过紧、内衣更换不及时、穿着过多局部温度升高；⑤吸烟、酗酒、咖啡等；⑥有手术、创伤史。

 生活工作环境

与妊娠失败相关的生活、工作环境因素包括：①化学因素，如药物，抗肿瘤药物，如苯妥英钠等；农药，有机磷等；工业毒物，如苯、甲苯、铝、砷、氯丁二烯等；食品添加剂，如环己基糖精等；所处环境大气污染；②物理因素，如电离辐射；高温环境；噪声污染；③生物因素，如生物类毒素。

袁医生提醒：若确实存在反复流产、胎停的情况，还是建议先完善相关的检查（精液常规、生殖系统彩超、染色体核型分析、Y 染色体微缺失等），可别让你家媳妇反复受罪！

271

第二十节　哪些药吃了会影响生孩子

激素类药物

长期使用皮质类固醇性激素和促性腺激素释放激素等药物会干扰下丘脑—垂体—性腺轴，以至于影响精子的生成和成熟。

一些雄激素（**甲基睾酮、丙酸睾酮、庚酸睾酮、十一酸睾酮**）、**雌激素**（**苯甲酸雌二醇、戊酸雌二醇、炔雌醇、炔雌醚、妊马雌酮**）和**孕激素**（**炔诺酮、醋酸甲地孕酮**）等，已被试验用作男性节育药。

合成类固醇类药物（**如美雄酮、司坦唑醇、苯丙酸诺龙、癸酸诺龙**）被一些运动员非法使用来提高成绩，但会造成睾丸的萎缩。

272

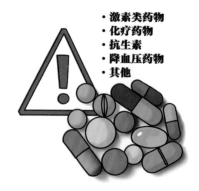

· **激素类药物**
· **化疗药物**
· **抗生素**
· **降血压药物**
· **其他**

化疗药物

具有细胞毒性的化疗药物能够损害生精上皮和间质细胞的功能，青春期前和青春期的患者化疗可以导致睾丸萎缩。**环磷酰胺、氮芥等烷化剂具有对抗精原细胞有丝分裂的作用**，能造成少精或无精；**长春新碱**能在细胞分裂中期中止细胞分化。

有研究显示，化疗药物顺铂的累计治疗量 > $0.6g/m^2$、环磷酰胺 > $6g/m^3$ 时，50％以上的患者会出现长期性的不育，停药 3 年后才会恢复生精。化疗药物对生精功能的影响主要取决于药物的种类、剂量、用药持续时间以及治疗前患者的生育状况等。

🐚 抗生素

抗生素对男性生殖系统的功能可能存在潜在的影响。目前已知呋喃妥因类药物，如**呋喃西林、呋喃妥因**，能够损害精子的质量。用于治疗溃疡性结肠炎的**柳氮磺胺吡啶**能作用于附睾和附属性腺，导致精液质量下降。**环孢素**是一种常用于肾移植后的免疫抑制剂，动物实验显示其能造成大鼠睾丸和副性腺萎缩，但临床试验显示治疗剂量下对男性生育力没有影响。

一种长期用于治疗自身免疫疾病的中草药雷公藤，能引起睾丸的一系列变化，造成精子发生障碍，精母细胞和精子细胞脱落，生精小管支持细胞亦有明显的超微病理变化，使精子活力低下，引起男性不育。

🐚 降血压药物

降血压药是常见的性功能抑制剂，小剂量可引起男性性功能减退和阳痿，大剂量可使男性出现射精延迟。长期服用**利舍平、胍乙啶**等抗肾上腺能神经药物后，脑内 5 - 羟色胺、去甲肾上腺素和多巴胺含量减少，性交时虽能勃起但不能射精。肼屈嗪大剂量服用时可使男性性欲减退，有时可伴有阳痿。利舍平即使小剂量也会降低性欲，男性服用可乐宁（盐酸可乐定片）后会发生阳痿及性欲减退。

🐚 其他

棉酚具有抗生育的能力已为大家所熟知。以往我国一些产棉区有**食用棉籽油**的习惯，其中所含的棉酚是抗生育物质。棉酚的活性基团能够抑制

273

线粒体的氧化磷酸化，影响核苷酸的代谢，直接损害精子细胞和粗线期精母细胞，导致严重少精、无精和畸形精子症，精子畸形可表现为头部形态多样、核内大泡、顶体肿胀等。

长期服用棉酚后可引起自身免疫性睾丸炎，主要是在服药后大量生精细胞受到损伤、脱落，改变了抗原性，或使原先的隐藏抗原释放，机体的免疫系统将其作为一种异种物质而产生免疫反应。

学会让子弹
飞起来

性欲分几级？内裤选三角还是四角？做哪些运动可以让你如虎添翼？除了这些之外，本章还会讲述，为何说探知女性深浅，不如放松思想，跟着袁医生的介绍，自测硬度到了几级，做到心中有数后，再与爱妻论短长。

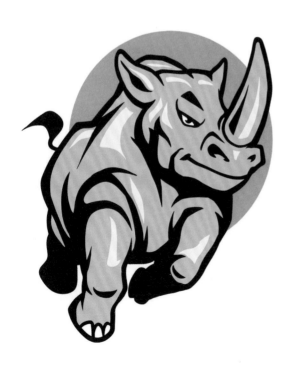

第一节 你的性欲处在第几级

门诊遇到很多人，说自己没有性欲，对女性不感兴趣，等等。这种统称为性欲下降，那么大家知道到底什么样的性欲需要治疗？什么情况不需要治疗？今天我们来说一下性欲。

性欲的概念

性欲，是指对性的渴望。一般科学家认为，性欲是一种本能欲望，对繁殖下一代有利。至于对大多数动物而言，性欲只存在于发情期时，而动物的发情期通常都是季节性的（例如春天）。

性需求从青春期的开始伴随而来。青春期的时候，男性和女性身体内的性激素水平逐渐提高，而致性功能趋于成熟，使得性需求日复一日更趋强烈，如果性需求受到压抑，则造成了青春期性焦虑。

男性性欲以生殖器为中心向人体四周扩散，女性性欲则从身体四周集中到生殖器。男性解决性需求的方法为渴望性交并且通过射精带来快感。女性则可以通过性幻想、爱抚、接吻和性交等多方面源泉来满足性需求。

产生性欲的条件与两性的生理基础有关：其一，是由性激素、性腺所构成的性内分泌系统，它维持两性性欲的基本张力和兴奋性；其二，是由大脑皮质、脊髓的性兴奋中枢和性感区及传导神经组成的神经系统。它们保证身体对环境产生及时有效的反应能力。

男性的性欲发展规律

20～30岁的男性处于性需求的巅峰时期，兴奋快，快感强，高潮后容易重新兴奋。

31～40岁的男性性能力下降，控制性能力增强，能满足女性性需求。

41～50 岁的男性性需求降低，性兴奋迟缓，性交经验更丰富，更容易满足女性。

51～60 岁的男性性需求开始逐步减少。

61～70 岁的男性性功能退化，性需求依然有规律地存在。

71 岁以上的男性性需求减少，仍有少量性生活。

性欲的等级

中医有述，人的性欲也可以分级，不同的人在床上的表现也迥然不同。看看你是哪一种情况？

A 级（Agitation 激动型）：性欲强烈，主动索求。这类人身体健壮、性欲旺盛。他们会主动索取，享受性乐趣。从年龄上看，30 岁的已婚较多。

277

B 级（Bomb 猛暴型）：平时很安静，但性欲被点燃时十分狂野。这些人大多懂得内敛，平时很理智。与爱人在一起时，能彻底放松，展露出性感的一面，浑然忘我，尽情享受性爱。多数人属于这一类型。

C 级（Cool 冷漠型）：性爱可有可无，并不热情。这类人性需求很小，性欲较弱，其中多数人偏爱安静。

D 级（Disgust 厌恶型）：排斥或者拒绝性爱。这是性冷淡的表现，多是因为心理或生理上的障碍，性冷淡的发生率约为 30%，此时一定要及时治疗。

性欲下降的原因

（1）**遗传因素**：性欲的强弱也可能是受遗传因素的影响。

（2）**性激素水平**：雄激素对性欲的影响最大，如果体内雄激素偏低，不管男女，性欲均会减退。

（3）**以往的性经验和社会经验**：过去有愉快的性经验和社会经验的人，较易唤起性欲；反之，便较难唤起性欲。

（4）**环境因素**：如环境的气氛、温度、季节、饮食多少，有无服用药物等。

（5）**精神状态**：如忧虑、恐惧、愤怒、挫折、疼痛、不舒服及困惑等。

（6）**年龄因素**：一般而言，男性在 18～25 岁时，性欲最高涨，而女性则在 35～40 岁时性欲最高涨。但随着年龄增长，雄激素减少，皮肤反应迟钝，性器官血液循环较差及生活压力都使人的性欲减退。

278

（7）**健康情况**：只有健康的身体才能维持正常的性欲。如患有疾病（如内分泌疾病、生殖器官的疾病及其他消耗性疾病），都足以令性欲大受影响。

🕊 性欲下降如何治疗

大多数性欲低下由精神因素引起，最主要是采用咨询和指导为主的

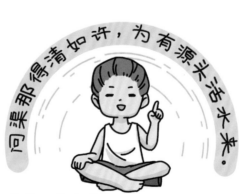

健康的体魄是产生正常性欲的本源

精神心理疗法，对部分患者可以阶段性给予小剂量的西地那非、他达拉非等药物，可提高性功能、增进性感受，应当强调，夫妻协同配合治疗是至关重要的。

对于全身性器质性病变的治疗，在身体功能不允许的情况下，不必急于治疗性欲低下，只有等待全身功能改善后，再根据年龄、家庭、夫妻状态、个人情况等选择治疗方法。

防止服用降低神经兴奋性及促性腺激素、睾酮的药物、食物，或减少药物的剂量，或改用其他替代药物治疗，减少吸烟，拒绝毒品。

中医中药对治疗男性性欲低下有较好的疗效，可根据中医辨证论治，酌情选用汤剂或中成药。肾阳不足，选用右归丸或全鹿丸；肾精亏损，选用左归饮加味或左归丸；肝气郁结，选用逍遥散或逍遥丸；心虚胆怯，惊恐伤肾，选用定志丸加味或天心补心丸；气血亏虚，选用归脾汤、十全大补丸或人参养荣丸；痰湿内阻、气机不畅，选用苍附导痰汤加味。

279

针灸疗法可取血海、足三里、三阴交、肾俞、命门等经穴。每天1次，10天为1个疗程。针用补法，虚证可加用灸法。

🐚 性欲亢进的原因

导致性欲亢进的主要原因，可以包括精神心理因素以及躯体疾病因素，如双向情感障碍中的躁狂发作、强迫症等属于精神心理因素。而由于甲状腺功能亢进和性腺功能亢进所导致的体内性激素水平升高，从而引发的性欲亢进，属于躯体疾病因素。

部分患者与社会因素有关，比如由于沉迷于色情小说、淫秽录像，或是反复接受其他的、大量的性刺激等因素，导致性欲亢进；又或者是在大麻叶、可卡因等毒品、药物、乙醇、化学品的作用下，也可能导致个体出现性欲亢进的表现。

性欲亢进的一般治疗

对患者进行及时的心理开导，使患者积极配合对症或病因治疗。药物治疗有心境稳定剂、抗惊厥药、抗甲状腺药物等。中医学认为性欲亢进证属阴虚火旺，心肾失交，心神不宁。治宜滋阴降火，交通心肾，宁心安神。可选用知柏地黄丸或辨证施治。

第二节　房事焦虑是怎么回事，如何自我评估

焦虑这个词语在现代生活已经不陌生，充斥着我们生活的方方面面，大家听说过房事焦虑这个词语吗？袁医生常常遇到一些患者，身体没有问题，却被性生活困扰着。房事焦虑，严重影响着男性的身体和心理健康，甚至导致夫妻关系破裂。

然而什么是房事焦虑呢？就是我们常说的性焦虑。性焦虑是对性行为产生焦急、忧虑和不安的情绪状态，同时还伴有心慌、出汗等自主神经症状和肌肉紧张、运动性不安。性焦虑患者在性交时（甚至只要想到性交），便会出现身不由己的紧张和焦虑，有时只是与异性接吻、拥抱或被抚摸也会触发焦虑。此时出现的心跳加快、出汗

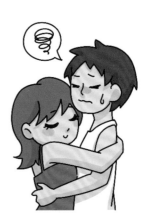

281

等现象与性行为本身产生的生理反应不同，因为它带有明显的不快与无奈。本应该美好的性生活却笼罩着焦虑情绪，让彼此不再可以轻松体会快乐和幸福。

常见的性焦虑有哪些

1. 刺激性焦虑

在性生活中，对方的声音、脸色、态度、热情度、反应或气味等因素，甚至是一个不适宜的玩笑都可能促成恐惧性的心理因素，造成性功能障碍的直接病因。我们把这些因素引起的心理障碍称为刺激性焦虑。它会对性生活造成很多影响。

袁医生在门诊时就遇到了这样一位患者，女朋友在性生活前评价了自

己阴茎的长短，结果在进行的过程中，就出现了问题，患者对自己产生怀疑，对自己十分不满意，甚至拒绝性生活，想要进行阴茎延长增粗手术。

性生活理应是充满了爱与幸福的，在整个过程中充斥着激动的心情，但如果过度紧张甚至焦虑的话，就会导致性生活不和谐，短期地看，是面对性生活时的不情愿，但进一步可能会导致阳痿早泄。

2. 妊娠期性焦虑

在临床上常可以看到这样的画面，由于妻子的妊娠问题，男性发生功能障碍。简单的一个原因就是担心妻子怀孕。尤其是在新婚，或者没有生育条件的时候，容易在享受性生活的过程中出现担心、焦虑的情绪，从而无法专心进行性生活，导致房事的不和谐。

3. 男性心理

男性的自信心、自尊心在性生活中占有十分重要的地位，性功能的障碍对大部分男性来说，影响是巨大的；自尊心、自信心的受挫也会导致性功能障碍进一步加剧。在过性生活的时候很容易出现紧张、焦虑、抗拒的情绪，往往一些小问题会逐渐发酵、变得越来越严重。

性焦虑必然会造成性无能，性无能的恐惧又加剧了性焦虑，这是一对相互制约的矛盾体。很多患者在出现问题时，往往会采取抗拒的态度，不积极面对问题，拒绝性生活，拒绝看医生，拒绝解决问题。然而这样的行为和态度，只能换来暂时的心理安慰，于事无补。

4. 夫妻关系

夫妻关系对性生活的影响巨大，常见的妻子强势的夫妻关系很容易出现性生活不和谐，反过来性生活的不和谐也会影响夫妻关系。袁医生建议男性在看性功能障碍的时候，妻子也过来，因为性生活的时候需要妻子的配合，双方需要一起面对这个问题。

　　出于这样的考虑，妻子陪同看医生是对丈夫的一种肯定，表现了一种积极解决问题的态度，会给男性以信心。男性可以在医生的指导下说出问题，医生据此进行一定的性生活指导，女性也可以从二者的交谈中更多体会到男性的心理健康状态。

如何判定自己是否处于焦虑的状态

　　下面是一个适用于自我评估的量表。评定的时间范围是自评者过去一周的实际感觉。

量表内容

　　1. 我觉得比平常容易紧张和着急（焦虑）。

　　2. 我无缘无故地感到害怕（害怕）。

283

　　3. 我容易心里烦乱或觉得惊恐（惊恐）。

　　4. 我觉得我可能将要发疯（发疯感）。

　　*5. 我觉得一切都很好，也不会发生什么不幸（不幸预感）。

　　6. 我手脚发抖打颤（手足颤抖）。

　　7. 我因为头颈痛和背痛而苦恼（头痛）。

　　8. 我感到容易衰弱和疲乏（乏力）。

　　*9. 我觉得心平气和，并且容易安静坐着（静坐不能）。

　　10. 我觉得心跳得很快（心悸）。

　　11. 我因为一阵阵头晕而苦恼（头晕）。

　　12. 我有晕倒发作或觉得要晕倒似的（晕厥感）。

　　*13. 我呼气、吸气都感到很容易（呼吸困难）。

　　14. 我手脚麻木和刺痛（手足刺痛）。

15. 我因为胃痛和消化不良而苦恼（胃痛和消化不良）。

16. 我常常要小便（尿意频数）。

*17. 我的手脚常常是干燥温暖的（多汗）。

18. 我脸红发热（面部潮红）。

*19. 我容易入睡，并且一夜睡得很好（睡眠障碍）。

20. 我做噩梦（噩梦）。

若为正向评分题，依次评为粗分 1 分、2 分、3 分、4 分；反向评分题（带有 * 号者），则评为 4 分、3 分、2 分、1 分。与抑郁自评量表（Self-Rating Depression Scale，SDS）一样，20 个项目得分相加即得粗分（X），经过公式换算，即用粗分乘以 1.25 以后取整数部分，就得标准分（Y）。

 结果

按照中国常模结果，焦虑自评量表（Self-Rating Anxiety Scale，SAS）标准差的分界值为 50 分，其中 50～59 分为轻度焦虑，60～69 分为中度焦虑，69 分以上为重度焦虑。

备注：主要用于疗效评估，不能用于诊断。

如何看待及处理房事焦虑

1. 不要勉强性爱

当身体疲劳的时候，合适的休息让自己更加充满力量，不用给自己太大的压力。当欲望降低或是身体感到疲劳时，迫于压力而勉强做爱，最终导致的只能是不美好的回忆，甚至加重性焦虑。所以当男人没有性欲时，不妨推迟性生活，下次再来。

2. 忘掉不愉快的经历

很多人的性焦虑缘于一次或几次不完美的性爱，这些失败经历在他们的脑海里根深蒂固，从而引发焦虑。所以，男人要学会解压，选择性地忘掉不愉快的经历，把精力放在快乐的事情上。

3. 营造良好的环境

不安全的环境也会导致性焦虑，比如在令人不安或是感到尴尬的场所做爱，或受到外界干扰，都会带来焦虑。性爱环境在性生活中占有很重要的地位，选择合适的地点，营造良好的环境，有助于更好地开展性生活。

4. 夫妻多沟通少责备

夫妻关系直接影响着性生活的和谐，任何夫妻都无法保证每次性爱是完美的，当男人性表现不佳时，女方一定不要责备，不要轻易地否定男性，伤害其自尊心、自信心，否则也容易导致男性性焦虑。夫妻双力坦诚地交流性爱感受，有助于克服性焦虑。

285

5. 及时就医

当身体出现问题时，不妨到医院就诊，既能了解自身的身体状况，也能缓解性焦虑的情绪。勃起功能障碍与早泄是常见的性功能障碍疾病，不要因为一些情绪或是自尊心而拒绝就诊，医生不仅用药物治疗，还有心理行为疗法，双重疗效，成就身心健康。

第三节　没有晨勃就是勃起功能障碍吗

今天袁医生想要分享一个让人好笑又无奈的门诊小故事。17岁的患者小邓，一进诊室就紧张兮兮地告诉我一件事："医生，我那里不行！"我有点奇怪，打量了一下他的年纪，"你怎么知道自己不行的？你现在有没有女朋友？有没有性生活？"小邓郑重其事地回复我："还没有，但是我最近发现自己没有晨勃了！"我有点哭笑不得，向他解释说，这并不是诊断阳痿的方法。奈何小邓同学将信将疑。在小邓同学的强烈要求、死缠烂打下，我还是给他开了诸如夜间阴茎胀大实验、阴茎超声血流等检查。在拿到没有明显异常的结果后，小邓同学才长舒一口气。

晨勃指的是，阴茎在清晨无意识自然勃起，不受情景、动作、思维控制的自然勃起。大多数性成熟的男性都有晨起勃起的体验，有许多人将之视为自身能不能勃起的一大判断标准，一旦某天清晨见不到"精神抖擞"的小兄弟往往就大惊失色，觉得自己就此阳痿了，再也与"性"福无缘。那么，这种认识是合理的吗？

通过小邓的故事我们知道，**单纯依靠有无晨勃判断是否有勃起功能障碍不可取**。那么晨勃的发生机制到底是怎样的呢？

在前文第四章第八节中我们了解到晨勃和睡眠有着密切的关系：有人认为深度睡眠时是睾丸制造、分泌雄激素的高峰期，而晨勃是血液中雄激素水平升高的结果；也有人认为，晨勃和睡眠时体内的一氧化氮有关，**睡眠时的大脑放松了对体内激素和功能的控制，一氧化氮变得活跃，它替人体管理中枢传达放松肌肉舒张血管的指令，让血流顺畅，当神经细胞向会阴部释放一氧化氮时，会增加局部的血流量，令阴茎自发勃起**；还有人认

为晨勃是自主神经功能活跃，身体自身的维护、修复功能起作用的结果， 例如清晨充满尿液的膀胱，压迫附近的器官及神经，就有可能导致阴茎发生一种潜意识的反射性勃起。

了解了晨勃的发生机制，我们再来看看晨勃受什么因素影响？

（1）**年龄因素：** 正常情况下，年龄会影响晨勃，年龄越轻晨勃的次数越频繁，持续时间越长，随着年龄的增大，晨勃也逐渐减弱或衰退。

（2）**休息不足：** 晨勃消失可能是由于过于劳累，睡眠不好也会使晨勃受到影响。

（3）**精神因素：** 严重的精神创伤、悲愤过度、抑郁等能使晨勃明显减少。

287

（4）**疾病因素：** 晨勃消失可能是由于一些疾病导致，如高血压、冠心病、糖尿病、腰椎间盘突出症、白血病、结核病、恶性肿瘤、脊髓损伤等。

（5）**药物因素：** 抗肿瘤药物、抗高血压药物、降血糖药物、抗酸药物、镇静药物等，均可使晨勃频率降低。

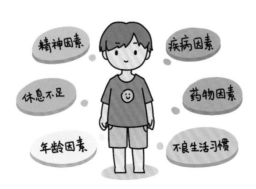

（6）**不良的生活习惯：**长期嗜烟酒、生活没有规律、长期过频手淫、熬夜等不良的生活习惯均有可能导致男性晨勃减少或消失。

通过这些介绍我们不难发现，**影响晨勃发生的因素繁多，虽然其中不乏影响性生活勃起的因素存在，但是据此判断勃起功能障碍无疑是不合适的。**前文提到我让小邓同学去做了夜间阴茎胀大实验。这是因为虽然夜间勃起的机制与晨勃相近，但由于减少了心理主观因素的影响，能更真实地反应男同胞们的勃起水平。**对于勃起功能的好坏，通过夜间勃起的水平来判断相比较于晨勃是更加准确的。**

一般来说，**年轻男性每晚有 7 ～ 8 次的勃起。健康正常的老年人，勃起的次数就为每晚 2 ～ 3 次。功能性勃起障碍的患者夜间勃起往往正常，但如果出现病理性的勃起功能障碍，那么患者的夜间勃起就会减少甚至消失。因此夜间勃起是诊断病理性勃起的重要客观指标。**

看到这里各位男同胞们是不是开始蠢蠢欲动，不管有没有问题都想来查上那么一次。其实除了有相关问题的朋友需要来医院通过仪器检测外，其他的男同胞们不妨在家自己试试前文提过的**邮票试验，**也可以大致反映夜间勃起的有无。

晨勃和夜间勃起都能在一定程度上反映勃起功能的好坏，但是**晨勃由于影响因素繁多，难以准确地评价，因此并不适宜作为勃起功能的评判指标，夜间勃起则更为准确。**如果有朋友因为勃起功能不太好，或者长期没有晨勃，而心存疑虑的，不妨到医院来做一做相关的检查。

第四节 青少年手淫影响生殖器发育吗

手淫是一种常见现象，在青少年中最为普遍。很多人对手淫误解颇深，受到很多观念的影响，社会对手淫构建出了多样的灰色色彩，很多人会直接给手淫贴上"不好""错误""有害健康"等标签。青少年正处于生长发育阶段，手淫是否会影响其生殖器发育呢？

认识手淫

手淫是从儿童期就存在的行为。不过在儿童期，多是通过无意识地偶尔玩弄生殖器、穿紧身裤、爬杆等活动时的摩擦，使生殖器受到刺激并引起快感。无论男女，到了青春期后，由于体内的生理改变，都会自然而然地产生性的冲动和要求，这段时间处于性紧张状态，对性问题满怀憧憬、好奇、幻想。作为一种本能，他们会在性生理和性心理的驱使下开始有意识地手淫。

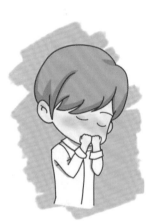

289

性冲动不是受大脑支配的，而是由血液中的性激素水平决定的，所以这是一种不以人的意志为转移的自然现象。国内一组资料提示：80%的人有手淫史，发生手淫的年龄多数从 12～16 岁开始，平均年龄 14 岁。成年的时候异性性交成为主导，手淫才开始慢慢减少。

男性生殖器发育

男性生殖系统包括内生殖器和外生殖器两个部分。内生殖器由睾丸、输精管道（附睾、输精管、射精管和尿道）和附属腺（精囊腺、前列腺、尿道球腺）组成；外生殖器包括阴囊和阴茎。

男性最主要的交合器官是阴茎，阴茎的大小关乎男性的性自信。而阴茎的发育主要受雄激素水平的影响。下丘脑—垂体—睾丸调控系统调控着人体睾酮的分泌，睾酮在青少年时期会促进阴茎发育。但成年男性体内的睾酮的主要作用，是维持第二性征和促进精子的生成，成年后的阴茎发育已经完全，睾酮分泌并不会促进阴茎的二次发育。

🦋 青少年手淫会影响生殖器发育吗

手淫是把双面剑。多年来，手淫是否有害一直争论不休。适度地手淫对生殖器发育并无不良影响，反而可以平衡激素水平，促进生殖器的正常发育。过度地、不当地手淫则可能导致生殖器受损。

适度手淫并不是什么坏现象。对一个身心健康，认识正确的人来说，适度地手淫并无害处。青少年每月有规律地手淫 1 ～ 5 次，以达到心理上或生理上的满足，并不影响健康。

美国性学专家阿尔弗雷德·金赛（Alfred Kinsey）著名的《金赛性学报告》两本中的第一本，即在 1948 年出版的著作《男性性行为》中写道，对于年轻人来说，手淫是他们在紧张的时候的一个发泄方式。金赛还进一步指出，在大多数情况下，有规律地手淫的人往往比禁欲的人，生活过得更为平衡。甚至有些性学者认为从未手淫的青少年可能身心问题更加严重。

反之，过度地、不当地手淫有害健康，有些青少年为达到性快感，在手淫时使用各种异物（如尼龙丝、发卡、笔芯、火柴梗等）刺激生殖器，其中以将某种异物插入或塞入尿道来达到手淫目的者，亦很多见。这种手淫方式的危害性较大，**可直接引起尿道的损伤、感染，往往容易造成器质性损伤，反复性器官充血导致慢性前列腺炎等**。但是不当手淫是否对阴茎的大小、睾丸的发育有影响？目前并没有发现它们之间的关系。

成年人的阴茎发育已经成型，成年后手淫并不会影响阴茎的大小、长短。

除了对生殖器发育的影响，青少年手淫之后，往往产生追悔、羞愧、忧虑等复杂心理状态，并容易产生疲倦、腰酸腿软、精神萎靡、性欲减退、早泄、遗精、不射精等性功能衰退症状，严重时可导致神经衰弱。

长期频繁手淫常可造成严重的精神负担，由于射精频繁，可造成精液质量下降、性欲减退，有些情况下，因射精刺激阈值升高，导致在正常性生活时不能射精，均可能影响生育。

如何克服过度的、不当的手淫习惯

291

正确地对青少年进行心理和性心理卫生教育，使他们掌握有关性的基本知识，能够正确地处理性紧张与性冲动。

（1）分散注意力，树立理想与信念。

（2）培养良好的爱好和兴趣，通过丰富多彩的业余生活将过于旺盛的性能量化解掉。

（3）减少不良的性刺激，避免色情的书籍和影视。

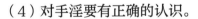

（4）对手淫要有正确的认识。

青春期少男少女的手淫是伴随正常的性发育而产生的性活动。在这一时期，手淫只要是适度的、有节制的，可以认为是一种合理的解除性紧张的方式。

第五节　成年人正确认识自慰，别再误解手淫

"袁医生，我以前有过手淫，现在肾虚，该怎么办啊？""袁医生，我以前不懂事，有过手淫，现在射精比较快，还能治吗？""袁医生，我一直有手淫，前段时间找了对象发现不太硬，是不是手淫的原因？""袁医生，我戒不掉手淫，精神压力很大，该怎么办才好？"

当今时代信息发达，各种各样有用没用的信息充斥在生活中，虽有些许真知灼见，但不负责任的谣言误导也并不少见。诸如"手淫有害""手淫导致早泄""手淫导致阳痿""手淫导致肾虚"此类的问题袁医生每天要回上数十、上百条。

很多人把所有的问题归结于手淫，甚至还因为戒除不掉手淫而满心懊恼，形成了极大的心理压力。事实上，**大家对手淫的误解，很大一部分是不正确的，是没有道理的，是一些不求甚解甚至别有用心的人对祖国传统医学理论的扭曲和误解。**

有人说手淫导致早泄，这是有一定可能性的，**但是这里面的原因并不是因为手淫这个行为，更多的是长期以来对手淫的误解。长期的网络谣言，让大部分男性在忍不住手淫的同时，又想着手淫有害，每次手淫都会觉得自己在犯罪，所以想快点结束这罪恶的事情，强迫自己两三下解决，龟头敏感度没办法得到锻炼，让自己永远停留在最年轻时候的敏感水平。**此外，还会有种"丢人"的事情不能让别人发现，所以总是想着快点解决，越这么想往往就真的越来越快，久而久之变成了"一分钟射精"的固定模式，第一次性生活就自然而然地早泄，有了第一次失败的经历，心理问题加重，这样就导致了长期早泄。

同样的，还有人说手淫导致阳痿。**其实手淫和性生活都一样，都是通过摩擦生殖器，达到射精的目的，除了性伴侣的有无和一些感官上的差距，两者是没有本质区别的。**我们试想一个问题，如果手淫导致阳痿，那为什么性生活不会导致阳痿呢？

由于不负责任的社会舆论压力，**曾经手淫过往往会让某些人心里有些阴影，而当这种阴影遇上了某些心理因素的影响，导致勃起障碍后，往往就会让人陷入到紧张焦虑当中，从而导致面对正常性生活，自信也在消失——男人不自信，性能力自然就打折。**我常和患者说这么一句话，男人的自信心和性能力是成正比的，这一点，或许才是手淫导致阳痿这句谣言存在的真相。

至于所谓的手淫会导致"肾虚""体弱"等说法，这里面都有一个度的问题。我们提倡的是**适度的手淫**，那种一夜七次的不在讨论范围内。吃饭喝水是常人所需，但是正常人一个晚上吃七碗饭无疑会被撑死，就是这个道理。

适度手淫已被大部分男科医生认同。对于一般的青壮年男性，每周 2 ～ 3 手淫是适度的。从生理上，能减少生殖器官性冲动引起的长期充血；从心理学上，能缓解性冲动，从社会学上，能减少性犯罪。

手淫和性交，都是通过摩擦生殖器，达到产生快感和射精的目的。**二者本质上来说是没有差别的，次数太多或者不够量都会导致问题出现，这二者不应该区别对待，甚至因此产生精神压力。**古人所谓食色性也，该做的就要去做，在没有性生活又有需求的时候，何妨手淫。适度手淫是无害且有益的，只有长期的不受节制地频繁手淫才会有损男性健康。

293

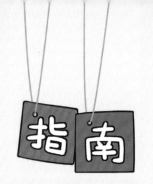

第六节　男性挑内裤指南

　　我在短视频平台上面发了一个男士怎么选择内裤的视频，没想到短短的 15 秒就火了，很多人评论点赞。有些人说内裤宽松一点好，有些人说内裤紧一点好，每个人都说出了它们的优势。的确，不同内裤有不同的好处，那么今天我来盘点一下，男士怎么挑选内裤？

294

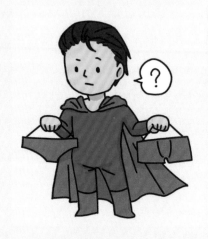

🦋 四角裤与三角裤

　　大部分男士都喜欢穿四角裤，不喜欢穿三角裤，因为三角裤容易把男性的下体，包裹起来，无法动弹，男人是一个追求自由的生物，怎么能被这种东西所束缚呢？而四角裤就不存在这样的情况，勃起的时候，丁丁就可左可右，放在中间也可以。四角裤代表着自由，所以很多女性朋友不要再考虑给男朋友买三角裤还是四角裤了，大部分男人都会回答：四角裤。

　　那什么样的人应该穿三角裤呢？那些有精索静脉曲张的朋友，医生肯定会嘱咐你托起阴囊，这个时候穿三角裤比较好，这样你的阴囊就不会荡来荡去，抬着就不会疼痛了。

宽松裤与紧身裤

人人向往、追求自由，很多男性不会选择紧身的内裤，而是想给自己的丁丁留点空间，如果白天勃起，也不会因为太紧，导致丁丁不能完全伸展。而且很多青少年也会考虑，太紧了会不会影响睾丸和丁丁的发育？一定要给它足够的发育空间，就好像小时候买鞋子，爸妈都会买稍微大半码或一码的鞋，这样以免脚发育的时候，被鞋子束缚了。这个想法是对的。但是男性外生殖器，18 岁以后就停止发育了，可以选择适当紧身一点的内裤。因为长时间穿宽松的内裤，阴囊一直悬挂着，很容易导致精索静脉回血不畅，引发精索静脉曲张，最后导致疼痛，或者精液质量下降，严重的时候，就需要做手术了。

295

青少年内裤与成年人内裤

不同年龄需要选择不同的内裤，年龄因素也需要考虑。如果是正在发育的青少年，可以选择适当宽松一点的内裤；如果是成年人，尽量选择紧身一点的内裤，托起阴囊会更好，当然如果是精索静脉曲张的患者，建议穿三角紧身的内裤。

值得提醒的是：如果有轻度的精索静脉曲张，可以选择药物保守治疗；中重度的，我还是建议大家采取手术治疗为主。

还有男性会问：情趣内裤怎么选择？我想说这种问题应该询问女方，只要对方喜欢你穿上情趣内裤的模样，都会给你的房事增加不少乐趣，也会给你的性伴侣带来不一样的快乐。

内裤面料怎么挑？

纯棉面料、莫代尔面料、竹纤维面料

内裤面料一定要选择有透气、吸汗、抑菌效果的，这样皮肤的水分才能及时排出去，才能预防龟头炎、皮肤病等。问诊时，有很多人说自己阴囊湿疹，感觉不舒服，除了久坐以外，是不是考虑一下内裤面料的问题呢？为了迎合男士的需要，市场开发了很多适合男性需求的面料，大部分也采用这些透气、吸汗、抑菌的面料。

纯棉类面料吸湿性强，但排湿性较弱（不容易干），皮肤长时间接触湿衣物，容易出现红肿、瘙痒感，生成痱子或造成阴囊湿疹、皮炎等。因此，如果要穿棉质内裤，应该保证内裤的干燥性。但是容易出汗且经常驾车的男性，则不适合穿着棉质含量过高的内裤。

莫代尔其实是面料的商标名，为"再生纤维素"类纤维。再生纤维素纤维较之其他面料更为柔软，强力和韧性也更好，同时具有明显高于纯棉类产品的吸湿排汗能力。

竹纤维面料成为越来越受人们喜爱的内衣面料种类，天竹竹纤维是纯天然面料，原料提取自天然生长的竹子。它除了纤维细度、干强指标、吸湿排汗能力高于普通棉质面料外，还具有天然抗菌、抑菌、除螨、防臭和抗紫外线等功能。

296

第七节 男科看病指南

男性病是去综合医院求治还是去专科医院求治

有条件优先选择公立三甲医院，尽量避免去私立医院。公立三甲医院一般为大型综合医院，设施较为完善，且人才济济。各项检查收费符合国家标准，不会出现滥用药品和威胁恐吓患者的情况。

私立医院环境较为复杂，患者无法确定接诊自己的医生是否具有行医资格。以往就发生过多次"万元包皮"的情况。本来患者只想割包皮，却在忽悠和威胁下被迫做了假体植入增粗等不必要的手术。

男性病是看中医好还是看西医好

中医西医治疗男科疾病各有所长，中医治病求本，望闻问切，循证、辨证施治，长期疗效稳定；西医治疗注重生理器质性功能，起效快；两者只是看待问题的角度不同。从长远来看中西医结合治疗，不仅在短期内即可见到疗效，更保证了长期病情的稳定性和安全可靠性。

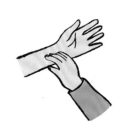

男性病究竟应该看泌尿外科？男科？中医科还是生殖科

不少患者去医院时都有这个困惑，从科室的职能范围来看，男性病最好看男科。然而部分医院尚未开创男科科室，那么退而求其次可看泌尿外科。生殖科主管生殖方面的疾病，像不孕不育之类，范围较窄。阳痿早泄、精索静脉曲张等疾病统属于男科范畴，所以有条件最好看男科。

男性病是"中医治本，西医治标"吗

"中医治本，西医治标"，是患者群体的主观认知。为什么会有这种认知呢？西药经过各级试验，临床表现快，见效迅速；中药治病求本，远期疗效显著，效果稳定。但两者对疾病都能起到治疗作用，不论中医西医，能治病，缓解患者身心痛楚就是有效的医学体系。

怎么找到男性病领域的专家

患者看病最注重什么呢？疗效。大型教学医院有一些"论文医生"，学术成果颇丰，头衔也是重量级别，但患者反映疗效并没达到预期效果。治病救人毕竟不是写文章，临床效果才是核心标准，去哪里才能找到真正的"好大夫"呢？据袁医生门诊调查统计，患者较信赖的有"好大夫""微医""春雨医生"等权威互联网平台。其中"好大夫"最受患者群体所青睐，因为可以直接看到以往就诊患者对医生的评价，完全实名制，不怕"刷单"和"黑箱"陷阱。

男性病怎样进行线上预约挂号的操作

现在网络通信十分便捷，男性病又是涉及性健康隐私的特殊病种。不少患者更是因为号源紧缺、时间对不上等问题迟迟看不了病。有没有什么办法能够提前预约挂号呢？现在不少互联网平台都跟医院挂号系统有合作，支持在线预约挂号的功能。一些小毛病还可以通过互联网平台的图文咨询功能得到解答。

找袁医生问诊，同样能通过上述值得信赖的线上平台预约挂号。

西医院医生可以开中药吗

可以的。不少患者疑惑，为什么西医院的医生还可以开中药呢？是不是过度医疗，想着法子增加患者费用。西医院里可具有中医职能科室，如康复科、肝病科、脾胃科等。现在不少综合医院也具备中药房，只要西医院医生具有中医医师资格证及其处方权，便具有开具中药的权利，其他科室也可通过申请会诊的方式，邀请中医科医生开具中草药处方。

中医院医生可以做手术吗

可以的，我国国家中医药管理局明文公告执业中医师拥有明确法律规定的手术权。

中医院的中医和诊所坐堂的中医有什么区别

首先中医院的中医至少是经过 5～10 年的专业学习才有取得行医资格的机会，经过国家执业医师资格考试后才可行医。再由医院层层选拔，极少数人能留下来成为中医院的医生。诊所坐堂医生具体行医生涯不详，甚至部分是否取得行医资格有待考究。但不排除部分高人隐居民间，概率不是很大。为了保证患者健康，不拿身体做赌注，建议到正规公立医院寻医问药。

299

中药颗粒剂、中药饮片和代煎中药疗效有什么不同

通过对大量资料的阅读和分析，在药物疗效方面中药汤剂的疗效略好于中药颗粒剂，但总体无明显差异。中药饮片和代煎中药即为中药汤剂，只不过一个是在家煎，一个是在医院煎，需要注意的是，代煎中药需要冷藏保存。中药颗粒剂是在仪器中合成，药物比例相对精确，更加便携。

中药和西药一起服用有什么讲究吗

具体情况要依据药品说明书，但就中药特性而言，"补药饭前，泻药饭后"。一般在患者取药后袁医生会医嘱一遍具体服用方法，药房也会给一张详情单载明不同药物服用方法。吃药期间的饮食注意：不要饮酒，备孕期不抽烟，牛羊狗肉及海鲜类食物也不要吃。

身体出哪些情况可以来男科看看

男科疾病涉猎较广，症状无法——列举，但就临床常见的一些问题进行讨论。外生殖系统肉眼可见的问题都可到男科就诊。例如血精、阴囊肿痛、包皮红肿、尿道口滴脓、尿频尿急……常见疾病包括阳痿、早泄、前列腺炎、精囊炎、精索静脉曲张、淋病、梅毒、尖锐湿疣，等等。总之有"男题"找"男科"。

来男科看病之前需要做什么准备呢

（1）**身份证**：挂号取号时用得到。

（2）**手机、部分现金**：一些医院支持网上预约挂号和网上缴费、收取检验报告的功能，免去排队，节约时间。

（3）**病历本**：记述着既往病例资料，这样近期做过的一些检查可避免重复做（医院检查结果误差性和疾病演变，为了确诊准确性不排除重复做）。既往病例资料有助于医生了解病情，更快确诊用药。

（4）**检查生殖项目需要提前禁欲 3～7天**；检查性病项目，会阴部不需要过度清洁，以免影响标本采样。

我可以带着妈妈妻子一起来看病吗

不建议，男性病为隐私性较强的特殊病种，带着母亲一同看病为极度不自信的表现。称述病情时碍于家属在场问诊也会不彻底不客观。妻子陪同尚情有可原，但母亲陪同大可不必。

门诊看病等待时间太长，如何使时间利用效率最大化（袁医生门诊专用）

先预约挂号，取号后于袁医生助手处移交病历本。需要开具检查时请提前说明，开具检查后拿到全部检查结果再于门诊复诊（B超排队时间最长，需提前递交检查单排队）。诊疗后上二楼缴费取药（急诊中药窗口于急诊一楼45号窗口），定期复查。

第八节 阴茎颜色大小不同，孰强孰弱

阅玉茎无数，颜色大小尽不同，孰强孰弱？袁医生与你夜话密谈。某男低声说："袁主任，可以关上门不？我那个，那个手淫，阴茎有点小！"我挥手打断了这位小青年的话，扶了扶额头（已经是今天第四个了）："来，先瞧瞧吧！裤子脱下去面对我！""放心吧！阴茎不短也不小，正常的哈！不过你这包皮有点长是真的，找个时间把包皮手术做了吧。"

男人嘛，撒个尿都要瞅瞅隔壁的阴茎多大找找自信，更少不了酒后大肆吹嘘：我有 15cm！嘿嘿！我可以半个小时！趁这月黑风高，咱们来扯扯那高潮迭起、迷人心神的活儿……

302

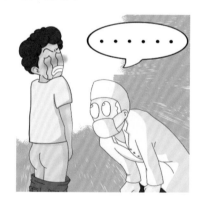

从医十余载，阅玉茎千万支！我只能摸着、摸着自己的良心，忍着痛地戳穿那酒后善良的谎言：亚洲人的阴茎长度在 12cm 左右，15cm 的是少数，20cm 的那是国宝。相信各位已经在默默地比画，那个只有 10cm 的先别哭，其实这个也是合格的，这种也是有优势的，有时候也会因为尺寸长，出些小小的意外——最起码，前者不会把性伴侣 T 型环刺到尿道口！

手淫会导致阴茎变短吗

我可以负责地告诉广大男性，手淫不会导致阴茎短小。并且世界性学术会议上也证实了手淫是一种正常的行为，不会引起绝育，不会影响人的生殖器官。有节制的性满足是持身体健康、增强性能力所不可缺少的。手淫这事，一周 1～2 次就够了，还有"余粮"的话，留着和女朋友再折腾吧！

"袁主任！我还是觉得自己短！有什么办法？""别急，别急！先看看你是不是下面这几种情况……"

（1）如果你刚好是个胖子，性激素水平没有问题，阴茎发育情况是正常的，那么不妨试试减肥吧！听说减肥 5kg 可以长长 1cm。

（2）你的阴茎和你开了个玩笑，躲在皮下不愿意出来，我们医生叫作包皮过长、包茎，有时间可以选择把包皮手术做了。

（3）阴囊中缝皮肤与阴茎腹侧皮肤长在一起了，阴茎与阴囊未完全分离，因形似动物的"蹼"而被命名为蹼状阴茎，多是先天性畸形。到正规的医院去做手术割开吧！

如果你是个瘦子，包皮也不长，阴茎也没和阴囊长在一起。我建议你少观看欧美地区的情色片，也不要和片中男主角的阴茎尺寸做比较。

"袁主任，我感觉我不仅阴茎小，阴囊也小！是不是发育不良啊？究竟是怎么回事？""别急！先查个性激素、生殖系统彩超、染色体，等结果出来我们再看怎么处理！"

导致阴茎变短的 4 种原因

（1）促性腺激素分泌不足的性腺功能减退：下丘脑或垂体功能出现问题，导致促性腺激素分泌异常（降低），常表现为阴茎短小，睾丸发育

303

不良，性功能障碍，不育。

（2）促性腺激素分泌过多的性腺功能减退。

（3）先天性睾丸缺失、睾丸下降不全等引起的睾丸发育不良或功能异常，导致雄激素分泌不足，表现为促性腺激素降低或正常底限，小阴茎，性功能障碍。

（4）染色体异常：包括常染色体异常以及性染色体异常，常见的有克兰费尔特（Klinefelter）综合征（47，XXY）和多 X 综合征（48，XXXY 及 49，XXXXY），多染色体畸形（69，XXY 三倍体）。

袁医生温馨提示：虽说更长能解锁更多姿势，但并不能就此评判男性性功能的强弱，技巧也能让性伴侣高潮迭起，感情交流更是重中之重！"短小"的男人也可以引领风骚。

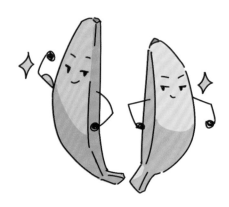

第九节　阴茎多大算正常

网传中国成年男性人均 18cm——不仅仅是指男性阴茎的尺寸，还代表了男人的能力。那么真的是人均 18cm 吗？到底多大算正常？是不是越大越好呢？不够大怎么办，这辈子是不是不能让女朋友满意了？

如何正确测量阴茎长度

都说尺寸很重要，那么正确的尺寸测量的方法是怎么样的呢？国外学者的测量标准是：分别在阴茎疲软和海绵体药物注射诱导完全勃起的状态下，测量阴茎的长度和周径，所测量的阴茎长度应为耻骨阴茎皮肤交接处至尿道外口的距离，再加上耻骨前脂肪垫厚度；阴茎周径应在阴茎体部测量。

国外一些报告对正常男性阴茎的长度和周径进行了测量统计。正常情况下，男性阴茎疲软状态下长度为 8.6～9.3cm，阴茎牵拉时长度平均为 12～13cm，勃起时长度为 14～16cm；疲软时周径为 9～10cm，勃起时周径为 12～13cm。由于测量时影响因素较多，与被检查者的种族、阴茎勃起状态、检查者的偏差、所测量阴茎的部位（阴茎头、中段、阴茎根部）等因素均有相关性，故评判阴茎大小的标准数值尚不统一。

305

中国成年男性人均 18cm 吗

18 这个数字含义丰富，18 岁是青春，身高 180cm 是伟岸，阴茎长 18cm 是男人性能力的象征。国人真的有人均 18cm 吗？达不到是不是给国人丢脸了？

中国成年男性正常阴茎长度在疲软状态下为（7.1±1.5）cm，勃起时为（13.0±1.3）cm。文献显示，**如果勃起长度 < 10cm，即可诊断为**

阴茎短小畸形。所以，我国大部分成年男性没有达到人均 18cm。事实上，关于阴茎的长度和大小目前在临床上并没有公认的统一标准，如果患者朋友硬要一个准确的答复，不妨参照以下标准：

【疲软时】

长度为 4.5～11.0cm，平均长度为（7.1±1.5）cm。

周径为 5.5～11.0cm，平均周径为（7.8±0.7）cm。

【勃起时】

长度为 10.7～16.5cm，平均长度为（13.0±1.3）cm。

周径为 8.5～13.5cm，平均周径为（12.2±1.2）cm。

虽然没有人均 18cm，但我国大部分成年男性属于正常范围内。

而对于阴茎短小，医学上的专有名词是"阴茎短小综合征"（small penis syndrome），是男性常见疾病，发病原因包括促性腺激素分泌障碍、性腺激素分泌障碍、原发性或继发性性腺功能减退、雄激素不敏感等先天性因素，以及后天性疾病如阴茎硬结症、阴茎外伤、脊髓损伤等引起的阴茎短小等。

接下来，阴茎短小怎么办?

首先，掌握一定的女性生理知识很重要，阴茎短小也不要灰心，因为根据女性生理结构，男性阴茎勃起长度＞5cm 就可以给伴侣带来欢愉，不必纠结阴茎长度。其次，从数据上看，有学者调查发现，90% 的妇女对阴茎大小比长度更关注，接近 85% 的妇女对性伴侣的阴茎大小满意，而只有 55% 的成年男性对自己的阴茎大小满意。

　　通常阴茎短小的患者会被认为缺乏男子汉气概，缺少创造力，他们很容易封闭自己，影响了社交和自信心，有时候甚至会引起心因性勃起功能障碍，自身缺乏保障感和安全感，并有可能影响到工作情绪和社会地位，显著降低生活质量。

　　一些成年男性尽管阴茎大小达到平均水平，但是由于过度关注自身阴茎的大小，反而影响了性生活的满意度，从而产生长期焦虑、自卑和恐惧，甚至导致勃起功能障碍，显著降低生活质量，对于这类患者同样也可以通过治疗来提高患者的生活质量。

🐚 成年男性阴茎短小如何治疗

　　对于勃起状态下阴茎长度 < 10cm 且充分影响男性自尊和日常生活的成年男性患者，可通过手术的方式延长阴茎长度。阴茎延长术为微创手术，通过切断阴茎浅、深韧带到耻骨弓处，使得埋藏在耻骨联合前面的海绵体成为游离部分，进而促进阴茎长度的延长。

　　阴茎延长术不是常规手术，而是结合泌尿外科和整形外科的手术方法，首先要考虑美观、无痕等情况。目前，对于是否行阴茎延长术的争议较多，主要是对手术指征把握不确切，且术后并发症较多，主要为阴茎水肿、性交疼痛、阴茎回缩、低垂阴茎、瘢痕形成、感染等。

　　参考目前的医学标准，成年男性阴茎勃起状态 < 10cm 即可以判定为阴茎短小。袁医生的观点是，能不做手术尽量不做手术。对于过度肥胖的患者，通过减肥可以使阴茎外观长度有所增长。部分成年男性勃起 < 10cm 且严重影响患者的日常生活和社交的，可以通过阴茎整形的手段延长阴茎的长度，帮助患者重拾男人的自信。

第十节 如何评价阴茎发育情况

现实生活中，男性对自己的阴茎都比较关注。袁医生在门诊的时候经常遇到有此类烦恼的男性朋友，不管是小朋友、青少年还是成年男性，许多都对自己的阴茎充满疑惑，是不是自己的尺寸太小？达没达到正常人的标准呢？

上次就有一个刚迈入青春期的小朋友，小朋友上厕所的时候经常互相比较阴茎的大小，经常感到被同伴们嘲笑了，怕自己阴茎太小，所以跑过来找袁医生咨询，在袁医生认真查看并给他详细讲了男性生理知识后，小朋友才如释重负。所以关于男性阴茎发育的知识是每个男性都该清楚了解的，以免平添烦恼，下面就给各位男性朋友科普一下。

认识阴茎

阴茎分根、体、头三部分。后部为阴茎根，附着于耻骨下支、坐骨支及尿生殖膈；中部为阴茎体，呈圆柱状，悬垂于耻骨联合前下方；前部膨大为阴茎头，头尖端有矢状位的裂口叫尿道外口，头与体交界处有一环状沟称阴茎颈或冠状沟。

阴茎的皮膜薄而柔软，富有伸展性。皮肤至阴茎颈部游离向前，形成包绕阴茎头的双层环形皱襞，称阴茎包皮，在阴茎颈处又返折转行于阴茎头的皮肤。包皮与阴茎头间的腔隙称包皮腔。在阴茎头腹侧中线上，包皮与尿道外口相连的皮肤皱襞，称包皮系带。

阴茎的发育

大数据统计男性在1岁以前阴茎增长较快，1～10岁阴茎增长缓慢，11～15岁阴茎进入快速增长期，16岁以后虽也有增长，但增长较缓慢。

阴茎发育主要受睾丸间质细胞分泌的雄激素调控，正常情况下由下脑产生的人体绒膜促性腺激素（human chorionic gonadotropin，HCG）释放激素刺激腺垂体，分泌促黄体生成素（luteinizing hormone，LH）和促卵泡激素（follicle-stimulating hormone，FSH），在 HCG、LH 和 FSH 的共同作用下，刺激睾丸间质细胞分泌睾酮，睾酮在 5α- 还原酶作用下转化为双氢睾酮，与靶细胞的受体结合，促进阴茎发育。因此，下丘脑—垂体—性腺轴及雄激素合成和转化的任何一个环节出现异常，激素受体及其后信号传导系统的异常，均可影响阴茎发育。

阴茎的测量和正常标准

阴茎长度测量标准应严格规范。用手提阴茎头尽量拉直，使其长度相当于阴茎充分勃起的长度，用尺子测量从耻骨联合至阴茎顶端的距离即为阴茎的牵拉长度。对隐匿阴茎及蹼状阴茎应尽量推挤脂肪及周围组织，准确测量。

小阴茎通常指外观正常的阴茎长度小于正常阴茎长度平均值 2.5 个标准差以上的阴茎。国人成年男性阴茎静态长度平均为 5～6cm，牵拉长度（相当于勃起长度）平均为 11～13cm，一般以牵拉长度代表阴茎的有效长度。根据国外有关数据，有关各年龄组男性阴茎长度参考值参见下表。

国内尚缺乏各年龄组阴茎长度的正常参考值范围。**一般认为成人阴茎松软时 <4cm，拉长时 <7cm，有效勃起 <9.5cm 即为阴茎短小；对于小儿，拉长的阴茎长度 < 平均值加上 2.5 个标准差可诊断为小阴茎。**小阴茎的长度与直径比值正常。

不同年龄男性阴茎牵拉长度参考值

年龄	平均值 ± 平均差(cm)	低于2.5个标准差界限
新生儿(≤30周)	2.5 ± 0.4	1.5
新生儿(>30周)	3.0 ± 0.4	2.0
1 ～ 5个月	3.9 ± 0.8	1.9
5 ～ 12个月	4.3 ± 0.8	2.3
1 ～ 2岁	4.7 ± 0.8	2.6
2 ～ 3岁	5.1 ± 0.9	2.9
3 ～ 4岁	5.5 ± 0.9	3.3
4 ～ 5岁	5.7 ± 0.9	3.5
5 ～ 6岁	6.0 ± 0.9	3.8
6 ～ 7岁	6.1 ± 0.9	3.9
7 ～ 8岁	6.2 ± 1.0	3.7
8 ～ 9岁	6.3 ± 1.0	3.8
9 ～ 10岁	6.3 ± 1.0	3.8
10 ～ 11岁	6.4 ± 1.0	3.9
成人	13.3 ± 1.6	9.3

阴茎短小怎么办

小阴茎的主要手术方法是阴茎延长术，适用于青春期后阴茎仍然较短者，阴茎松软时 <4cm 或者有效勃起 <9.5cm 者需要进行阴茎延长术，不主张婴幼儿应用此手术。内分泌激素治疗是目前青少年主要的治疗方法。

治疗时机以往认为越早给药效果越好，实验表明，早期使用雄激素虽可使阴茎暂时增长，但可使阴茎 AR 下调并加速 5α- 还原酶活性丢失，最终成年后阴茎长度、重量都达不到正常水平，建议 12 ～ 13 岁青春期发育开始时才给予药物治疗。

关于药物选择方面，目前主要有 3 种类型：①促进 T 产生的促性腺激素如HCG、促性腺激素释放激素(GnRH)；②雄激素替代物如睾酮；③促进阴茎增长终末雄激素如双氢睾酮(DHT)凝胶。DHT凝胶比睾酮活性高50倍，有助于增加阴茎大小，其优点是不引起男性乳房发育，并促进阴茎尺寸快速增加。

阴茎短小，中医一般认为肾元不足，天癸未充造成。肾为元气之根，肾藏来自父母的先天之精，又受后天"五脏六腑之精而藏之"。"天癸"就是肾气作用的产物，随着肾气的盛衰而盛衰，它是与生殖、生育、性功能成熟有关的物质。故一般使用益肾填精的药物，比如大补元煎、左归饮、右归饮、五子衍宗丸等，但前提是辨证论治。

总结

正确的男性生理知识有助于消除男性对阴茎大小的认知偏差，有助于缓解和治疗对阴茎大小的羞耻感、自卑或其他心理障碍，为临床诊断与心理咨询提供证据支持。部分男性对阴茎大小的自我羞耻感，可能缘于对科学常识的匮乏、观念的陈旧或某些心理担忧。

多数人参照的"正常"大小是从他人口述、图片或视频等途径获得的。但他人口述可能会有自我夸大成分，图片或视频则可能进行过特殊处理或挑选超常尺寸。

近年来，自认为"阴茎短小"就医的病例逐年增加，但很少发现存在明显的阴茎发育异常或短小，且大多数寻求阴茎延长手术的男性都高估了正常阴茎的长度，所以各位男性朋友不必想太多，正确认识即可，就算是真的短小，袁医生也可以帮助你解决问题。

第十一节 为何说越自信的男人越强大

为了说明这个问题，我来给大家分享一个我临床上看到的病例。这位患者发现自己没有性欲，不能勃起了，他从小内向，很少与人交流，经常喜欢一个人宅在家里。其实对于很多内向的人来说，手淫是他们发泄烦恼时选择最多的途径，一来二去加上青春期所以就成瘾了，有时候一天好几次，偶尔有一次没有勃起，就认为自己不行了，之后各种测试能力都不行，他就很恐慌，认为自己有可能阳痿了。而那两次为什么能勃起的原因，据他回忆，应该是那几天心情不错，这个是重点。近半年到了陌生的城市工作，身边没有朋友，在单位和同事们沟通也少，所以就显得异常孤僻，每次去上班都觉得很不自然，全身都不舒服的感觉。究其原因，其实还是小时候原生家庭的经历，造成了这样的问题存在。这样的问题不知道有没有在你身边发生，或者就是读者你？很多勃起功能障碍患者和早泄患者，都是内向的人，每天会因为一点小小的挫折，让自己很长一段时间没办法面对。

那些自信心爆棚的人，有自己的梦想和事业，为之不断奋斗，很少存在性问题，若存在，也能在指导下很快化解；而那些因为各种原因不自信的人，往往需要花费更多的时间去建立自信，而后才能慢慢变好。所以我经常给患者说：我们更多时候是在与认知、心理作斗争，这些基础问题若解决了，性问题都是能解决的。因为自卑导致自己勃起功能出现问题的，我们都叫作心理性勃起功能障碍。

心理性勃起功能障碍的定义

人类的性行为不仅仅是一种生理活动，而且掺杂了复杂的心理活动，正常性交除了要求配偶双方有健全的生理功能，还要求心理上无异常。因精神心理因素所造成的勃起功能障碍，称之为心理性勃起功能障碍。

心理性勃起功能障碍的病因

导致心理性勃起功能障碍的主要原因有焦虑、抑郁、紧张、夫妻感情不和或配偶缺乏吸引力、性压抑感、性生活不和谐、童年时期不良性癖好以及对怀孕和性传播疾病的忧虑等。另外，在临床工作中，我们经常碰到一些患者因为有手淫的习惯而自责，误认为长期手淫会不可避免地导致勃起功能障碍，这类患者所出现的勃起功能障碍多半也属于心理性的。所以说想要拥有强大的性能力，必须要有强大的自信心。

心理性勃起功能障碍的治疗

313

对于这类患者，我们要询问他的病史，比如有的患者可能小时候有些心理学创伤，确认是不是心理性创伤引起的，是否要通过心理创伤的修复，来慢慢改善他的夫妻性生活状态。还有一类患者，他可能结婚之后，没有掌握基本的夫妻性生活知识，刚开始勃起不太好，因为没有这方面的知识储备，或者对基本的性生活知识了解得比较少，导致不能正常过性生活。知识的匮乏，给这类患者造成了比较大的压力。为了保证配偶性生活的质量，男性的压力也会比较大，刚开始过得不太好，导致第二次时背上了思想包袱，表现愈加不好，形成一个恶性循环，形成一种心理性阳痿。

这类患者我们同样要让他放松心态，第二是要跟女方沟通，要让女方鼓励男方，因为男方尤其是这类患者，通常属于内向性性格，相对来说容易背上思想包袱。在女性过夫妻性生活的过程中，如果沟通不当，比如有言语上的刺激，可能会给男性的思想加上更大的负担，造成恶性循环。这类患者我们建议夫妻双方同治，再借助一些辅助的药物，能够帮助他们过渡到正常的夫妻性生活阶段。

还有一类患者其实是心理阳痿，两人都对一些夫妻性生活知识不太了解，刚结婚之后配合不成，双方都很焦虑，导致不能正常过夫妻性生活，这类患者更需要双方来医院问诊，医生要讲一下最基本的夫妻性生活知识、一些性生活的技巧，再通过心理治疗加上药物治疗，帮助患者。我常用中西医结合治疗的方法，其中用的西药有他达拉非，中药则需要辨证论治才能确定用什么方剂，代表方有柴胡疏肝汤、知柏地黄汤、阳起汤等。规律治疗 3 个月，绝大部分人基本可以达到正常的夫妻性生活的质量，不用过度担心。

314

总结

男人一定要有自信心，我反复强调**自信心与性能力成正比**，你越自信性能力越强，经常锻炼身体，拥有一个健康的体魄，也是为你自己的健康拥有一份自信。在拥有了比较强大的外在后，一定不要让自己的内在比较空洞。而应该不断地通过读书、发展兴趣爱好，去提升自己的内在。

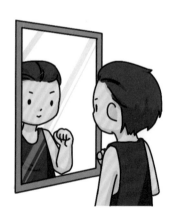

多参加集体活动，邋里邋遢的男生往往惹人嫌弃，让自己的外表干净简洁，也能够让自己慢慢变得自信。

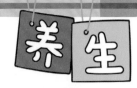

第十二节　中西方性生活节奏公式与实践
——用进废退，提高性功能切莫纸上谈兵

临床很多男性过度手淫后发现时间越来越短，硬度越来越差，自以为阳痿早泄了，被吓得再也不敢手淫，甚至与性伴侣交往时也不敢进行性生活。还有一部分患者因为几次不成功的性经历而一蹶不振。殊不知，性功能越不用，越没用。

《美国医学杂志》发表了一篇研究，表明性生活频率较低的男性患勃起功能障碍的概率是那些有规律性生活男性的 2 倍。也有研究表明男性性功能障碍在两地分居的人群中的发病率要比正常夫妇高很多，而且治疗起来也相对困难一些。

315

夫妻由于两地分居不能长期在一起，导致性生活不规律，要么长时间没有性生活，要么小别胜新欢，相聚时如胶似漆，更易使男性出现性功能障碍。规律恰当的性生活更益于性功能。

规律性生活的意义

1. 评估和治疗性功能障碍

性功能障碍最常见的是阳痿和早泄，而阳痿早泄的诊断前提是，曾有很长一段时间的、规律的性生活。有些患者长期没有性生活，如与性伴侣长久分开或长期禁欲后解欲的人，导致真正性生活时快速败阵或难以坚挺，这些都不能轻易给他们贴上"阳痿早泄"的标签。

因为性器官跟其他器官一样，遵循用进废退的原则，长时间没有规律的性生活容易出现问题，进而引发诱导性功能障碍。很多人在经过适当调整和后续规律性生活后，射精过快、难以控制、过早疲软的局面会彻底改善。由此可推知，在性功能障碍的治疗中，除了相应的药物治疗，规律的性生活也是必需的。而对于性功能障碍治疗效果的评估，一两次成功或失败的性生活并不能作为衡量疗效的标准，而需要持续规律的性生活综合评估衡量。

2. 有益前列腺健康

规律性生活能有效排出前列腺液和精囊腺液，同时排出腺泡内的病菌、炎性分泌物及小结石，疏通腺体导管，增加了前列腺的血液循环，加强了前列腺的收缩功能，使尿道内口更容易开放，排尿通畅，可以防治前列腺疾病。

3. 调节内分泌

316

正常而规律的性生活，有利于刺激女性的卵巢分泌雌激素，调节内分泌，让皮肤更光滑，头发更亮泽，缓解痛经，调节月经周期；可使男性的睾酮分泌量增多，使男性的肌肉更发达，体重增加，提高了骨髓造血功能，而且还能减少体内脂肪的积存，降低心血管疾病的发生概率。

4. 保持长久的身心健康

科学研究表明，规律性爱有助于提高男性免疫能力。每周 1～2 次性生活，可使人体自身的抗病毒入侵能力提高 30%，死亡率仅为每月少于 1 次人群的一半。此外，规律性生活可放松身心，舒缓紧张。在进行性爱的过程中，人体性激素的释放令我们无法感到压力的存在，使我们的劳累消失、精神轻松、心情快乐，改善睡眠质量。

🦋 如何进行规律性生活

对于分居夫妻或者未婚男青年来说，如何避免性能力"待业"呢？首先是性自慰，因为分居时或单身时，相当于陷入性的"待业期"，虽然有性冲动，但没有一个排解途径，就可以选择性自慰。这是一种正当、合理的性手段，既保证了对伴侣的忠诚，也不会违背社会道德，更是释放性欲望的有效途径。

其次是适当考虑使用性工具，购买正规厂家生产的。再次是转移注意力，夫妻之间经常打电话、发短信，共同回忆一下两个人的美好时光，这样也可以间接得到性满足和心理上的安慰，而对于单身者可以培养更多的兴趣爱好。

多久一次合理呢？

现代西方性学家推荐的性频率公式：年龄的第一位数 ×9。计算出的数值，十位数表示合理的同房周期，个位数表示应当同房的次数。

317

30 多岁，$3\times9=27$，即 20 天内 7 次。

40 多岁，$4\times9=36$，即 30 天内 6 次。

50 多岁，$5\times9=45$，即 40 天内 5 次。

60 多岁，$6\times9=54$，即 50 天内 4 次。

这个公式适用于 30 岁以上的成年人，主要体现的是欧美人的习惯。

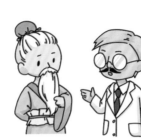

究竟几次算合适？

　　唐代药王孙思邈在《千金要方》中描述："年二十盛者，日再施（一日两次），虚者一日一施；年三十盛者，二日一施，虚者三日一施；四十盛者，三日一施，虚者四日一施；五十盛者，五日一施，虚者十日一施；六十盛者，十日一施，虚者二十日一施；七十盛者，三十日一施，虚者不泄。"

318

　　总结：在次数上不必刻意对齐标准，具体频率要根据本人的身体状况和实际情况决定。性生活常是一件情之所至、率性而为的事，不能只注重量，更要注重质量。

　　所以夫妻不必受任何条条框框的拘束，完全可以根据自身的情况和需求调整出符合自己、属于自己的合理频率，最重要的是夫妻双方均认可，而且每次性生活后双方都感到精神振奋，通体舒适。

第十三节　提升控精能力的锻炼方法

早泄一般是由于龟头过于敏感导致，也有可能是性生活过于频繁造成的，还有可能是神经中枢控制能力比较弱引起的。据调查，现代很多人都患有早泄，很多人觉得早泄是手淫导致的，想通过戒手淫的方式来延长时间。但是，基本上所有人戒掉手淫以后，再次尝试性生活或者手淫的时候，时间变得更快了。想尝试药物治疗，又害怕药物副作用，最后任由早泄发展，很多人因为找不到方法，焦虑不安，甚至因为早泄的问题，家庭破碎，夫妻离婚。有没有不用药物，通过自己平时锻炼，就能延长时间，治疗早泄的方法呢？

今天我来给大家介绍几种早泄的行为疗法，帮助大家摆脱早泄的烦恼。

动停训练

早泄不是很严重的患者可以在性兴奋较低时，阴茎全部插入阴道，身体其他部位尽可能和女方接触，加快阴茎抽动的频率和幅度；当性兴奋太高时，减少阴茎抽动或者退出阴道稍事休息，经过反复练习可以提高射精中枢的反应阈值。在整个训练过程中对性的注意力可以采用集中和分散交替调节的方法。

挤捏法

挤压龟头的前后左右，使得这个性的敏感由高度变得平缓。捏挤法也可以叫快慢法。在临床也可以叫浅深法，不断地来使得男子的射精敏感性的下降，射精潜伏期延长。

在性生活时，感觉快要射精的时候，可以让女方用大拇指和示指紧紧地挤压阴茎，等射精感觉消失后再继续进行性生活。在经过几周的训练后，效果比较明显，能在治疗早泄时起到辅助的作用。

性感集中训练

早泄患者有许多与心理因素有关，最明显的是缺乏性经验，性交频率低，恐惧和焦虑。而这个方法是在医生的指导下，通过自我意识，在开展性行为时，把感觉集中在对快感的欣赏上，从而消除焦虑和担心，延长射精潜伏期，使性自然本态再现的心理，与性行为结合，是治疗精神性的性功能障碍的方法。该疗法简便易行，但在性治疗中，处理夫妻遇到的性的实际问题，还需要有熟练的技术。

其他方法

很多异地恋、夫妻长期分居的人，久别重逢过性生活的时候，往往比较快。明明走的时候没有这么快，为什么很久过后时间变快了呢？我在临床上经常说：两次性生活时间间隔越长，射精的时间越快，那么为什么不在自己性生活前，简单地进行一次性生活，或者手淫一次，这样第二次的时间就会明显延长。

这个方法适合这种久别重逢的人，或者因性生活比较少而早泄的人。早泄的行为治疗只是辅助治疗。最好的方法是找专业的医生，中西医结合治疗。目前国内治疗早泄的方法有很多，但是我认为中西医结合治疗最佳，有效率90%左右。

以上的行为疗法只是起辅助作用，帮助早泄不严重的患者，如果早泄非常严重，还是建议用药再加行为疗法辅助。当然以上方法需要女方配合，夫妻同治。妻子不能总是埋怨、指责，两个人互相鼓励、互相配合，这样才能彻底根治。

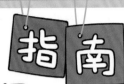

第十四节 哪种姿势能延长时间

时间，是分秒必争的东西，无论是工作还是娱乐时间。想来大家都是愿意快点下班，但长夜漫漫，你想怎么度过呢？是家庭幸福的聚餐时间，是亲子之间的娱乐时间，还是夫妻的私处时间？性生活时间想必也是私人生活里一个重要的组成部分。

早泄是关乎男性性健康的一个重要问题，全球成年男性早泄的发病率为 20% ～ 40%，是最常见的男性性功能障碍疾病。早泄的治疗方法有很多，我们在这一篇就来聊聊姿势的运用——哪种姿势能延长时间？

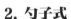 哪些姿势可以延长时间

1. 莲花式

321

莲花式又称"坐式"，即男方为仰卧位，女方打开双膝，坐在男方身上。此姿势由女方把握主动权，把握快慢节奏，可比较灵活地掌握性爱节奏。

2. 勺子式

即女方侧卧在床上，男方侧卧在她的身后，从后面缓缓进入，是延长性爱时间的最佳姿势。这一体位让性爱角度、速度和深度控制更自由，进入相对较浅，不会导致过度刺激。

3. 面对面式

双方面对面侧卧，女方上侧腿抬起，缠绕男方腰部。这种性爱姿势是男女双方都喜欢的既浪漫又亲密的姿势。此性爱姿势也不会太深，有

利于性爱保持更长时间。

4. 传教士体外式

男方趴在女方身体上，将阴茎置于阴唇之间，进行"体外性爱"。这种姿势会大大减轻刺激强度，对女性达到高潮也很有帮助。

5. 剪刀式

女方依然保持勺式姿势，侧卧且双腿分开，男方采取直立上位，双方身体如剪刀状交叉在一起。剪刀式性爱是过渡性姿势，几分钟后可重新返回勺式。如此"间歇式"姿势转换可感受不同角度，却不会强烈到让男方"失控"的程度。

其他的小方法

322

除了性爱姿势，在性生活时的一些小技巧也可以帮助延长时间，首先从性生活的准备工作聊起。很多男性不喜欢戴避孕套的感觉，但是戴避孕套真是好处多多，除了避孕之外，也可以简单规避性生活的不安全因素，如一些性接触疾病的传播。还有另一方面的作用——延长时间，避孕套的使用可以使男性的敏感度下降，从而达到延长时间的作用。所以第一个小技巧就是善用避孕套。

在性生活中，我们常用的心理行为治疗方法主要包括性感集中训练法、动－停法、挤捏法、牵拉睾丸训练法。

可以简单介绍一下，性感集中训练法主要是通过触摸使对方感到愉悦，同时又感受触摸对方的快感，并提出采取多种方式，保证时间充裕、身心放松、环境适宜、适当营造浪漫气氛等辅助条件。

动－停法即是伴侣帮助刺激阴茎，患者感到有射精冲动时即示意停止，待冲动消失后重新开始。

"挤捏法"则是在患者射精前，伴侣用手挤压龟头。以上方法通常都需 3 个循环后再完成高潮。性交前自慰也是一个小方法，其机制为手淫法射精后阴茎敏感度下降，不应期后射精潜伏期延长。

断续做爱法（中断性交法）也是常见的一种方法，中间间歇暂停或直接退出阴道，通过控制射精甚至中断排精，使性兴奋得以抑制，同时本法以中断性交为主，以意念转移和放松提气为辅，可使性兴奋得到重复抑制，更好地延迟射精。

另一方面，夫妻感情极其重要，能够直接影响性生活的质量与水平，性生活前不妨与伴侣好好沟通，积极配合，完成高质量的性生活。

最后，还想和大家聊聊规律性生活的作用。偶发的性生活会使大家随时都充满期待的心情，但突如其来的刺激也让阴茎变得紧张，极其敏感，从而射精过快。性生活本该是件快乐的事情，可别让其他的事情影响了，不妨回顾试试在这一节里领悟到的小技巧与姿势。

323

第十五节 成年后有什么办法让生殖器变粗变长

尺寸一直是男性非常介意的问题，在网络平台好像人人都是 18cm，但在现实生活中拿尺子只恨不能从脚后跟开始量。如果身高是男人的第一个谎言，那么尺寸肯定是男人的第二个谎言了。这个谎言不仅是用来骗女人，也是用来骗男人的。尺寸仿佛是男性原始力量的象征，自古就有生殖器崇拜，那么成年后有什么办法让生殖器变粗变长吗？电商平台上的印度神药有用吗？物理拉扯疗法是否真的有效？

阴茎太小也是病吗

阴茎过小还真属于男科疾病范畴，那么怎样才算"小阴茎"呢？小阴茎通常指外观正常的阴茎长度，小于正常阴茎长度平均值的 2.5 个标准差以上的阴茎。就我国这方面国情而言，成年男性阴茎静态长度平均为 5～6cm，牵拉长度（相当于勃起长度）平均为 11～13cm，一般牵拉长度代表阴茎的有效长度。

所以各位男同志们，再也不要因为自己没有 18cm 而自卑啦。国人平均水平也就 12cm，网上人均 18cm 的说法不可信。事实上，到目前为止，关于阴茎长度和大小临床上并没有公认的统一标准。如果患者朋友硬要一个准确的答复，不妨参照以下标准：

【疲软时】

长度为 4.5～11.0cm，平均长度为（7.1±1.5）cm。

周径为 5.5～11.0cm，平均周径为（7.8±0.7）cm。

【勃起时】

长度为 10.7～16.5cm，平均长度为（13.0±1.3）cm。

周径为 8.5 ～ 13.5cm，平均周径为（12.2±1.2）cm。

当你符合以上标准，你对性生活还不满意时，别想着阴茎延长增粗了，你该求助房中术啦！

吃药有用吗

现在网络十分发达，经常可以看到网页弹出来的小广告："男人第二春的秘密？太监也能变成真男人！"那么这种广告可不可信呢。临床上确实有药物治疗小阴茎的方案，但所用药物、剂型、剂量、给药途径、治疗方案、疗效及不良反应尚无统一意见。

关于给药年龄，以往认为越早给药效果越好，而 Husmann 等实验表明，早期使用雄激素虽可以使阴茎暂时延长，但可使阴茎 AR 下调，最终成年后阴茎长度、重量都达不到正常水平，并建议 12 ～ 13 岁青春期发育开始时才给药。所以对于成年患者，药物治疗是不推荐的。

325

综上，内分泌疗法只适用于青春期男性，过早或成年后使用都无法获得理想疗效。

成年男人，尺寸太小太短怎么办？可以手术吗

过了青春期，错过了药物治疗的最佳时间，那么是不是没救了？对于青春期后阴茎仍较短小的患者，主要推荐手术治疗。但不是所有人都符合手术标准的。首先，阴茎延长增粗术，一般而言，是指两种手术，一是阴茎延长术；二是阴茎增粗成形术。两者都是有严格的适应证的，不是你想做就能做的！

【阴茎延长术适应证】

（1）**阴茎发育不良症：**成年男性若阴茎勃起状态下长度 < 10cm，并且因为阴茎短小产生强烈的自卑感，性生活不和谐，根据患者的要求可

行阴茎延长术。

（2）**阴茎部分缺损。**

（3）**小阴茎畸形：** 在幼儿期及青春期行内分泌治疗后阴茎的长度及周径仍大大低于正常，不能正常完成性生活者，可行阴茎延长及增粗术来改善阴茎形态。

（4）**隐匿性阴茎。**

【**阴茎增粗术适应证**】

先天性或特发性阴茎发育不良而呈小阴茎者，或因妻子生育后阴道松弛、性生活不满意，而强烈要求行阴茎增粗并延长手术以期改善夫妻性生活者。对先天性阴茎发育不良的成人，阴茎勃起长度＜10cm者，必须对患者情绪的稳定性、期望值和动机进行评估。高度怀疑、不情愿、期望过高、认为阴茎增大能解决包括婚姻生活、改善男性形象等所有问题的患者不宜接受手术。

物理治疗有用吗

医生，我看到一些机构宣传可以通过真空负压吸引使阴茎变大，这是真的吗？其实真空负压吸引只是治疗勃起功能障碍的一种方法。原理是使阴茎充血，并通过套在阴茎根部的机械环压迫静脉回流，从而使阴茎达到一种机械勃起状态。所使用的也只是一种由来已久简单的机械装置，绝非什么高科技产品。

对于无勃起功能障碍的人而言，反复使用这种机械勃起装置，并不能使阴茎生长增大。阴茎的勃起组织又称阴茎海绵体，主要由海绵体平滑肌和胶原纤维构成，平滑肌附着在胶原纤维上，正常情况下，二者要维持适当恒定的比例阴茎才能正常勃起。

如果纤维组织生长，纤维成分增多，阴茎不但不能增大，反而会使阴茎的弹性膨胀能力下降，勃起时海绵体不能充分扩张，不能有效的压迫静脉回流，发生静脉漏而出现勃起功能障碍。此外，真空负压吸引也不是万无一失、绝对安全可靠的，反复使用可出现阴茎皮肤淤血，甚至破损，并且用完以后的不适感比较明显。现在，它作为治疗勃起功能障碍的一种辅助装置，用得也越来越少，有被淘汰的趋势。

总结

对于尺寸问题，绝大部分男性是不存在增长增粗的需求的。男人的魅力也绝对不是受尺寸影响的。与其想增长增粗，不如多学习一些同房技巧，这会更加受女同志欢迎哦！

327

第十六节 真的有人勃起可以达到五级的硬度吗

小刘有下班后约上几个朋友喝点小酒的习惯。男人聚在一起喝点酒，无非也就那么点话题。小刘酒后"大放厥词"，声称他的"小兄弟"像钢管一样硬，金枪不倒。"钢管"的说法自然会惹来朋友们"你是不是在逗我"的眼神，然而是不是真的有人勃起可以像"钢管"一样呢？

事实上，前文小刘说的"钢管"是只存在于传说中的五级硬度，通常只在好面子的和喝醉酒的男人们中口口相传，出之你口入之我耳，说罢相视一笑，一切尽在不言中。

在现今主流的观点中，**我们对阴茎勃起硬度最常用的分级是分为一到四级硬度 4 个等级，级别越低表示硬度越差。**那么，这 4 个等级的硬度该怎么区分呢？

其中**一级硬度是指阴茎处于完全疲软的状态，或者性刺激后极其轻微的胀大状态。**一级硬度是最差的硬度，这个硬度与嘴唇的硬度差不多，**形象的说法就是与豆腐的硬度类似。可想而知，这个硬度肯定是"不行"的，同房时无法插入阴道完成性交。**

在二级硬度时，阴茎虽然胀大但仍然是疲软的，就像是剥了皮的香蕉，也有人把这个硬度比作打湿了的海绵的硬度，这个级别的硬度比一级硬度稍微要好点，但也有限。阴茎虽然勉强有勃起的意思，但实际上仍然是疲软无力的，**这种硬度当然也是插入不了。**

与二级硬度不同，**三级硬度则勉强能达到进入阴道的标准。三级硬度与未剥皮的香蕉的硬度类似，或者可以摸一下自己的鼻尖，三级硬度就相当于自己鼻尖的硬度。**达到三级硬度的患者往往觉得阴茎虽然勃起了，但是老是感觉勃起无力，**勃起达不到期望的硬度。三级硬度是可以同房的，但是因为硬度不足，夫妻双方往往对性生活质量感到不满意。**

四级硬度则像黄瓜，代表阴茎完全勃起并且足够坚挺。是最令人满意的硬度，同房的满意度最高，也说明勃起功能没有问题。

不少人以男性性器官的大小论"英雄"，这种观点误导了不少男人。根据实际的问卷调查和生理解剖研究显示，**女性阴道外面三分之一的部分最为敏感，女性往往更看重的是勃起的硬度。**

性学专家的观点大都一致，**那就是在尺寸及格的情况下，长度是够用就好，太大了反倒容易出现意外；反而够硬才是王道，男女双方的快感才会更强烈，双方也更容易达到高潮。**

看到这里，我们还有一个问题需要解决：怎么知道自己硬不硬？这个问题不妨通过问自己几个问题来判断。

329

首先，是**勃起的反应速度，是可以自然地、随心所欲地勃起？还是要刻意刺激才能勃起？又或者施加了刺激，有时能勃起，有时不能勃起，甚至刺激后亦不能勃起？这往往是一个男性判断自己勃起状况的最直观的感受。**

其次，**对阴茎勃起硬度的自我感觉。**前文说过男性勃起有四级硬度，我们用四种食物来分辨它们。**快戳一戳你勃起的"小兄弟"，看看它的手感到底是豆腐？剥皮的香蕉？未剥皮的香蕉还是最硬的黄瓜？**

第三，**勃起持续时间。是可维持到射精？还是插入阴道，抽动几下，但未至射精就疲软？又或者有感觉已经勃起，在进入阴道后，却无法维持勃起？勃起持续时间通常决定了性生活的和谐与否。**

第四，**再次勃起所需要的时间。**我们知道，男性一次性生活后会有短暂的一段时间，无论怎么刺激阴茎都不能勃起，这叫作"不应期"。所以男性不能在很短时间内两次射精，**一般的青壮年男性要休息5分钟，中年男性在半个小时以上，老年男性需要几个小时或更长的时间，才会有第二次阴茎勃起。**

第五，身体状况的优劣会影响不应期的长短，故而也能据此评判勃起的状况。当然，说一千道一万，**性医学的研究总归是对人的研究，因此行不行最主要的判断还是要基于自身的感受，其他都是虚的，只有自己觉得好才是真的好。**

看完这些，阴茎勃起的硬度到底有几级，在家又该怎么判断自己的勃起状况，你清楚了吗？

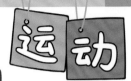

第十七节 最适合男性做的运动有哪些

很多人问袁医生，我有点硬不起来，时间还快，但是我不想吃药，有没有什么运动能帮助我提高性能力，在家一个人就能做的。今天我来给大家介绍几个有利于提高男性性功能的运动，大家可要记好了。

提肛运动

提肛运动是指有规律地往上提收肛门，然后放松，一提一松就是提肛运动。站、坐、行均可进行，每次做提肛运动50次左右，持续5～10分钟即可。提肛运动可以促进局部血液循环，预防痔疮等肛周疾病。在做提肛运动过程中，肌肉的间接性收缩起到"泵"的作用，改善盆腔的血液循环，缓解肛门括约肌，增强其收缩能力。

早在我国明朝就已流行的"养生十六宜"中，就提倡人们"谷道宜撮"，又称"气宜常提"。这里的"谷道"实际上是指肛门。中医学讲，中气宜升提，便是这个道理。

具体的动作是，吸气时收腹、迅速收缩并升提肛门及会阴，停顿2～3秒，再缓慢放松呼气，反复10～15次。经常提肛门有助于升提阳气、通经活络、温煦五脏而益寿延年，并能防治脱肛、痔疮、阳痿、早泄、遗尿、尿频等疾病。

经常提肛可保护前列腺。男性中老年人的排尿障碍约有半数与前列腺增生有关。提肛动作可使骨盆底的提肛肌、耻骨尾骨肌、尿道括约肌等肌肉，以及神经、血管，各器官组织之循环代谢活跃起来，达到缓解前列腺肿大及炎症的作用，对改善排尿困难具有良效。

经常提肛能强壮会阴，提高"性"趣。中年妇女，尤其是经阴道

331

生产的多产妇，胎头压迫可导致骨盆底和阴道肌肉松弛，生产时阴道扩张或韧带裂伤会加重上述现象。经常提肛可以使整个骨盆底肌肉群变得坚韧，有利于生殖器官的血液供应，增强性感受能力，进而可提高夫妻性生活的质量，促进家庭和谐。

深蹲

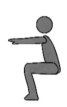

深蹲能有效促进身体的雄激素分泌，能有效提高男性的性能力。蹲式运动能促进体内男性激素的分泌，有助于促进男性性器官的发育，改善性功能。

动作要领：双脚分开与肩同宽，双脚脚尖冲外，仿佛站在钟表盘上，大约 11 时 5 分的方向。收腹挺胸，后背挺直，下至大腿与地面平行或膝关节稍 < 90˚，膝盖不要超过脚尖，上至膝关节微屈，不要超伸。你需要注意下蹲时吸气，起立时呼气；如果无法完成标准动作，可将双手平直伸向前方，再进行深蹲动作；下蹲过程中除了后背挺直，还要尽量保持臀部绷紧并试图向上翘起，尾骨垂直向下。

游泳

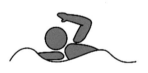

游泳运动是男女老幼都喜欢的体育项目之一。发表在英国《每日邮报》上的一项研究发现，一些游泳好手即使到了 60 ～ 80 岁高龄，性生活仍然像 30 岁左右一样活跃。

游泳对性爱的好处在女性身上体现得更为明显。蛙泳与蝶泳被认为是最适合女性锻炼身体，从而达到利于性爱运动目的的游泳姿态种类。尤其是蛙泳，在两腿的一张一合中，锻炼了腿部肌肉、盆底肌肉以及腹肌。这几组肌肉是性生活中最重要的肌肉，尤其是耻骨尾骨肌，通过适当收缩和放松，能获得更为完美的性生活，也更容易获得高潮。

此外，游泳还能够起到改善内分泌失调的作用，让人减少焦虑、心态更为平和，皮肤也更加光滑美丽，这些都让人在性生活中更强。因此，袁医生建议，如果有条件，最好每周游泳至少一次，每次40分钟。夫妻共同锻炼更有助于增加感情，让性爱更和谐。

🦋 跑步

跑步是大家在日常生活中都很方便开展的一种体育锻炼方法，是有氧呼吸的有效运动方式。定期跑步能降低乳腺癌、白内障、胃癌、抑郁症以及严重心脏病的发作风险，降低比率依次分别是：25%、35%、50%、19%和50%。还可以锻炼肺活量，当你跑步时，那两片辛苦工作的肺叶肯定也会得到很好的锻炼。通过跑步，大脑的供血、供氧量可以提升25%，这样夜晚的睡眠质量也会跟着提高。

333

运动中，心脏跳动的频率和功效都大大提高，心跳、血压和血管壁的弹性也随之升高。慢跑可以抑制肾上腺素和皮质醇这两种造成紧张的激素的分泌，同时可以释放让人感觉轻松的"内啡肽"。

🦋 俯卧撑

俯卧撑主要锻炼上肢、腰部及腹部的肌肉，尤其是胸肌。它是简单易行却十分有效的力量训练手段。如果能轻松完成这个动作，男上女下的位置就不再是让男性最累的位置了，男性就可以想做多久做多久。而且对发展平衡和支撑能力可起重要作用。

俯卧撑还可以改善中枢神经系统，有益于骨的坚实，关节的灵活，韧带的牢固，肌肉的粗壮及弹性，同时能加速血液循环，增大肺活量，促进生长发育，提高运动能力。经常全面锻炼，对身心发展是有益处的，可以调节人的心理，使人精力充沛，起到强健体魄，陶冶情操，锻炼意志的作用。此外据说具有延年益寿的作用。

初学者练习俯卧撑可以进行两组，每组 15 ～ 20 下；有一定基础的运动者则可做 3 组，每组 20 下；高水平人士可以尝试做 4 组，每组 30 ～ 50 下的俯卧撑锻炼。

以上介绍的几种方法，不必多做，关键是要持之以恒，坚持下去，一定会收到提高性功能的效果。

334

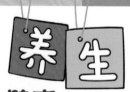

第十八节　不服药也能长久保持性健康

当代年轻人总是勇于直面人生，却畏惧于小小的体检报告，还喜欢熬夜，喜欢饮酒，喜欢烧烤，喜欢的内容很多，喜欢过后的健康情况却让人触目惊心。总是看到许多年轻的男孩子过来咨询就诊，或是人到中年，问题多多。今天我们就聊聊生活方式与男性健康的关系，如何建立一种良性的生活方式以长久地保持男性健康。

饮食习惯

地中海饮食具有延缓衰老、预防男性阳痿、预防心血管疾病等优势。它是一种以大量食用橄榄油、豆科植物、天然谷物、水果和蔬菜，适量的鱼、乳制品及红酒，兼有少量肉制品为重要特色的饮食方式，与中国常规的饮食方式不太相同。

335

总的来说，地中海饮食怎么吃呢？在饮食中强调多吃蔬菜、水果、鱼、海鲜、豆类、坚果类食物，其次是谷物，并且在烹饪时推荐使用植物油，减少动物油的使用。

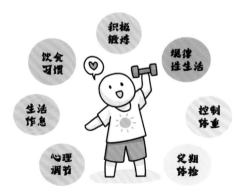

生活作息

熬夜是当代人的日常生活习惯，但是熬夜真的对自己好吗？睡眠时间的充足与否、睡眠质量的好坏，都会影响雄激素的分泌，从而影响男性功能。养成按时睡眠和起床的良好习惯，遵循睡眠与觉醒相交替的客观规律。且每天睡眠时间不少于 8 个小时，良好的睡眠质量可以避免引起大脑质层细胞的过度疲劳，睡前尽量避免激烈的运动和体力劳动。

睡前不大量饮水也是很重要的，冬日来临，许多患者都会有夜尿的问题。不吸烟、不饮用浓茶或咖啡等刺激性饮料，也不要喝过多的饮料或流汁。烟、茶和咖啡等会刺激大脑，使大脑不易进入抑制状态，从而难以入睡。

336

积极进行体育锻炼

我常推荐的有利于男性功能的锻炼项目，大家通过上一节也不陌生了，其中很多冬日居家就可以完成。

规律的性生活

规律的性生活对男性的身体及心理有着重要的影响。性生活的频率影响勃起后保持坚挺的时长，长期性生活比较少的男性，在开始性生活时可能会出现早泄的现象。而长期的禁欲会导致性欲下降、性功能减退、精子质量下降、诱发前列腺炎等疾病。

控制体重

中年发福是常态，想要保持健康就要打破常态，保持健康体重，身体质量指数（BMI）不超过 $30kg/m^2$。过于肥胖不只是导致糖尿病、高血压、高血脂、冠心病的诱因，也是隐匿性阴茎的原因之一。

阴茎的长度测量是在阴茎充分勃起的状态下，让阴茎向上和腹壁呈

80°～70° 的夹角，测量从阴茎头到耻骨上的长度，即为阴茎长度。但肥胖通常会导致正常的阴茎被埋藏于皮下或皮下脂肪之中，从而导致外观看上去阴茎非常短小。

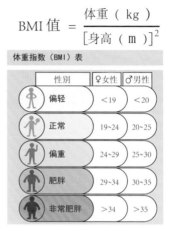

$$BMI\ 值 = \frac{体重（kg）}{[身高（m）]^2}$$

体重指数（BMI）表

性别	♀女性	♂男性
偏轻	<19	<20
正常	19~24	20~25
偏重	24~29	25~30
肥胖	29~34	30~35
非常肥胖	>34	>35

$BMI（kg/m^2）=$ 体重（kg）/[身长（m）]^2

$BMI ≥ 24kg/m^2$ 为超重

$BMI ≥ 28kg/m^2$ 为肥胖。

 减轻压力，调节生活，学会心理调节

人到中年，中国人常说的"上有老，下有小"的阶段来临，工作与家庭造成的疲劳与压力随之而来。男性更年期会诱发雄激素水平的改变，雄激素水平下降导致性欲减退、倦怠、抑郁情绪、性生活次数减少、夜间自发的阴茎勃起减少。

337

当我们的身体处于健康状态下，也会有由心理因素造成的疾病困扰着我们。在临床上，我们常会发现患者第一次性生活出现问题后性生活便不尽如人意；或者频繁上厕所，在专注于其他事情的时候却不会出现；或者由于夫妻关系不和睦造成的阴茎勃起功能障碍，等等。

心理因素切实影响着男性健康，学会自我调节，调节心情，调节夫妻关系，调节工作与生活的关系，让生活轻松些，让男性生活更健康。

定期体检

在患者来到门诊的时候，我们都避免不了要问一句：您有糖尿病、高血压、高血脂、冠心病吗？这四类疾病都对男性性功能有着重要的影响，而定期体检、积极控制成了必要手段。

（1）**糖尿病：**糖尿病的并发症——糖尿病性阴茎勃起功能障碍。糖尿病会引起神经和血管病变,长期高血糖会导致周围神经、自主神经以及周围动脉血管发生一系列病变,导致阴茎勃起功能障碍。糖尿病可引起雄激素水平下降,而雄激素在维持性欲上具有重要作用。

(2)**高血压、高血脂:**高血压会引起血管器质性病变,长期高血压、高血脂可加速动脉硬化,进而引起阴茎动脉在勃起状态时血流量减少、压力下降,勃起不坚或不持久。

(3)**冠心病:**目前研究结果表明阴茎勃起功能障碍可能是心血管疾病早期的表现,且两者有共同的致病通路。

第十九节　久坐生湿，久卧生湿

小王可谓是年轻有为，年纪轻轻就通过了公务员考试，进入行政岗位，伏案而坐是工作常态，与忙碌的工作一道而来的，是下班后的疲惫不堪，倒头就睡。在经历快两年这样的工作生活后，小王觉得自己的身体开始不对劲了，不仅每天浑浑噩噩，头部昏昏沉沉的，有种睡不醒的感觉，而且会阴部总是湿漉漉、黏糊糊的，小便也不太顺畅。他觉得这样下去不是个办法，于是专程来医院向我寻求帮助。

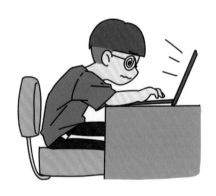

小王所遇到的问题并不是个例，事实上，在临床接诊中，不少长期久坐久卧的朋友总会提出类似**"头部昏沉""睡不醒""大便溏稀难冲""小便频数"**的问题。在中医的辨证论治中，这些问题的出现往往就与"湿气"的出现还有作用有关。"湿气"是现今各路养生达人们经常提到的概念，在日常生活中经常被提及和使用。那么，"湿气"到底是什么呢？

从自然特征上说，**湿具有重浊、黏滞、趋下特性。湿邪为患，四季均可发病，且其伤人的速度缓慢，难以察觉。**将湿的概念引申到疾病中，有几个关于湿的概念我们需要理解。

首先，湿为阴邪，可以阻碍气机，容易损伤人的阳气。这是因为湿性类水，水属于阴，故湿为阴邪。由于湿为阴邪，阴胜则阳病，故湿邪为害，易伤阳气。湿邪侵及人体，留滞于脏腑经络，最易阻滞气机，从而使气机升降失常。

其次，湿性重浊黏滞：湿为重浊有质之邪。所谓"重"，即沉重、重着之意。故湿邪致病，其临床症状有沉重的特性，如头重身困、四肢酸楚沉重等。若湿邪外袭肌表，湿浊困遏，清阳不能伸展，则头昏沉重，状如裹束。所谓"浊"，即秽浊垢腻之意。故湿邪为患，就容易出现排泄物和分泌物秽浊不清的现象，最常见的例子就是**大便黏腻不爽，小便涩滞不畅。同时也反映出湿气为病，病程长，难以短期内驱邪外出的特点。**

那么，为什么说久坐久卧容易生湿呢？早在《素问·宣明五气》中就有这样的论述：**"五劳所伤，久视伤血，久卧伤气，久坐伤肉，久立伤骨，久行伤筋。"古人将久卧久坐都视作对身体的损伤，认为不只是过劳伤人，过度安逸同样可以致病。**

前文中所提到的"久卧伤气""久坐伤肉"，就是过度安逸造成的。古人有这样的观点："久卧则阳气不伸，故伤气；久坐则血脉滞于四体，故伤肉。"**缺乏劳动和体育锻炼的人，易引起气机不畅，升降出入失常。**升降出入是人体气机运动的基本形式。人体脏腑经络气血阴阳的运动变化，无不依赖于气机的升降出入。过度贪图安逸，不适当进行活动，气机的升降出入就会呆滞不畅。

有这样一句话：**"食失节，温凉失度，久坐久卧，大饱大饥，脾为之病矣。"**我们知道，**"脾"作为中医学的"五脏"之一，主司运化和水湿的代谢，气机的运作呆滞不畅，往往会导致脾脏功能受损。**

脾主运化水湿，且为阴土，喜燥而恶湿，对湿邪又有特殊的易感性，所以脾具有运湿而恶湿的特性。**脾脏受损，脾阳不振，运化无权，则水湿停聚，这就是"生湿"**。湿困脾胃，使脾胃纳运失职，升降失常，故现纳谷不香、不思饮食、脘痞腹胀、便溏不爽、小便短涩病症。病机十九条中"诸湿肿满，皆属于脾"正是对这一病理表现的高度概括。

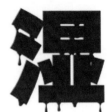

那么湿气要怎样去除？这就必须感谢老祖宗留下了足够多的好东西。**由半夏、橘红、白茯苓、甘草组成的二陈汤还有以二陈汤为底方加减化裁而来的各种方剂无疑是健脾祛湿的主要方剂。而对临床常见下体的湿邪甚至湿郁而化热，由龙胆、栀子、黄芩、木通、泽泻、车前子、柴胡、甘草、当归、生地黄组成的龙胆泻肝汤往往有不错的疗效。**此外，中医的针刺艾灸和推拿拔罐等都是清除体内湿气的有效手段。

当然除了利用药物和针灸，**适度饮食和运动，即我们常说的"闭上嘴、迈开腿"**无疑是针对湿气最**"釜底抽薪"**的方法。从某种角度上来说，久卧久坐其实是对人体内脏的损伤，而久坐久卧之后出现的**"湿"虽然是不健康生活习惯下产生的病理产物，但也不妨视作是人体对我们的警告。**"湿"就像一个"纯天然但有害"的闹钟，**不停地督促我们站起身，动起来，到户外去跑跑跳跳。这才是保持身体健康的最好良药。**

341

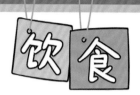

第二十节　提升性功能，多吃这些蔬菜

现在很多哥们由于工作生活的压力大，导致性生活质量都不是很好，因此想要吃一些保健补品之类的。其实男性想要提高自己的性功能，不妨在平时的饮食过程中，有目的地多吃一些能够提高性功能的食物。今天我们介绍几种对性功能有帮助的蔬菜。

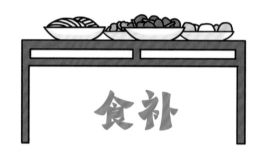

342

🥬 韭菜

长沙的夜生活非常丰富，而几位好友相聚在夜宵摊子吃东西聊天又是如此惬意，在这样的时刻，铁板韭菜是一道必不可少的佳肴，有时加入一个鸡蛋同煎，甚是美味。大家都习惯于把铁板韭菜当作吃小龙虾之前的开胃菜，殊不知，它对男性性功能的帮助也不小。

俗话说："男不离韭，女不离藕。"韭菜素有"起阳草""蔬菜伟哥""长生韭"之称，质嫩味鲜，营养丰富。其含有蛋白质、脂肪、碳水化合物以及丰富的胡萝卜素、维生素 C、钙、磷、铁。韭菜还是传统的中药，韭菜性温，有温肾助阳、固精暖腰膝之功效。**韭菜子更是补肾助阳的代表中药，用于治疗阳痿、遗精、早泄等疾病。**所以哥们在平时多吃韭菜，对性能力的提升大有裨益。

番茄

番茄的味道酸酸甜甜，口感也不错，可以生吃，也可以制作成多种美味膳食。但哥们知道吗，**番茄所含的番茄红素是一种不含氧的类胡萝卜素，具有极强的抗氧化活性，被西方国家成为"植物黄金"，可以"疏通"腺体，对防治前列腺疾病、前列腺癌、肺癌、胃癌、乳腺癌有奇效。而所含的维生素A还能改善男人精子浓度和活力，让精子成为"超级精子"，且具有催情助兴的作用。**

男性朋友不妨每天都吃一餐西红柿，最好熟吃。因为番茄红素是脂溶性物质，熟吃更容易吸收，不过，加热不要超过30分钟，否则茄红素就会被自动分解掉。

菠菜

343

大力士水手波派吃上菠菜就会变得力大无穷，想必很多男性朋友们也希望如此吧。而菠菜确有其功效，虽然菠菜的口感不太好，但它含有的微量元素镁、叶酸和铁，一方面将人体肌肉中的碳水化合物充分转化为可利用的能量，**增强肌肉能量**，减少脂肪堆积；另一方面，**能促进红细胞的合成，提高血液携氧量，加快血液循环**，不仅能让在房事中更好地释放欲望，而且可以降低患心脏病、脑卒中和骨质疏松的风险，让"性"福生活更加持久。

吃菠菜之前要用沸水煮一下，破坏掉蔬菜中的草酸，起到防止形成人体难以吸收的草酸钙的作用，此外菠菜不要和豆制品一起食用，因为这样不仅会阻碍钙的吸收，还容易造成结石。

秋葵

秋葵是一种常见的蔬菜，味道鲜美，口感细腻，富含维生素、蛋白质、碳水化合物、脂肪、纤维素以及铁、钾、磷、锌、钙等，**具有增强免疫力、抗疲劳、强肾补虚、促进性激素分泌、预防贫血等功效，有"植物伟哥"之称，**对男性性功能有一定的保养和提升的效果。同时秋葵的脂肪含量非常低，糖分较少，可以减少脂肪的堆积，预防心血管疾病的发生。炎炎夏日，不妨来一盘凉拌秋葵，清爽美味又健康。

🐚 苋菜

俗话说"六月苋，当鸡蛋，七月苋，金不换"，六七月份吃苋菜最当时，一大碗红彤彤的苋菜汤和绵绵的苋菜真是可口美味，夏季餐桌必备。

男性朋友们知道吗，这种日常吃的蔬菜里含有丰富的胡萝卜素、钙、铁、维生素K等，不仅比菠菜含量高，而且容易被吸收利用，**能够促进造血，增加血红蛋白含量并提高携氧能力，提高心肌活动；**其次，**苋菜富含蛋白质、脂肪、糖类，所含蛋白质比牛奶更易吸收，提供人体必需的营养物质，**让男性朋友们在房事中能更加持久有力，释放自我。

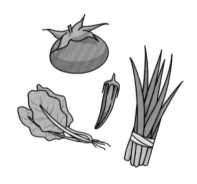

第二十一节 怎么勃起好好的，就是插不进去

春节刚过，一对博士夫妻就到袁医生的诊室来了。在询问病情的时候，这两口子有点吞吞吐吐的。在袁医生的坚持询问下，夫妻两个才开了口，男方告诉袁医生，他们两个结婚 5 年了，但是一直没有进行过真正意义上的性生活。"进不去"成为夫妻二人交流感情的重要阻碍。

在病情询问中，袁医生发现了一件有意思的事，男方对自身勃起是否有问题这一提问，给了否定的答案，自觉勃起一切正常，女方也认同了这一说法，但他们就是"进不去"，这是怎么回事呢？

这种情况有一个专有名词叫作"插入障碍"。**插入障碍是指男性性欲正常，在接受了性刺激后，阴茎能维持充分且较长时间的勃起状态，女方阴道通畅，但在尝试性交时，阴茎不能插入女方阴道，时程超过 1 个月的疾病。**

345

我们知道，具有正常性功能的男子，其**性交过程包括性欲唤起、阴茎勃起、插入阴道、维持勃起和射精这连续发生的 5 个环节，其中任何一个环节都可能发生障碍，统称为性功能障碍。**插入障碍就是性功能障碍的一种，这是一种客观存在却一直被忽视的疾病。那么，为什么会发生所谓的"插入障碍"呢？

插入障碍的病因相对比较复杂，**既有男方因素，也有女方因素；有心理因素，也有病理因素，不可一概而论。**

先说说**男方因素**：其中**心理因素包括性知识缺乏、性经验不足导致的找不到位置，缺少沟通和前戏润滑；性观念封闭、性格内向或者因为不良的性经历而导致的焦急、抑郁、逃避心理等。**

　　而男性**病理因素**有：**蹼状阴茎、隐匿性阴茎、尿道下裂等**。由于上述疾病本身发病率并不算高，故而病理因素在插入障碍的发生中仅占少数。

　　再说说**女方因素**：女方的心理因素往往或是因为性教育缺失、生理知识缺乏、洁癖等导致的心中恐惧、焦虑、烦躁；或是对疼痛的耐受不足，阴茎进入一点便觉得疼痛难忍从而有排斥心理，不让丈夫继续挺进；或是由于紧张心理，一同房就紧张，还未插入就全身绷紧，甚至演变成阴道痉挛。

　　在临床上常见的女性病理因素**有阴道痉挛等**。**还有如处女膜闭锁、先天性无阴道和阴道横隔等较罕见的生殖器病理改变。此外盆骨畸形也会影响插入。**

　　如何判断是否有插入障碍，最好的方法是到医院咨询医生。**就诊时最好夫妇双方都在场**。从男子性交过程的 5 个环节逐一询问，进行定位诊断，找准有障碍的环节，特别是阴茎能否插入阴道这点应由夫妻双方予以确认。

　　问诊必不可少，针对男女双方的体格检查也不能落下。男性的体格检查包括了全身检查，四肢关节，**重点应检查第二性征的发育，要特别注意是否存在先天性性腺发育不良，阴茎的长度、周径，是否存在隐匿型阴茎、蹼形阴茎和尿道下裂。**

　　女方也应到妇科做全面的体格检查，包括四肢关节，**重点是第二性征的发育，包括乳房、阴毛、腋毛、是否存在处女膜闭锁、阴道横隔或先天性无阴道等。**

　　男性除了体格检查外，实验室检查也是需要做的。**实验室检查的主要目的是排除可能存在的其他方面的性功能障碍，如性欲低下和阳痿的病**

理因素。检查的项目包括：性激素测定、夜间阴茎胀大实验、阴茎超声血流等。

那么，插入障碍到底要怎么治呢？从前文对插入障碍病因的分析我们不难发现心理因素占了相当大的比重，所以首先当然是**心理治疗**，其中常用的方法包括：**性知识教育和认知疗法**，通过两性生理知识的科普提升男女双方的认知，消除男女双方因不了解而产生的畏惧与紧张。对于难以消除不良情绪、身体紧张的，可以应用催眠疗法，还可以采取如**阴道扩张、假体治疗等行为治疗方法**。对病理因素如阴茎畸形、尿道下裂、处女膜闭锁、先天性无阴道和阴道横隔等导致的插入障碍，则应积极针对病理因素进行药物与手术治疗。

虽然有许多的治疗手段，但是**对于插入障碍来说，最好的治疗就是预防，预防才是"硬道理"。开展全面的性教育，使儿童与成人都拥有相关的知识与技能，是解决这类疾病的"根本大法"，对两性和谐与健康有重要意义。**

347

第二十二节　我坚持三分钟，伴侣还不满意怎么办

早泄是最常见的射精功能障碍，发病率占成年男子的三分之一以上。如此高的发病率不仅影响患者自身的自信心，还会给情侣关系、夫妻关系带来负面影响，甚至导致关系破裂，毕竟在长期的两性关系中，柏拉图式的相处方式还是较为少见。

在诊治过程中，早泄的诊断一直是颇有争议的一个话题，**事实是，医学上并没有用具体几分钟来判断是否早泄，你和爱人的感受才是最真切的。**将早泄定义为 1 分钟，还是定义为 10 分钟对你自己的感受都没有任何改变。如果硬要问几分钟才算正常，只能说结合国际标准、亚洲人的具体情况及袁医生多年从医的经验，健康男性在阴茎插入阴道 3～6 分钟发生射精，即为正常。如果 50% 以上的情况在 3 分钟以内射精，建议看医生。

但有很多小伙子就反映：袁医生，我今年 22 岁，同房倒是能坚持 3 分钟，可是我女朋友还是不满意，我该怎么办？可以看出，这位小伙子很委屈，明明自己已经达到了医学标准，但女朋友为什么还是不满意。希望这位小伙子和广大男性读者明白，这种事情毕竟是双方的互动。1 分钟，很满意，可以考虑不治疗；10 分钟，不满意，也需要治疗；一切以性生活和谐度或者满意度来作为衡量需不需要治疗的标准。女朋友不想要 "3 分钟的快乐"，希望能提升到 10 分钟也情有可原，并不是什么有罪过的事情。

自己达不到伴侣要求，怎么办？来医院看医生。辨别你是哪种类型的早泄，对症用药，辨证论治。目前早泄主要分为原发性和继发性两类。原

348

发性早泄即从第一次性体验开始，就持续有早泄的发生，几乎每次性交，而且和每个性伴侣性交时都会出现射精快的情况，球海绵体反射（BCR）的延迟时间较短。继发性早泄是指发生早泄之前，曾有一段时间的性功能是正常的，可能是逐渐出现或者突然出现，可能继发于泌尿外科疾病、甲状腺疾病或者心理疾病等，其球海绵体反射的延迟时间较长。

此外，最近有文章提出 2 种早泄类型：变异性早泄，指不规律，非持续性出现的早泄，在性生活正常波动范围；主观性早泄，主观描述有持续或非持续射精早于预期，但潜伏期在正常范围，能够延长。

确定自己的早泄类型后该如何治疗呢？下面将列出临床较为常见的早泄治疗方案。

1. 心理行为疗法

行为治疗有其价值，适用于服药副作用明显者。由于耗时，需要伴侣密切配合；长期实施有难度；长期疗效不确定，因此仅作为早泄的辅助治疗。

（1）**动-停法：** 伴侣帮助刺激阴茎，患者感到有射精冲动时即示意停止，待冲动消失后重新开始。

（2）**挤捏法：** 在患者射精前，伴侣用手挤压龟头。以上方法通常都需要 3 个循环后再完成高潮。

（3）**性交前自慰：** 推荐由年轻男性使用。机制为手淫法射精后阴茎敏感度下降，不应期后射精潜伏期延长。

2. 西医治疗

（1）**药物治疗：** 目前常用的有：①达泊西汀（按需要治疗，同房前使用）；②5-羟色胺选择性再摄取抑制剂（如舍曲林）和氯丙咪嗪（三

349

环类抗抑郁药）；③局部外用麻醉药（复方利多卡因乳膏）；④曲马多；⑤5型磷酸二酯酶抑制剂（如他达拉非）。

（2）**手术治疗：**阴茎背神经阻断术是近年来治疗早泄的新方法，是有创的治疗方法，并且术后神经损伤是不可逆的，因此只有在正规药物治疗3个月无效的情况下才考虑使用。据资料显示：正规医院显微镜下背神经阻断术有效率约为70%。

阴茎背神经阻断术会导致勃起功能障碍吗

阴茎背神经阻断术阻断的是阴茎感觉神经，不是勃起神经，因此理论上不会导致勃起功能障碍。临床上确实可以看到部分患者术后出现勃起功能障碍，但经检查都是心理性的，与阴茎背神经阻断术无关。

3. 中医治疗

根据患者的具体情况，结合舌脉，辨证论治。中医治疗的证型非常多，开方就更加复杂了，湿热下注证用龙胆泻肝汤、阴虚火旺证用知柏地黄汤、肾气不固证用金匮肾气丸、心脾两虚证用妙香散、肝郁化火证用丹栀逍遥散、脾肾两虚证用加味水陆二仙丹。

医疗行为之外还可以怎么做

袁医生接诊的大多数早泄患者并不是原发性早泄，更多的是由于心理压力过大，太紧张导致——中医有"望、闻、问、切"四法，一眼望过去，给人第一印象是性格内向的或相对惧内的早泄患者，一般都是这个原因。

对于此类患者，袁医生建议多跟爱人沟通，充分的理解有助于性生活时的配合。还有，就是多尝试，不要因为一次性生活的失意就惴惴不安。正常人在身体疲劳或抱恙的时候，偶尔也会出现早泄，不需要太过焦虑，否则会出现恶性循环，越焦虑越不行，越不行越焦虑。

早泄治疗一定要规律服药，慢慢减药直至完全撤药，药物起效需要一定的时间，切不可操之过急。

医生寄语

性生活是一种带给夫妻双方愉悦体验的活动，必须双方配合才能达到满意的效果。而且性生活应该是建立在夫妻双方感情良好的基础上的，如果夫妻感情不好或是配合不佳，甚至有负面的言语或行为刺激，很容易导致早泄的发生。因此，良好的感情基础及性生活中的默契是预防早泄的前提。

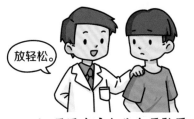

心理压力过大也会导致早泄

351

第二十三节　射精没有快感怎么办

最近门诊来了一个这样的患者，他说以前觉得同房的时候，是这一天当中最放松、最愉快的时候，但是最近不知道是怎么回事，房事兴致不高，浑身无力，勃起时间很短，更糟糕的是射精的时候居然没有半点的快感了，为什么会这样啊？这种情况称为射精没快感。今天我们就来聊聊射精没有性快感这个问题。

性快感的概念

射精的性快感，是指性刺激之后射精，随后身体与心理对性愉悦产生的反应，通常会有脸红、抽搐等生理表现。男性和女性都能性高潮，只要有性方面的刺激，就可能有性快感。例如自慰或是爱抚身体某些地方，尤其是性敏感带，可通过看一些性感的图片、影片、文章、物品等增加刺激。男性的性快感大部分以射精表现，射精时间非常短暂，只有 3 ～ 10 秒。

射精没有快感的原因

为什么会出现射精时没有快感？我认为有以下几点：

（1）**性交环境不佳**：性生活是一种隐私性极强的活动，除夫妻之外不能有他人参与，如果性生活环境不安全，会造成精神紧张，精力不易集中，自然会影响快感。

（2）**性知识贫乏**：要想让女性达到性高潮，必须有相应的心理准备，有良好的前戏，使女性达到明显的性兴奋，男性要对女性的性感区进行爱抚，要循序渐进，不可急于求成。

（3）**消极性观念**：许多人在青少年时期或幼年时期接受了不适当的性教育，这些性的消极观念按精神分析理论，是以潜意识的形式藏在心底，对成年时期的性态度和性行为会产生深远的影响。

（4）**缺少必要的交流**：缺少交流是最大的危险，而缺少交流可能是缘于无知，缘于羞怯，最深层的原因则是对妻子不够关心。

（5）**前戏不够**：男人想和女人做爱，为配偶而做的准备工作，要在几个小时前就开始进行，做好一切铺垫的工作能让女人有个好心情。急于插入的男人注定是失败者，因为他关心的只是自己局部的快乐，却忽视了女人的感觉，而成功的性生活，首先应该是让女人获得充分享受的性生活。

（6）**生理因素**：主要是神经系统、内分泌系统存在某些病变。如大脑、脊髓存在病变就会妨碍射精功能的正常发挥；下丘脑、脑垂体、睾丸存在病变，就会影响性激素的正常代谢，而射精过程恰恰离不开性激素的作用，它会影响射精功能的正常发挥。

治疗

对于大部分射精没有快感的患者，通过讲解性知识、消除不良心理影响及错误观念并加以性行为指导，往往能达到吹糠见米的效果。发现自己有射精无快感症状后，不能讳疾忌医，更不能胡乱服药，要到正规医院的男科门诊就诊。一些疾病通过简单的体格检查就能确诊，如附睾炎、精索炎等，其他疾病可能需要做一些辅助检查帮助诊断，如尿常规、精液常规、精浆生化、阴囊和泌尿系统彩超、经直肠彩超等。这些检查是无创且价格低廉的项目，对诊断的帮助很大。

大部分射精没有快感的患者可通过口服药物治愈，药物有：

（1）**抗生物素**：前列腺炎、精囊炎、附睾炎需要服用抗生素，附睾结核需要服用抗结核药物。

353

（2）**非甾体抗炎药**：非甾体抗炎药物可减轻局部炎症反应，而且有镇痛作用，有助于改善症状。

（3）**中药**：在中医辨证后服用具有活血化瘀、清热通淋等作用的中药也有一定的疗效。我比较常用的是：桃红四物汤加减。

射精没有快感需要禁欲吗

要对性生活有正确的态度。轻度的射精没有快感，无须因此而对性生活产生放弃的想法。首先，对性生活过度频繁，或性生活过少导致的射精没有快感这两种情况而言，通过进行规律的性生活不仅有利于射精没有快感的治疗，而且有利于维持正常的性功能。当然，如果是急性炎症期或重度的射精没有快感且伴随疼痛的患者，需要暂停性生活。再者，改变不良的生活习惯也十分重要，如不久坐、不憋尿、戒烟酒、不吃辛辣刺激性食物，多饮水，适当锻炼也很重要。

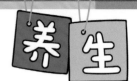

第二十四节 男性体虚，怎么补最科学

很多人来我门诊，说的第一句就是："袁医生，我肾虚，给我开点药，补补肾！"这说明在很多人的观念里，阳痿、早泄都是肾虚。我想说现在年轻人，哪有这么多虚证，现在吃得好，穿得好，身体怎么可能会虚呢。而且相对地说，久病多虚证，老年人患病也多虚证。年轻人怎么可能那么多虚证呢？还有就是不是所有的虚证，就靠一个补肾方子能解决的，虚证有很多方面，所以要科学的补，才会有效果。今天我们就来说说怎么科学地吃补药。

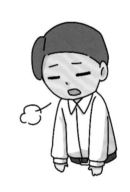

355

🌱 什么是虚证

中医学认为虚证是精气不足，或因身体久病未愈，伤及正气，令抵抗力低下，造成某些脏腑功能衰退。表现是面色苍白、疲惫乏力、头晕等。中医所说的虚证虽然繁多，但是离不开五脏，而五脏之伤不外乎血、阴、阳。既有气虚血虚，阴虚阳虚，阴阳双虚。在临床上需要细心分辨。

🌱 肾阳虚

肾阳虚，又称命门火衰，是指肾阳虚弱，温煦无力，气化失常，阴寒内生，并使性与生殖能力减退的病理变化。肾阳为一身阳气之根本，有温煦形体，蒸化水液，促进生殖发育等功能。

肾阳虚衰，则温煦失职，气化无权，可导致畏寒肢冷，性功能衰退和水邪泛滥等病症。多由素体阳虚，或年老肾虚，或久病伤肾，或房劳过度所致。

代表方剂：金匮肾气丸。

🐚 肾阴虚

肾阴虚是肾脏阴液不足，滋养和濡润功能减弱所表现的证候。多因素体阴虚，或久病伤肾，或房事过度，或热病伤阴，或过服温燥劫阴之品所致。临床表现为头晕耳鸣、腰膝酸痛、失眠多梦、潮热盗汗、五心烦热、咽干颧红、舌红少津、脉细数，男子兼见遗精，女子经少或经闭等。

代表方剂：六味地黄丸或知柏地黄丸。

🐚 肾气虚

肾气虚指肾阴肾阳之气俱虚。肾气虚指肾阳虚。因气为阳，即肾之阳气虚，多由肾阳素亏、劳累过度、房事不节或久病失养所致。症见滑精早泄、尿后余沥、小便频数而清，甚则不禁、腰脊酸软、听力减退、短气、四肢不温、面色少华、舌淡苔白、脉细弱。治以补肾为主。

356

代表方剂：大补元煎。

🐚 肾精亏虚证

肾精亏虚证，又称髓劳，是指肾精不足，以形体羸瘦，精神呆钝，发落齿摇，壮年男子精少不育，育龄女子经闭不孕，头晕目眩，健忘恍惚，耳鸣耳聋，足痿无力，面色㿠白，舌萎无华，脉细弱等为常见症的虚劳证候。

代表方剂：龟鹿二仙膏。

🐚 脾阳虚证

脾阳虚证是指脾阳虚衰，失于温运，以面色萎黄，食少，腹胀，腹痛绵绵，喜温喜按，畏冷肢凉，神倦乏力，少气懒言，大便溏薄，肠鸣腹痛，每因受寒或饮食不慎而加剧，舌淡，苔白润，脉沉迟无力等为常见症的虚劳病证候。

代表方剂：附子理中汤。

脾气虚证

脾气虚证是指脾气不足，运化失职，以食少，腹胀，食后尤甚，大便溏泻，神疲肢倦，面色萎黄，舌淡，苔白，脉缓弱等为常见症的虚劳病证候。

代表方剂：加味四君子汤。

心血虚证

心血虚证是指心血亏虚，心神失养，以心悸，头晕，多梦，健忘，失眠，面色淡白或萎黄，唇舌色淡，脉细等为常见症的虚劳病证候。

代表方剂：养心汤。

心气虚证

357

心气虚证是指心气亏虚，无力鼓动，以心悸气短，神疲乏力，动则加重，自汗，面白，舌淡，脉虚等为常见症的虚劳病证候。

代表方剂：七福饮。

肝血虚证

肝血虚证是指血液亏虚，肝失濡养，以头晕目眩，视力减退，或夜盲，胁痛，肢体麻木，筋脉拘急，或惊惕肉瞤，面色、睑色无华，爪甲不荣，妇女月经量少、色淡，闭经，舌淡，脉细等为常见症的虚劳病证候。

代表方剂：四物汤。

虚证涉及的内容很广，凡禀赋不足，后天失养，病久体虚，积劳内伤，久虚不复等所致的多种以脏腑气血阴阳亏损为主要表现的病证，均属于虚的范围。治疗应从多方面着手，除药物外，气功、针灸、按摩等均可配合使用，治疗中还需注意生活起居及调节饮食，保持乐观情绪，以提高疗效，促进康复。

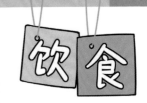

第二十五节　奶茶与男性健康

2020年9月，"秋天第一杯奶茶"火遍微信朋友圈，各大奶茶店前都排起长队，大家用奶茶秀爱情、秀友情、秀亲情。《2019中国饮品行业趋势发展报告》数据显示：2018年，茶饮市场全面爆发，截止到2018年第三季度，全国现制茶饮门店数达到41万家。

不光只有女性喜欢喝奶茶，很多的男性朋友对奶茶也是爱不释手的。看上去色彩明亮的浓滑奶茶装在萌萌的杯子里，喝起来软绵绵、滑溜溜，里面还有各种芋圆、珍珠、果肉，比单纯喝东西更有满足感；价格不贵，几块钱到几十块钱不等，能买上一大杯，不仅能喝还有的吃。但是，这看似美妙的理想食物——好吃、好看、便宜、有社交价值，里面却藏着不小的健康陷阱。那么下面就给大家介绍一下，男性喝奶茶都有什么危害？

359

🍦 奶茶不是茶，也不是奶

夏天喝一杯冰奶茶清凉解渴，冬天喝一杯热奶茶温暖香甜，奶和茶都是健康且养生的，那么奶和茶混合在一起的奶茶，一定也应该是健康无害的才对！殊不知，市面上很多奶茶既不是奶，也不是茶，更不是"奶加茶"，里面最主要的成分是

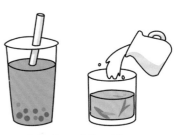

奶茶 ≠ 奶+茶

白砂糖和植脂末，茶粉只占很少一部分，通俗讲就是奶精和糖，再加一些辅料。

糖

上海市消费者权益保护委员会（消保委）曾经对上海51家奶茶

店的奶茶进行了检测，在 51 份正常甜度奶茶中含糖量最高的达到 13.1g/100mL，而所谓的"无糖"奶茶，一份中杯奶茶（500mL）就含有 25g 糖。

奶精

奶精学名植脂末，跟牛奶没有关系，其主要成分是氢化植物油、乳化剂、抗结块剂和酪蛋白酸钠。氢化植物油是一种反式脂肪酸，它会升高血清总胆固醇、甘油三酯和低密度脂蛋白胆固醇，每天一杯 500mL 珍珠奶茶中反式脂肪酸含量已超出正常人体承受极限。

辅料

（1）珍珠：由木薯粉制成，不可大量食用。且珍珠通常都会经过糖腌渍，参考电商平台的配置建议，腌渍一份 30g 的珍珠就要用到 15g 的糖。

（2）奶霜、奶盖类：为追求低成本，奶霜、奶盖的主要成分就是植脂末、糖和一些增稠剂。该类奶茶平均的脂肪含量达到 6.3g/100mL，反式脂肪酸含量超每天摄入上限。

（3）仙草、布丁等：这些小料不需要经过糖腌渍，而是本身在制作过程中就加了糖。

奶茶对于男性健康的影响

（1）**性功能障碍**：奶茶的热量都非常高，市面上一杯 500mL 的奶茶的热量最低在 736kJ 左右，平均 1 791.5kJ，部分奶茶的热量甚至达到 2 511.5kJ ～ 2 930.1kJ，接近成年女性一天所需热量的一半。这主要由于奶茶中含有较多的糖和反式脂肪酸，经常喝容易使人发胖，而肥胖会引起很多疾病，如高血压、冠心病、脂肪肝、胰岛素抵抗、糖尿病、血脂代谢异常、代谢综合征、黑色棘皮症等。**而心脑血管疾病及糖尿病又会导致男性勃起功能障碍、射精异常。**

（2）**失眠、神经紧张：**有测评报告显示，现制现售奶茶的咖啡因含量平均高达270mg/L，最高的更是达到828mg/L。相比之下，一杯美式咖啡（中杯）的咖啡因含量约为108mg，一罐红牛饮料的咖啡因含量约为50mg。所以奶茶喝多了，会出现失眠、神经紧张等问题。最后奶茶并非在续命，而是会让人死于非命。特别是在晚上喝奶茶，会导致精神兴奋、失眠。对于压力较大的人群，长期保持兴奋状态，反而可能会增加焦虑。此外摄入过量的咖啡因会导致骨密度降低、骨质疏松等问题。如果长期摄入就会导致生理依赖，一旦不喝，可能会出现精神萎靡、疲乏颓废、欲罢不能等戒断反应。

361

（3）**影响精子活力：**奶茶当中的奶精的主要成分就是氢化植物油，这种植物油在被身体吸收以后，尤其是对于男性朋友来说，会减少荷尔蒙的分泌，抑制精子的活力，使精子变差，导致不育。

🌀 如何自制一杯健康的奶茶

先将茶煮好，再加入牛奶小火煮，最后自行调入糖或蜂蜜就可以了。

一般来说250mL的牛奶加上3～5g的茶叶，再加上250mL的水，可以煮成一杯将近500mL的奶茶。如果要调味道，可加入少量糖或蜂蜜，这杯奶茶提供的营养价值和250mL的牛奶相差无几。所以如果有时间和精力的话，最好自己制作奶茶，既保证营养，又经济美味。而且自制奶茶还有一个好处，就是可以根据个人爱好，添加像姜、红糖、大枣等食物，搭配出更丰富的口味感受。

第二十六节　新型冠状病毒灭活疫苗对性功能有影响吗

　　我国各地有序地开展了新型冠状病毒灭活疫苗（简称新冠疫苗）接种的工作，与此同时，关于新冠疫苗的安全性，也谣言四起，有一男子造谣说接种新冠疫苗后丧失性功能，再比如说门诊也有越来越多的患者咨询接种疫苗是否影响性功能。我们来谈一谈，接种新冠疫苗，真的会影响性功能吗？

新冠疫苗是什么

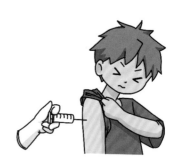

　　总体来说，我国接种的新冠疫苗以灭活疫苗为主。那么，什么是灭活疫苗呢？灭活疫苗是在细胞基质上对病毒进行培养，然后用物理或化学的方法将具有感染性的完整病毒杀死，使其失去致病力而保留抗原性。

　　灭活疫苗已经使用了一个多世纪，常见的灭活疫苗包括脊灰灭活疫苗、流感灭活疫苗、乙脑灭活疫苗、甲肝灭活疫苗、狂犬病疫苗、手足口疫苗等。

　　候选疫苗接种到机体，可以刺激机体的免疫反应，产生抗体，达到保护作用。目前灭活疫苗的制备技术已经相当成熟。

　　不少朋友还在纠结，新冠疫苗会不会有风险？有必要打吗？截至2022 年 11 月 11 日，全国累计接种新冠疫苗达到 34.4 亿剂次，覆盖人群规模是 13.4 亿人，对于大部分人来说，新冠疫苗是安全有效的。

🦋 对性功能有影响吗

　　新冠疫苗影响男性性功能这一观点并没有研究数据来验证，也没有相关实验和证据来证明，有待进一步观察和研究，所以现在从严格意义上来说，这个结论尚不能成立。此外，如果注射了新冠疫苗后出现性功能异常，因为导致男性性功能异常的原因有许多，很难说是新冠疫苗本身的原因。

新冠疫苗接种的必要性

很多人因为担心疫苗的安全性犹豫要不要接种疫苗，而与此同时，还有很多国家、很多人面临的是无疫苗可接种。

接种疫苗是利己利人的事。一方面，接种后绝大部分人可以获得免疫力，从而有效降低发病、重症和死亡的风险；另一方面，有序接种新冠疫苗，可在人群中逐步建立起免疫屏障，阻断新型冠状病毒肺炎的流行，尽快恢复社会经济、居民生活的正常运转。

363

接种新冠疫苗的注意事项

（1）接种前一天要注意休息，不可熬夜，保持身体的最佳状态。

（2）接种前尽量不要饮酒，不要吃辛辣刺激性食物，也不要吃海鲜等容易过敏的食品。

（3）接种新冠疫苗前，接种医生会询问健康状况，请如实地告知相关信息，尤其是有发热，急性细菌、病毒感染以及慢性疾病的患者，不可隐瞒病情。

（4）接种完成后需要现场留观30分钟，接种当天注射部位要保持干燥并注意个人卫生，适当安排休息。接种后一周内避免接触个人既往已知过敏物及常见的变应原，尽量不饮酒，不进食辛辣、刺激或海鲜类食物，建议清淡饮食，多喝水。

接种禁忌人群

（1）对疫苗的活性成分、任何一种非活性成分生产工艺中使用的物质过敏者，或以前接种同类疫苗时出现过敏者。

（2）既往发生过疫苗严重过敏反应者（如急性过敏反应、血管神经性水肿、呼吸困难等）。

（3）患有未控制的癫痫，以及其他严重神经系统疾病者如横贯性脊髓炎、吉兰－巴雷综合征（Guillain-Barré syndrome, GBS）、脱髓鞘疾病等。

（4）正在发热者，或患急性疾病，或患慢性疾病的急性发作期，或未控制的严重慢性病患者。

（5）妊娠期妇女。

图书在版编目（ＣＩＰ）数据

袁轶峰说男科 / 袁轶峰著. — 长沙 ： 湖南科学技术
出版社，2023.3
ISBN 978-7-5710-1744-6

Ⅰ．①袁⋯ Ⅱ．①袁⋯ Ⅲ．①男科学 Ⅳ．①R697

中国版本图书馆 CIP 数据核字(2022)第 159163 号

YUAN YIFENG SHUO NANKE

袁轶峰说男科

著　　者：袁轶峰
出 版 人：潘晓山
责任编辑：杨　颖
出版发行：湖南科学技术出版社
社　　址：长沙市芙蓉中路一段 416 号泊富国际金融中心
网　　址：http://www.hnstp.com
邮购联系：0731-84375808
印　　刷：长沙沐阳印刷有限公司
　　　　　（印装质量问题请直接与本厂联系）
厂　　址：长沙市开福区陡岭支路 40 号
邮　　编：410003
版　　次：2023 年 3 月第 1 版
印　　次：2023 年 3 月第 1 次印刷
开　　本：710mm×1000mm　1/16
印　　张：23.5
字　　数：289 千字
书　　号：ISBN 978-7-5710-1744-6
定　　价：68.00 元